Dieses Buch ist keine *soziologische* Studie über *Tod und Sterben*; kein Buch darüber, wie wir die Sterbenden behandeln oder der Toten gedenken, wie wir geliebte Menschen betrauern und auf ihren schmerzlichen Verlust reagieren; kein Buch über all die Rituale, die verhindern sollen, daß die Toten allzu schnell und spurlos aus der Welt der Lebenden verschwinden – und die ihr Verschwinden schmerzlos machen.

Zygmunt Bauman ist Emeritus Professor für Soziologie an der Universität Leeds.

Zygmunt Bauman

Tod, Unsterblichkeit und andere Lebensstrategien

Fischer Taschenbuch Verlag

Deutsche Erstausgabe
Veröffentlicht im Fischer Taschenbuch Verlag GmbH,
Frankfurt am Main, November 1994

Titel der englischen Originalausgabe
Mortality, Immortality and Other Life Strategies,
erschienen bei: Polity Press, Cambridge, in Zusammenarbeit
mit Blackwell Publishers, Oxford

Gesamtherstellung: Clausen & Bosse, Leck
Printed in Germany
ISBN 3-596-12326-7

Gedruckt auf chlor- und säurefreiem Papier

Inhalt

Zu diesem Buch

Dieses Buch ist keine *soziologische* Studie über *Tod und Sterben*; kein Buch darüber, wie wir die Sterbenden behandeln oder der Toten gedenken, wie wir geliebte Menschen betrauern und auf ihren schmerzlichen Verlust reagieren; kein Buch über all die Rituale, die verhindern sollen, daß die Toten allzu schnell und spurlos aus der Welt der Lebenden verschwinden – und die ihr Verschwinden schmerzlos machen. In den letzten vierzig Jahren sind in geradezu atemberaubendem Tempo immer mehr und ausgezeichnete Untersuchungen zu diesem großen und wichtigen Abschnitt unseres Alltagslebens veröffentlicht worden (d.h. seitdem der Tod den Fängen der langanhaltenden Verschwörung des Schweigens entkommen konnte, in die er gegen Ende des 19. Jahrhunderts geraten war und die, wie Geoffrey Gorer so treffend bemerkte, jede Erwähnung des Todes nach Pornographie schmecken ließ). Mittlerweile hat sich die Soziologie des Todes und Sterbens zu einem vollentwickelten Zweig der Sozialwissenschaften ausgewachsen, versehen mit allem, was eine akademische Disziplin für ihren Fortbestand benötigt – einer eigenen reichhaltigen Literatur und einem Netz akademischer Anlaufstellen, Zeitschriften und Konferenzen. Dieses Buch profitiert eher vom Stand der Dinge, statt ihn weiterzuführen. Sein Thema ist weder der Tod noch der »Umgang mit dem Tod«, betrachtet als ein getrennter, wenn auch großer Bereich des sozialen Lebens und als spezifisches, wenn auch umfassendes Gebilde gesellschaftlich gestützter Verhaltensmuster.

Ebensowenig beschäftigt es sich mit einem Wandel in der

Wahrnehmung des Todes: mit den Bildern des Todes und seinen Nachwehen, mit dem »Jenseits« oder der Leere, die sich nach dem Ende des Lebens auftut – mit jener *mentalité collective*, die unsere veränderlichen Einstellungen zur menschlichen Sterblichkeit bestimmt und ihrerseits von ihnen bestimmt wird. Nach Philippe Ariès und Michel Vovelle (und ohne über ihre hervorragenden historiographischen Fähigkeiten zu verfügen) wäre es in der Tat vermessen zu meinen, ich könnte dem großartigen historischen Gemälde, das uns nun vorliegt, etwas Wesentliches hinzufügen.

Dieses Buch handelt in der Hauptsache nicht von jenen Aspekten der menschlichen Geisteshaltung und jener sie stützenden wie von ihr gestützten Verhaltensweisen, die sich unmittelbar und ausdrücklich auf die Gegebenheiten und Vorstellungen des Todes und der Sterblichkeit richten. Es ist im Gegenteil die unbescheidene Absicht dieser Studie, die Anwesenheit des Todes (d. h. das bewußte oder unterdrückte Wissen der Sterblichkeit) in all den Institutionen, Ritualen und Meinungen der Menschen aufzudecken und einer Untersuchung zugänglich zu machen, die dem Anschein nach ausdrücklich und bewußt Aufgaben und Funktionen dienen, welche von den in gewöhnlichen Studien über die »Geschichte des Todes und des Sterbens« untersuchten Tätigkeiten völlig verschieden und unabhängig sind.

Wir alle »wissen« sehr gut, was der Tod ist, jedenfalls solange wir nicht aufgefordert sind, unser Wissen genau darzulegen – den Tod so zu definieren, wie wir ihn »verstehen«. Erst dann beginnen die Schwierigkeiten. Es zeigt sich, daß es letzten Endes unmöglich ist, den Tod zu definieren, auch wenn solche Definitionsversuche – Versuche, den Tod (und sei es nur im Geiste) zu beherrschen, ihm einen angemessenen Platz zuzuweisen und ihn dort zu bannen – nie aufhören werden. Der Tod ist undefinierbar, steht er doch für jene letzte Leere, für jene Nicht-Existenz, die absurderweise allem Sein Existenz verleiht. Der Tod ist das ganz *Andere* des Seins, ein *unvorstellbar* Anderes, das sich der Kommunikation entzieht. Wann immer das Sein über dieses Andere redet, erkennt es, daß es mittels negativer Metaphern über sich redet. Daher sind auch die Sätze dieses Abschnittes ausnahmslos metaphorisch: der Tod ist nicht wie die übrigen »Anderen« – jene, die das Ich nach Belieben mit einem Sinn füllen kann und die es im Laufe der Sinngebung konstituiert bzw. sich unterordnet.

Der Tod kann nicht wahrgenommen und erst recht nicht verbildlicht oder »vorgestellt« werden. Seit Husserl wissen wir, daß jede Wahrnehmung *intentional* ist. Als Tätigkeit des wahrnehmenden Subjektes geht sie über dieses hinaus, erfaßt *etwas außerhalb* des Subjekts, bringt zugleich ein »Objekt« als Teil einer Welt hervor, die prinzipiell allen zugänglich ist, und schlägt in ihm Wurzeln. Es gibt aber kein »Etwas«, das der Tod ist, nichts, wo sich die angespannte, auf Wahrnehmung abzielende Intention des Subjekts niederlassen und Halt finden könnte. Der Tod ist ein absolutes *Nichts*, und ein »absolutes Nichts« ergibt keinen Sinn. Wir wissen nur dann, daß »es nichts gibt«, wenn *wir* das Fehlen einer Wahrnehmung *wahrnehmen können*, jedes »Nichts« ist ein angeschautes, wahrgenommenes, betrachtetes Nichts. Daher kann kein »Nichts« absolut – ein Nichts schlechthin – sein. Der Tod ist jedoch das Aufhören jedes »handelnden Subjekts« und in eins damit *das Ende* jeder Wahrnehmung. Ein solches Ende der Wahrnehmung ist ein Zustand, den das wahrnehmende Subjekt nicht heraufbeschwören kann: es kann sich nicht selbst aus der Wahrnehmung »tilgen« und immer noch eine Wahrnehmung haben wollen. (Husserl würde sagen, es gibt keine *noesis*, keinen Akt der Erkenntnis, ohne *noema* [bewußt zu machende Gegenstände] und umgekehrt.) Angesichts dieser Unmöglichkeit kann sich das wahrnehmende Subjekt nur auf ein täuschendes Spiel mit Metaphern einlassen, das mehr verbirgt als offenbart, was wahrgenommen werden soll, und am Ende den Zustand der Nicht-Wahrnehmung, welcher der Tod wäre, Lügen straft. Konfrontiert mit diesem Fehlschlag, bleibt dem erkennenden Subjekt nichts anderes übrig, als sein Unvermögen einzugestehen und aufzugeben.

Deshalb ist der häufig vorgeschlagene Ausweg aus diesem Dilemma (»Ich kann mir meinen eigenen Tod nicht vorstellen, aber ich beobachte den Tod anderer. Ich weiß, daß alle Menschen sterben, daher »kenne ich« – gewissermaßen stellvertretend – »den Tod«. Ich weiß um die Unentrinnbarkeit des Todes. Ich habe eine klare Vorstellung von der Sterblichkeit.«) in Wahrheit keiner. Der Tod anderer Menschen ist ein Ereignis »da draußen«, in der Welt der Objekte, das ich wie jedes andere Ereignis oder Objekt auch wahrnehme. Es ist *mein* Tod, und nur mein Tod, der nicht ein Ereignis jener »erkennbaren« Welt der Objekte ist. Der Tod anderer zerstört nicht die Kontinuität meiner Wahrnehmung, und gerade deshalb ist er schmerzhaft und erschütternd. Ich mag den Tod anderer mehr fürchten als meinen eigenen und mit rückhaltloser Aufrichtigkeit ausrufen, daß ich lieber selbst sterben würde, als den Tod eines geliebten Menschen mitzuerleben – doch wenn ich dies tue, dann deshalb, weil *ich nach* jenem Tod mit einem bestimmten Nichts *konfrontiert bin*, mit einer Leere, die durch den Weggang des geliebten Menschen entsteht, mit einer Leere, die ich nicht wahrnehmen will, die jedoch, beharrlich und zu meinem Entsetzen, unumwunden und deutlich wahrnehmbar ist. Was ich in Wahrheit nicht begreifen kann, ist ein ganz anderer Zustand – eine Leere oder Fülle *ohne mich, der ich sie als solche empfinden könnte*. Es ist mein Tod, der sich nicht erzählen läßt, der unaussprechbar bleibt. Ich kann ihn nicht erfahren, und wenn ich ihm erlegen bin, werde ich nicht mehr da sein, um davon zu erzählen.

Im Lichte des oben Gesagten ist es durchaus merkwürdig, daß unser eigener Tod uns mit Schrecken erfüllen sollte. Ich werde nicht da sein, wenn er gekommen sein wird, ich werde ihn nicht *erleben*, wenn er kommt, und gewiß erlebe ich ihn nicht jetzt, bevor er gekommen ist, – warum sollte ich also beunruhigt sein, warum sollte ich *jetzt* unruhig sein? Dieser – logisch korrekte – Epikur zugeschriebene Schluß ist heute nicht weniger logisch als in der Antike. Und dennoch vermochte er, seiner unbestreitbaren Einsicht, seiner logischen

Eleganz und angeblichen Überzeugungskraft zum Trotz, keine Generation zu trösten. Obwohl der Schluß offensichtlich korrekt ist, klingt und wirkt er wie ein Taschenspielerstück. Mit unserer wirklichen Unruhe scheint er nichts zu tun zu haben. Er ist auf seltsame Weise abgeklärt, ja scheint mit all unseren Meinungen und Empfindungen über den Tod und dem, was ihn für uns so furchtbar macht, in keinem Zusammenhang zu stehen. Welche Erklärung können wir für die verwirrende Unfähigkeit unserer Vernunft, die qualvolle Angst zu mildern, anbieten? Weshalb versagt die Philosophie so eklatant, wenn sie Trost spenden soll? Das Folgende ist nur eine tastende Antwort auf diese Frage, die sich wohl kaum endgültig beantworten lassen wird.

Menschen sind die einzigen Wesen, die nicht nur wissen, sondern auch wissen, daß sie wissen – und ihr Wissen nicht »ungewußt« machen können. Vor allem können sie das Wissen über ihre Sterblichkeit nicht »ungewußt« machen. Haben die Menschen erst einmal vom Baum der Erkenntnis gekostet, so können sie den Geschmack nicht mehr vergessen. Möglich ist ihnen allein, *sich nicht mehr daran zu erinnern* – jedenfalls in der kurzen Zeitspanne, in der sie sich mit anderen Eindrücken beschäftigen. Einmal erkannt, läßt sich das Wissen von der Unentrinnbarkeit des Todes nicht mehr vergessen – wir können nur eine Weile *nicht daran denken*, wenn wir uns um anderes kümmern. Wissen beruht gewissermaßen auf dem Geruchssinn und weniger auf dem Gesichts- oder Hörsinn; Gerüche sind, wie Wissen, unzerstörbar, wir können sie lediglich »unriechbar machen«, indem wir sie durch stärkere Gerüche überdekken.

Man könnte sagen, Kultur, eine weitere »spezifisch menschliche« Eigenschaft, sei von Anfang an ein Mittel gewesen, um den Geruch zu unterdrücken. Das heißt nicht, daß alle schöpferischen Triebe der menschlichen Kultur der Verschwörung entspringen, »den Tod zu vergessen«, denn einmal in Gang gesetzt, erhält die kulturelle Findigkeit einen eigenen Impuls und wie viele andere Teile oder Aspekte der Kultur »entwickelt sie sich, weil sie sich entwickelt«. Wohl aber heißt es, es gäbe keine Kultur, verlangten wir nicht danach, ein Leben lebenswert zu gestalten, von dem wir, wie Schopenhauer sagt, wissen, daß es nur eine kurzfristige Anleihe beim Tod ist. Der Tod (genauer gesagt, das Wissen um die Sterblichkeit) ist nicht die Wurzel all dessen, was Kultur ausmacht, denn schließlich handelt Kultur von der *Transzendenz*, vom *Überschreiten* dessen, was vorgegeben ist und vorgefunden wird, bevor sich die schöpferische Imagination der Kultur entfaltet. Kultur strebt nach jener Dauer und Beständigkeit, die dem Leben selbst auf so schmerzliche Weise abgeht. Aber der Tod (genauer gesagt, das Gewahrsein der Sterblichkeit) ist die entscheidende Bedingung für die kulturelle Schöpferkraft. Ihm ist es zu verdanken, daß Dauer zu einer Aufgabe, zu einer dringenden, höchsten Aufgabe – zum Ursprung und Maß aller Aufgaben – wird, und so schafft der Tod die Kultur, jene riesige, stets emsige Fabrik der Dauer.

Die merkwürdige Wirkungslosigkeit der epikureischen Logik resultiert unmittelbar aus dem Erfolg der Kultur. Man könnte meinen, Kultur habe den »Plan übererfüllt«, sei »über ihn hinausgeschossen«. (Fairerweise wird man wohl sagen müssen, die Kultur hätte den Plan nicht erfüllen können, ohne zu viel des Guten zu tun.) Epikurs Diktum würde vielleicht überzeugender klingen, hätten wir den Tod in seinem »Rohzustand« vor uns – erschiene er uns nur als Aufhören des biologischen Lebens: des Essens, Verdauens, Zeugens. Der Kultur verdanken wir, daß dies auf so verwirrende Weise nicht der Fall ist. Wir sind weit über das hinausgelangt, was wir nun, mit mehr als einem leichten Anflug von Verachtung, »animalisches Leben« nennen. Ohne Zweifel werden wir aufhören, zu essen, zu verdauen, zu zeugen, wenn unser Leben zu Ende ist. Aber das alles ist nicht der wirkliche »Lebensinhalt«. Was uns die längste Zeit beschäftigt (d.h. wenn uns nach der Befriedigung unserer »animalischen« Bedürfnisse noch Zeit bleibt) und was, wie man uns lehrte, das Wichtigste und Wertvollste im Leben ist, braucht nicht mit unserem Stoffwechsel aufhören, nicht am Tag danach und niemals. Dem Wertvollsten

Dauer zu verleihen, es nicht enden, nicht »mit uns ins Grab sinken« zu lassen, ist jene Mission, die Kultur uns aufgetragen hat. Das »Hinausschießen« der Kultur findet täglich seinen Widerhall in unserem persönlichen Ungenügen. Gleichgültig was wir tun, um unserer geglaubten Verantwortung nachzukommen, es wird wahrscheinlich immer zu wenig sein. Das Nahen des Todes wird unser Werk grausam unterbrechen, noch bevor wir die Aufgabe erledigt und unsere Mission erfüllt haben. Deshalb haben wir allen Grund, den Tod jetzt zu fürchten, wo wir noch voller Leben sind und der Tod nichts als eine entrückte, abstrakte Aussicht ist.

So treiben wir neue Schößlinge – Nachkommen für die wir sorgen und die wir sicher um alle künftigen Klippen leiten wollen; werden sie sie umschiffen, wenn sie verwaist sind? Wir gründen Firmen, von denen wir nie mit Gewißheit sagen können, nun hätten sie keine Konkurrenz mehr zu fürchten oder müßten nicht weiter expandieren. Wir »machen Geld«, und je erfolgreicher wir dabei sind, um so mehr treibt es uns, noch mehr Geld zu machen. Wir widmen unsere Gefühle und Energien Institutionen oder Gruppen, deren Geschicke wir jetzt und in der unbestimmten Zukunft verfolgen wollen und denen wir zu einer hoffentlich nie abreißenden Erfolgskette zu verhelfen wünschen. Wir werden zu Sammlern – von Antiquitäten, Gemälden, Briefmarken, Eindrücken oder Erinnerungen –, wohl wissend, daß unsere Sammlungen niemals vollständig und »abgeschlossen« sein werden und die erregendste Befriedigung gerade in ihrer Unvollständigkeit liegt. Wir werden zu schöpferischen Menschen – aber läßt sich das »Lebenswerk« eines Künstlers, eines Malers, eines Schriftstellers je zu seinem »natürlichen Abschluß« bringen? Wir entwickeln einen leidenschaftlichen Erkenntnisdrang, wir verschlingen Wissen, erweitern es, und jede neue Entdeckung zeigt nur, wie viel noch zu lernen bleibt. Gleichgültig welche Aufgabe wir ergreifen, jede scheint dieselbe ärgerliche Eigenschaft zu besitzen: sie überschreitet unsere vermutliche *biologische Lebenszeit* – unsere Fähigkeit, Aufgaben zu erfüllen, Dinge herzustellen. Und was noch schlimmer ist, gegen diese irritierende Eigenschaft aller Aufgaben, die unserem Leben einen »wirklichen Inhalt« geben, ist kein Kraut gewachsen: Sorgt doch gerade diese Eigenschaft dafür, daß die Aufgaben unserem Leben einen die biologischen Lebensgrenzen *transzendierenden* Sinn geben und es uns ermöglichen zu leben, das Leben zu genießen und uns zu bemühen, es noch reizvoller zu machen – und das, obgleich wir um die Grenzen, die naturgegebene Kürze und letztendliche Nichtigkeit der Lebensanstrengungen wissen. Verlören die Anregungen der Kultur aus dem einen oder anderen Grund teilweise oder gar völlig diese Eigenschaft oder hörten sie auch ohne deren Verlust auf, entwicklungsfähige Vorschläge zu machen – dann büßte das Leben seinen Sinn ein und der Tod wäre die einzige Abhilfe gegen die von ihm verursachte Qual und Not. Durkheims »anomischer Selbstmord« tritt auf, wenn die Kultur keine Reize und Lockungen mehr bietet.

Transzendenz ist es, wovon Kultur alles in allem handelt. Mit dem Ziel, sie ganz niederzureißen, strebt sie danach, die räumlichen und zeitlichen Grenzen des Seins zu erweitern. Deren Ausweitung und Aufhebung sind teils voneinander unabhängige, teils miteinander verflochtene Unternehmungen, und Kultur verfolgt sie mit Mitteln und Wegen, die partiell auf einzelne Bereiche beschränkt bleiben, sich aber auch überschneiden.

In erster Linie bemüht sich Kultur um das *Überleben* – das Hinausschieben des Todes, die Verlängerung der Lebensspanne, die Zunahme der Lebenserwartung und somit der Fähigkeit des Lebens, Inhalte aufzunehmen; darum, den Tod zu einer wichtigen Sache, einem bedeutenden Ereignis zu machen – ihn dem Profanen, Gewöhnlichen und Natürlichen zu entrükken; und (was noch wichtiger ist) darum, das Geschäft des Todes unmittelbar oder mittelbar ein wenig zu erschweren. In seinen Bemerkungen zu Camus weist Maurice Blanchot darauf hin, daß »es schon immer die Aufgabe der Kultur war, dem Tod eine gewisse Reinheit zu verleihen: ihn authentisch, persönlich, eigentlich zu machen [...] Wir spüren instinktiv, daß es gefährlich ist, die menschlichen Grenzen auf einem zu niedrigen Niveau zu suchen [...] an einem Punkt, wo das Dasein – durch Leiden, Not und Enttäuschung – so bar jeden ›Wertes‹ ist, daß sich der Tod rehabilitiert und Gewalt gerechtfertigt sieht.« Auf jenem untersten Niveau, wo der Tod haust, bis er durch die Mühen der Kultur verarbeitet und veredelt wird »löst (er) keinen Schrecken, nicht einmal Interesse aus«. Möglicherweise ist er »nicht wichtiger als das Spalten eines Kohlkopfes oder das Trinken eines Glas Wassers«.[1]

Das zweite Bestreben der Kultur gilt der *Unsterblichkeit* – wenn man so will –, der Möglichkeit, den Tod zu überleben, der Leugnung, daß der Augenblick des Todes das letzte Wort sei, um ihm so etwas von seiner unheilvollen und erschreckenden Bedeutung zu nehmen. »Er starb, aber sein Werk lebt weiter«; »Sie wird auf ewig in unserem Gedächtnis bleiben«. Obwohl die beiden Bestrebungen verschieden sind, hängen sie voneinander ab. Offensichtlich kann man nicht von Unsterblichkeit träumen, so lange das Überleben nicht gesichert ist. Andererseits schafft jedoch die kulturell beglaubigte Zuschreibung eines das Leben transzendierenden, unsterblichen Wertes an bestimmte menschliche Handlungen und Errungenschaften ein Potential für die »Erweiterung des Lebens«.

»Wie vielen wird es noch der Mühe wert sein zu leben, sobald man nicht mehr stirbt?« fragte Elias Canetti in rhetorischer Absicht. Rhetorisch deshalb, weil die Frage nur gestellt wurde, um eine bestimmte, für offensichtlich gehaltene Antwort hervorzurufen: nicht vielen, vielleicht niemanden. Doch noch aus einem anderen, entscheidenderen Grund ist die Frage rhetorisch: wir *müssen* alle sterben, und wir *wissen* es. Hier liegt die Wurzel des düstersten und schöpferischsten Paradoxes der menschlichen Lage: die Unentrinnbarkeit des Todes verurteilt alle Überlebensanstrengungen *a priori* zum Scheitern, während das Wissen um die Sterblichkeit sehr wohl die großartigsten Pläne der Menschen beschneiden, sie vergeblich, aufgeblasen und absurd machen kann. Wenn »Sinn« aus Intention hervorgeht, wenn Handeln allein als zweckgerichtetes sinnvoll ist – worin besteht dann der Sinn des Lebens? Diese Frage, die beharrliche Notwendigkeit und der unbarmherzige Zwang, *sie zu stellen*, ist der Fluch des menschlichen Geschicks und die Quelle endloser Pein. Freilich ist sie auch die furchteinflößende Chance des Lebens. Vor uns liegt eine Leere, die wir ausfüllen müssen, eine Leere, die in keiner Weise das Spektrum der Inhalte einschränkt, mit denen sie sich füllen läßt. Zwecke und Bedeutungen sind nicht »vorgegeben«, daher sind Zwecke wählbar, können Bedeutungen *aus dem Nichts* geschaffen werden. Das Elend der Sterblichkeit macht Menschen gottgleich. Weil wir wissen, daß wir sterben müssen, sind wir so fleißig dabei, das Leben zu *gestalten*. Weil wir uns der Sterblichkeit bewußt sind, bewahren wir die Vergangenheit und schaffen wir die Zukunft. Die Sterblichkeit fällt uns ungebeten zu – *Un*sterblichkeit hingegen müssen wir selbst erlangen. Unsterblichkeit ist nicht bloß die Abwesenheit des Todes; sie ist *Verhöhnung* und Verneinung des Todes. »Bedeutungsvoll« ist sie allein deshalb, weil es den Tod gibt, jene unerbittliche Realität, der wir trotzen müssen. Ohne Sterblichkeit gäbe es keine Unsterblichkeit. Ohne Sterblichkeit keine Geschichte, keine Kultur – keine Humanität. Sterblichkeit »schuf« die Gelegenheit dazu: alles andere wurde von Wesen geschaffen, die sich ihrer Sterblichkeit bewußt sind. Sterblichkeit sorgte für die Möglichkeit. Die menschliche Lebensweise entspringt jedoch der Tatsache, daß die Möglichkeit wahrgenommen wurde und wahrgenommen wird.

Daher macht der Tod seine Anwesenheit im menschlichen Leben nicht notwendig (und auch nicht hauptsächlich!) an jenen Orten und zu jenen Zeiten gewichtig und spürbar, wo er *unter eigenem Namen* in Erscheinung tritt. Zweifellos ist der Tod das ausdrückliche Ziel einer Reihe von Dingen, die wir tun und denken. Wir haben Krankenhäuser und Hospize, Friedhöfe und Krematorien, Begräbnisse und Nachrufe, Rituale des Gedenkens und der Trauer, und pflegen auf besondere Weise, mit den Hinterbliebenen und Verwaisten umzugehen. Wäre dies die ganze Geschichte, würde der Tod lediglich nach einem weiteren Fundus spezialisierter Funktionen verlangen, dann hätten wir kaum einen Grund, ihn von den vielen anderen »objektiven Umständen« in den Geschicken der Menschen abzusondern. Dies ist jedoch nicht der Fall. Am machtvollsten und (schöpferischsten) wirkt sich der Tod aus, wenn er *nicht unter seinem Namen in Erscheinung tritt*, also in Bereichen und zu Zeiten, die ihm nicht ausdrücklich gewidmet sind, genau dort, wo wir so zu leben vermögen, *als* gebe es keinen Tod oder als sei er nicht wichtig, genau dann, wenn wir unserer Sterblichkeit nicht eingedenk sind, nicht vor dem Gedanken an die letztendliche Vergeblichkeit des Lebens zurückschrecken oder an ihm leiden.

Ein solches Leben – ein Leben, das den Tod vergißt, das sinnvoll und lebenswert ist, ein zweckvolles Leben, das nicht von Ziellosigkeit zermalmt und verkrüppelt wird – ist eine großartige menschliche Leistung. Um sie zu ermöglichen, bedarf es der Zusammenarbeit der gesamten sozialen Organisation, der ganzen menschlichen Kultur (nicht nur bestimmter arbeitsteiliger Institutionen und auch nicht bestimmter arbeitsteiliger Kulturvorschriften). Dies wird nicht offen zugestanden; es wird nicht gesagt, daß nahezu alles, was wir tun, letztlich dem »Zweck aller Zwecke« dient, nämlich ein sinnvolles Leben in einer Welt zu ermöglichen, die »an sich« keinen Sinn hat. (Im Gegenteil, gesellschaftlich und kulturell wird der Glaube erzeugt, wir täten all das aus ganz anderen Gründen.) Gesellschaft und Kultur dürfen auch den wahren Sachverhalt nicht offenlegen, denn dadurch würde die Wirksamkeit der Leistung gefährdet, die ja hauptsächlich darin besteht, ihre wahren Gründe zu verhehlen. Die von der sozialen Organisation ausgeübte oder von der Kultur versprochene Emanzipation von der Sterblichkeit muß zwangsläufig gefährdet und letztlich illusorisch bleiben: Denken muß selbst heraufbeschwören, was die Wirklichkeit weder bereitstellt noch zuläßt. Damit dieses Kunststück plausibel ist, benötigen wir eine kräftige Dosis Wagemut, die nur dann ausreicht, wenn sich der Mut seiner Vergeblichkeit nicht bewußt ist. Die Erinnerung an die illegitime Geburt muß ausgelöscht werden, wenn wir unbefangen ein würdiges Leben führen wollen.

Menschliche Kultur ist einerseits eine gigantische (spektakulär erfolgreiche) und ununterbrochene Anstrengung, dem menschlichen Leben Sinn zu verleihen, und andererseits eine hartnäckige (nicht ganz so erfolgreiche) Bemühung, das Bewußtsein der unrettbaren Unbeständigkeit und Ersatzhaftigkeit eines solchen Sinns zu verdrängen. Die erste Anstrengung bliebe ohne die ständige Unterstützung durch die zweite beklagenswert erfolglos.

Mein Buch versucht, dieses Werk der Kultur aufzudecken. Es ist im großen und ganzen eine abenteuerliche Detektivarbeit. (Wie jede Enthüllung hat es sich daher ebenso auf Vermutungen zu stützen, wie es sich auf die unbestreitbare Kraft der Deduktion verläßt, und soweit es wünschenswert ist, auch auf die strengen Beweise der Induktion.) Mit gewissen vorhersagbaren Einschränkungen ließe sich die hier angewandte Methode als »Psychoanalyse« jenes »kollektiven Unbewußten« bezeichnen, das sich im kulturell erzeugten und aufrechterhaltenen Leben verbirgt, aber durch die Analyse zu Tage fördern läßt. Die Analyse arbeitet mit der Hypothese – der *heuristischen Annahme* –, daß die analysierten gesellschaftlichen Institutionen und »kulturellen Lösungen« Ablagerungen jener Prozesse sind, die zum einen vom *factum brutum* der menschlichen Sterblichkeit angestoßen und durch die Notwendigkeit motiviert wurden, die so aufgeworfenen Probleme zu bewältigen, und zum anderen von der parallelen Notwendigkeit, das Bewußtsein der wahren Beweggründe solcher Einrichtungen zu unterdrücken. Diese Arbeit möchte herausfinden, inwiefern sich, falls überhaupt, unser Verständnis der sozio-kulturellen Institutionen vertiefen läßt, wenn wir die genannte Voraussetzung machen und deren Folgen untersuchen.

Auf die hier analysierten, gesellschaftlichen Institutionen und kulturellen Muster würden wir selten in Untersuchungen stoßen, die sich mit dem Problem des Todes und Sterbens beschäftigen. Die meisten Studien nehmen den Faden erst an dem

Punkt auf, an den uns die Kultur bereits geführt hat. Sie halten nicht allein die Form, sondern auch die Gegebenheit »sozialer Wirklichkeiten« für selbstverständlich, und dringen nicht in die »künstliche« Natur kultureller Produkte ein. Daher beschränken sie den Tod (oder genauer seinen herausstechenden und sichtbaren, unangepaßten Widerstand gegen alle kulturelle Verarbeitung, seine »hartnäckigen Überbleibsel«) ganz selbstverständlich auf ausdrückliche und zweckmäßige Enklaven und Funktionen und akzeptieren die kulturell vollzogene Reduktion der *Frage* der *Sterblichkeit* auf eine Reihe benannter und öffentlich anerkannter *Probleme* der Sterbenden und Hinterbliebenen. Zweifellos sind solche Untersuchungsverfahren durchaus legitim und wissenschaftlich honorig. Tatsächlich ist kaum vorstellbar, wie sich die unterschiedlichen, aber unterschiedslos sinnreichen Behandlungen, die das Problem des Todes in verschiedenen Kulturen und in verschiedenen historischen Epochen erfahren hat, so penibel und überzeugend inventarisieren ließen, würden sich diese Forschungsunternehmen nicht durch wohlerwogene Beschränkungen des Gesichtspunktes auszeichnen.

Gleichwohl fällt dabei etwas recht Entscheidendes unter den Tisch und wird solange unerörtert bleiben, wie sich die Blickrichtung nicht ändert. Ich denke hier an die »Sterblichkeits-Verbindung« jener Aspekte des Lebens, welche die betreffenden Kulturen der tödlichen Umarmung zu entreißen vermochten, um dann jegliche Herkunftserwähnung durch eine Art ungeschriebener Geheimhaltungsverordnung zu unterdrücken. Für diese Aspekte des sozialen Lebens ist das Unterdrücken der Erinnerung an ihre vormalige »Sterblichkeits-Verbindung« notwendige Bedingung ihrer Emanzipation. Gerade solche Aspekte des gesellschaftlichen Dasein sind zum Hauptgegenstand dieses Buches erhoben worden; daher will diese Studie vor allem das Geheimnis enträtseln, wie ihre Verbindungen zur Frage der Sterblichkeit »übergangen« oder gewaltsam unterdrückt werden konnten.

Ich meine, das Faktum der menschlichen Sterblichkeit und

die Notwendigkeit, stets mit dem Wissen um dieses Faktum zu leben, kann zur Erklärung vieler wesentlicher Aspekte der sozialen und kulturellen Organisation aller bekannten Gesellschaften beitragen. Darüber hinaus glaube ich, daß sich die meisten, vielleicht sogar alle, bekannten Kulturen besser (oder jedenfalls anders, auf neue Weise) verstehen lassen, sobald wir sie als alternative Möglichkeiten auffassen, den wichtigsten Zug der menschlichen Existenz – *das Faktum der Sterblichkeit und das Wissen darum* – in den Griff zu bekommen und so zu verarbeiten, daß er nicht länger die Unmöglichkeit eines sinnvollen Lebens verschuldet, sondern statt dessen zur primären Quelle für den Sinn des Lebens wird. Der Tod, eine Naturtatsache, ein biologisches Phänomen, geht aus einem derartigen Prozeß als ein kulturelles Kunstprodukt hervor, und in dieser kulturell verarbeiteten Gestalt liefert er uns die entscheidenden Baustoffe für jene sozialen Institutionen und Verhaltensmuster, die für die Reproduktion der jeweiligen Gesellschaftsformen ausschlaggebend sind.

Sterblichkeit und *Unsterblichkeit* (nebst ihrem gedachten Gegensatz, der als eine kulturelle Realität ebenfalls von Denkmustern und Verhaltensweisen geschaffen wurde) werden mit anderen Worten zu anerkannten und angewandten Lebensstrategien. Alle menschlichen Gesellschaften bedienen sich ihrer in der einen oder anderen Form. Allerdings können Kulturen darauf hinwirken, daß die Vermeidung des Todes eine mehr oder weniger große Bedeutung für die Lebensführung hat. (Ariès lieferte eine Fülle von Hinweisen auf die »Zähmung« oder »Domestizierung« des Todes in vormodernen Gesellschaften. Demgegenüber ist die Todesvermeidung, die in die tägliche Beschäftigung mit Gesundheitsfragen und der obsessiven Sorge über todbringende Stoffe umgeformt wurde, zum herausstechendsten Merkmal des modernen Lebens geworden.) Kulturen geben uns auch Rezepte an die Hand, um die Furcht vor dem Tod durch die Hoffnung, manchmal auch durch institutionelle Garantien auf Unsterblichkeit zu zerstreuen. Letztere mag entweder als kollektives Schicksal oder als persönliche Leistung vorgestellt werden. Im ersten Fall ist sie ein ausgezeichnetes Mittel zur sozialen Spaltung und tritt am spektakulärsten im Phänomen des Stammeswesens und der Stammesfeindschaft auf. Im zweiten Fall dient sie als Hauptmotor für die soziale Schichtung und liefert den eigentlichen Gehalt von Rangunterschieden und Privilegien wie auch den wichtigsten Köder für statusorientierte Bestrebungen (gesellschaftlichen Aufstieg) und einen begehrten Siegespreis im Wettstreit um gesellschaftliche Positionen.

Die ersten drei Kapitel des Buches untersuchen in allgemeinen (man möchte sagen, existentiellen) Hinsichten die universale und permanente Rolle, die Sterblichkeit im Prozeß gesellschaftlicher Strukturierung und bei der Abfassung der kulturellen Tagesordnung spielt. Die letzten beiden Kapitel beschäftigen sich demgegenüber mit der Tatsache, daß sich die konkreten Weisen, mit dieser universalen Rolle der Sterblichkeit fertig zu werden, im Laufe der Zeit wandeln und kulturspezifisch sind. Es wird sich zeigen, daß dieser Umstand weitreichende Folgen für die Gesellschaft als Ganze hat – und ihren Charakter weitgehend bestimmt, selbst in bezug auf Aspekte, die mit dem Phänomen des Todes und des Sterbens scheinbar nichts oder nur indirekt etwas zu tun haben.

Zwei Strategietypen (welche die *heutige* Gesellschaft, nicht ohne sich dabei in einen Widerspruch zu verstricken, *gleichzeitig* anwenden will – mit dem Resultat, daß die ohnehin fruchtlose Bemühung, eine *zeitliche Grenze* zwischen der »modernen« und der »postmodernen« Epoche zu ziehen oder zu verwischen, noch vergeblicher wird) werden näher untersucht: erstens der *moderne* Typ und sein charakteristischer Trieb, *Sterblichkeit* zu »dekonstruieren« (d.h. die Frage des Kampfes gegen den Tod in stets neue und unerschöpfliche Schlachten gegen bestimmte Krankenheiten und andere Bedrohungen des Lebens aufzulösen und den Tod, der früher am äußersten, entfernten Horizont der Lebensspanne wartete, geradewegs in den Mittelpunkt des täglichen Lebens zu rücken, so daß der Alltag mit der Abwehr nicht endgültiger, verhältnismäßig kleiner und somit prinzipiell »lösbarer« Fragen der Gesundheitsrisiken ausgefüllt wird), und zweitens der *postmoderne* Typ und dessen Bemühung, *Unsterblichkeit* zu »dekonstruieren« (d.h. die historische Erinnerung durch allgemeine Bekanntheit und den endgültigen – unumkehrbaren – Tod durch das Verschwinden zu ersetzen und das Leben in eine unaufhörliche, tägliche Einübung der allgemeinen »Sterblichkeit« der Dinge und der Auslöschung des Gegensatzes zwischen dem Vergänglichen und dem Dauerhaften zu verwandeln).

Lassen Sie mich zusammenfassen: seiner Intention nach ist dieses Buch kein Beitrag zur Spezialdisziplin der Soziologie des Todes, des Sterbens und des Verlustes, sondern zur soziologischen Theorie im allgemeinen. Hier wird der Versuch unternommen, jenen Erkenntnisgewinnen nachzuspüren, die sich aus einer bestimmten Deutung entscheidender soziokultureller Prozesse ergeben: nämlich aus der Interpretation, daß jene Prozesse einerseits aus der Prominenz des Todes in der existentiellen Situation des Menschen *folgen* (bzw. von ihr ausgelöst werden) und andererseits diese Prominenz als wichtigsten Baustoff für die soziokulturelle Organisation historisch spezifischer Formen menschlicher Praxis *verwenden*. Diese Untersuchung eröffnet eine Perspektive, von der aus sich die scheinbar vertrauten Themen des sozialen und kulturellen Lebens aus einem ungewöhnlichen, aber doch grundlegenden Blickwinkel erneut betrachten lassen.

Was dem Leser hier vorliegt, ist eine Übung in *soziologischer Hermeneutik*. Es wird versucht, die Bedeutung sozialer Institutionen und gemeinschaftlich verfolgter Verhaltensmuster zu entschlüsseln, indem sie als Glieder von Strategien betrachtet werden, die gewissermaßen in bestehenden sozialen Figurationen vorselektiert und real wurden (um so ausgewählt und möglicherweise verwandt werden zu können). In diesem Fall verlangt die soziologische Hermeneutik, daß sowohl die dauerhaften wie veränderlichen Aspekte von Lebensstrategien zu jenen sozialen Figurationen zurückverfolgt werden, denen sie (in einem dialektischen Prozeß wechselseitiger Determinierung) dienen. Doch darüber hinaus müssen sie auch nach vorne ausgezogen, zu jenen Mustern des Alltagslebens verlängert werden, in denen sie sich niederschlagen.

Sämtliche oder sehr viele Interpretationen – jene Übungen im Verstehen, in der »Sinnsuche« – schreiben den interpretierten Phänomenen eine größere, systemartige Kohärenz zu, als sie tatsächlich besitzen. Was im wirklichen Leben einen quälend konfusen, widersprüchlichen und häufig zusammenhanglosen Sachverhalt darstellt, kann so gezeichnet werden, als weise es einfache und regelmäßige Eigenschaften auf. Ich habe mich sehr bemüht, dieser Gefahr zu entgehen und nicht der Versuchung zu erliegen, die untersuchten Lebensstrategien und ihre Folgen für das Verhalten zusammenhängender und eindeutiger zu beschreiben, als sie tatsächlich sind. Allerdings war es unvermeidlich, den Strategien »Identitäten« zuzuweisen, um sie von ihren Alternativen zu trennen und zu unterscheiden. Infolgedessen war es kaum zu verhindern, daß sie geschlossener und abgerundeter dargestellt wurden, als sie in Wahrheit je waren oder sein können. Der Leser sollte diesen Vorbehalt nie aus den Augen verlieren. Schließlich leben wir nicht abwechselnd in einer vormodernen, einer modernen und einer postmodernen Welt. Alle drei »Welten« sind nichts als abstrakte Idealisierungen wechselseitig widersprüchlicher Aspekte eines einzigen Lebensprozesses, den wir alle nach besten Kräften so zusammenhängend wie möglich gestalten wollen. Idealisierungen sind nicht mehr (aber auch nicht weniger) als Ablagerungen und unverzichtbare Werkzeuge solcher Bemühungen.

I.
Leben mit dem Tod

Im Gegensatz zu anderen Tieren, wissen wir nicht nur, vielmehr *wissen wir, daß wir wissen.* Wir sind uns dessen gewahr, daß wir gewahr sind, wir sind uns bewußt, daß wir ein Bewußtsein »haben«, bewußte Wesen sind. Unser Wissen selbst ist Gegenstand des Wissens, wir können unsere Gedanken auf »dieselbe Weise« betrachten wie unsere Hände oder Füße bzw. wie die uns umgebenden, nicht zu unserem Körper gehörigen »Dinge«. Unser Wissen besitzt dieselbe wesenhafte, unveräußerliche, bestimmende Eigenschaft aller *Dinge*: es läßt sich (außer in der Phantasie) nicht wegwünschen, d.h. nicht durch pure Willensanstrengung auslöschen. »Es ist da«, in dem Sinne hartnäckig, unnachsichtig und »dauerhaft«, daß es länger währt als unser aktives Gewahrsein seiner Anwesenheit und sein »Dableiben« zeitlich nicht mit unserem Blick zusammenfällt. Wir wissen, daß wir es immer wieder anschauen können, daß wir es an seinem Platz finden, sobald wir unsere Wachsamkeit auf die richtige Stelle lenken – unsere Augen (unsere Aufmerksamkeit) in die richtige Richtung gehen lassen. (Wenn sich der Gedanke, den wir suchen und von dem wir wissen, daß »er da ist«, in dem betreffenden Augenblick nicht »finden« läßt, nennen wir dieses Versagen »Gedächtnisausfall«, wir erklären die Schwierigkeit auf dieselbe Weise, wie wir über das Fehlen anderer Dinge urteilen, die wir an einem bestimmten Ort erwarten aber nicht vorfinden – etwa einen verlorenen Federhalter oder eine Brille. Wir glauben nicht, die Dinge hätten aufgehört zu existieren, wir meinen lediglich, sie seien verlegt worden oder unentdeckbar, weil wir in die falsche Richtung geschaut haben.) Belastet uns unser Wissen allzu stark, bleibt uns nur ein Ausweg offen. Wir müssen es ebenso behandeln, wie andere uns verletzende Dinge auch, die wir wegschieben, verstecken oder so weit entfernen, daß ihr übler Geruch oder ihr widerwärtiger Anblick uns wahrscheinlich nicht mehr beeinträchtigen kann. Schmerzliche Gedanken müssen unterdrückt werden. Sollte dies unmöglich sein, müssen sie verniedlicht oder auf sonst eine Weise verhüllt werden, damit ihr häßlicher Anblick uns nicht stört. Allerdings gelingt die Flucht wie in anderen Fällen auch selten vollkommen und endgültig. Unsere Wachsamkeit darf nicht erlahmen, wir müssen es stets von neuem versuchen – und wir wissen es.

Kaum ein Gedanke ist anstößiger als der Gedanke an den Tod oder vielmehr die Unvermeidlichkeit des Sterbens, der Vergänglichkeit unseres In-der-Welt-Seins. Schließlich trotzt dieser Teil unseres Wissens radikal und unaufhebbar unseren geistigen Fähigkeiten. Der Tod ist die entscheidende Niederlage der Vernunft, denn der Verstand kann den Tod nicht »denken« – nicht das, was wir über den Tod *wissen*; der Gedanke des Todes ist – und kann nichts anderes sein als – ein Widerspruch in sich. »Weder meine Geburt, noch mein Tod können mir als *meine* Erfahrungen gegeben sein«, bemerkte Merleau-Ponty. »Ich kann mich nur als ›schon geboren‹ und ›noch lebend‹ begreifen – meine Geburt und meinen Tod nur als meiner Person vorausliegende Horizonte erfassen.« Sigmund Freud ist ähnlicher Ansicht: »Der eigene Tod ist ja auch unvorstellbar, und so oft wir den Versuch dazu machen, können wir bemerken, daß wir eigentlich als Zuschauer weiter dableiben.« In seiner bahnbrechenden Untersuchung über den anthropologischen Status des Todes kam Edgar Morin zu dem Schluß, daß »die Vorstellung des Todes eine Vorstellung ohne Inhalt« oder, anders formuliert, »die hohlste Vorstellung überhaupt« sei, da ihr Inhalt »undenkbar, unerklärbar und ein begriffliches *je ne sais quoi* ist«. Der Schrecken des Todes ist der Schrecken der Leere, der endgültigen Abwesenheit, des »Nicht-Seins«. Das Bewußtsein des Todes ist und muß *traumatisch* bleiben.[2]

Wissen, das nicht geglaubt werden kann

Es gibt mehr als einen Grund dafür, daß das Bewußtsein unserer Sterblichkeit traumatisch sein muß. Zunächst und vor allem deshalb, weil das Nachdenken über den Tod sich dem Denken selbst entzieht. Die Natur des Denkens ist seine Unbeschränktheit, seine »Nicht-Gebundenheit« an Raum und Zeit, seine Fähigkeit, sich Zeiten zuzuwenden, die nicht mehr oder noch nicht gewesen sind, sich Orte vorzustellen, die das Auge nicht sehen und die Hand nicht berühren kann. Aber mögen die Zeiten auch vergangen oder zukünftig, die Orte auch entfernt sein, so bleibt doch das Denken, welches sie heraufbeschwört, gegenwärtig; sie »existieren nur im Denken und durch seinen Akt des Heraufbeschwörens«. Was das Denken allein nicht zu erfassen vermag, ist *die eigene* Nicht-Existenz: es kann sich weder eine Zeit, noch einen Ort vorstellen, in denen es nicht mehr enthalten ist, da alles Vorstellen es – das Denken, das Denkvermögen – als die »vorstellende Kraft« einschließt. (Diese Unfähigkeit des Denkens, sich sein eigenes Nicht-Sein vorzustellen, hat Descartes umgekehrt als die welterhaltende Kraft des Denkens dargestellt: wir denken, *also* sind wir, unser Akt des Denkens, ist die eine und einzige Existenz, an der sich nicht zweifeln läßt, eine Existenz, an der sich alle anderen Gewißheiten messen lassen müssen.) Aufgrund dieser organischen Unfähigkeit des Denkens kann es uns einfach nicht in den Sinn kommen, daß unser – so offensichtliches, universelles und allgegenwärtiges – Bewußtsein gleich anderen Dingen aufhören könnte zu sein. Die Kraft des Denkens ist gewissermaßen aus seiner Schwäche geboren. Das Denken scheint allmächtig zu sein, weil sich gewisse Gedanken nicht denken lassen und daher eher durch Unterlassung als absichtlich getilgt werden. Was jedoch am wichtigsten und entscheidendsten ist: jener Gedanke, der sich nicht denken läßt und daher der Überprüfung entrinnen kann, ist der Gedanke der Nicht-Existenz des Denkens. Die daraus folgende behagliche, so tröstliche und erstrebenswerte Selbstsicherheit des Denkens wäre narrensicher, gäbe es nicht das Wissen um den Tod. Schließlich ist der Tod gerade das Undenkbare: ein Zustand ohne Gedanken, ein Zustand, den wir uns nicht vorstellen, ja nicht einmal begrifflich erfassen können. Aber der Tod *ist*, er ist *wirklich* – und wir wissen es.

Natürlich gibt es noch andere Dinge, von denen wir wissen, ohne sie uns bildlich vorstellen oder »verstehen« zu können. Ein klassisches Beispiel ist die räumliche und zeitliche *Unendlichkeit* des Weltalls. Tatsächlich ist dieser Sachverhalt so furchteinflößend, weil sich das Gegenteil – die zeitliche oder räumliche *Beschränktheit* des Weltalls – ebenso einer bildlichen Vorstellung entzieht. Diese spektakuläre Erkenntnis der unaufhebbare Trennung zwischen Körper und Geist, zwischen dem, was der Geist *denken* und der Körper, unmittelbar oder metaphorisch, »*sehen*« kann, birgt schon genug Schrecken. Aber das Rätsel, daß die Realität des Todes für das Denken aufwirft, geht noch tiefer. Die mißliche Lage, die der Tod offenbart, weiß noch sehr viel radikaler zu ängstigen. Zwar ist eine Existenz ohne Sterne und Galaxien, ja sogar ohne Materie denkbar, aber keine *Existenz ohne Denken*. So ist der Tod – ein ungeschminkter Tod mit all seiner nüchternen, unnachgiebigen Derbheit, ein Tod, der das Bewußtsein zum Stillstand bringt – die *höchste Absurdität*, während er zugleich die *höchste Wahrheit* ist! Der Tod enthüllt, daß Wahrheit und Absurdität eins sind. – Wir können uns den Tod nur als ein Ereignis vorstellen, dessen Zeugen wir sind (wir, von denen wir wissen, daß sie dann aufgehört haben zu existieren), als ein Ereignis, bei dem wir (wir, die denkende und sehende Grundlage jeglicher Erfahrung) auf die eigensinnige und hartnäckige, das Bewußtsein auszeichnende Weise anwesend sind. Wann immer wir uns als tot »vorstellen«, sind wir unweigerlich in dem Bild als jene gegenwärtig, die sich etwas vorstellen: unser lebendiges Bewußtsein schaut auf unseren toten Körper. Der Tod trotzt nicht allein unserer Vorstellungskraft: der Tod ist das Urbild eines *Widerspruchs in sich*. Es ist schwer, ja unmöglich, sich das Nicht-Sein der Materie *vorzustellen*, sich die Nicht-Existenz des Bewußtseins (Geistes) vorstellen ist schlechthin unmöglich. Ein solches Nicht-Sein läßt sich nur als seine Verneinung denken. Der bloße Akt, den Tod zu denken, ist schon dessen Verneinung. Unsere Gedanken über den Tod, sollten sie überhaupt gedacht werden können, müssen bereits verarbeitet und aufbereitet sein, wir müssen schon an ihnen herumgeflickt und ihre ursprüngliche Absurdität weginterpretiert haben. Wie La Rochefoucauld zu sagen pflegte, ist es uns nicht möglich, *unmittelbar* die Sonne oder den Tod anzuschauen.

Der Tod fordert auch noch auf andere Weise die Macht der Vernunft lauthals heraus. Vernunft soll uns helfen, die richtige Wahl zu treffen, aber der Tod ist keine Frage der Wahl. Der Tod ist das Ärgernis, die äußerste Demütigung der Vernunft. Er untergräbt das Vertrauen in sie und in die von ihr versprochene Sicherheit. Er erklärt laut, daß die Vernunft lügt. Er flößt eine Furcht ein, welche die von der Vernunft angebotene Zuversicht unterminiert und letztlich zunichte macht. Die Vernunft kann sich von dieser Schmach nicht reinwaschen. Sie kann sie nur zu verbergen suchen, was sie auch tut. Seit der Entdeckung des Todes (und der Zustand danach ist das bestimmende und entscheidende Charakteristikum der Menschheit) haben menschliche Gesellschaften in der Hoffnung, dieses Ärgernis vergessen zu können, stets neue kunstvolle Ausflüchte gesucht. Als dies nicht fruchtete, hofften sie zumindest, nicht darüber nachdenken zu müssen, und als auch dies fehlschlug, verboten sie darüber zu sprechen. Für Ernest Becker »ist die ganze Kultur, alle schöpferischen Lebensweisen des Menschen in großen Teilen ein ausgeklügelter Protest gegen das natürliche Geschick. Sie leugnen die Wahrheit über die menschliche Lage und versuchen vergessen zu machen, was für ein bemitleidenswertes Geschöpf der Mensch ist [...] Die Gesellschaft selbst ist ein kodifiziertes Heldensystem, das heißt, die Gesellschaft ist überall ein lebendiger Mythos der Bedeutung menschlichen Lebens, eine trotzige Sinnschöpfung.«[3]

Der Tod ist die größte Niederlage der Vernunft, denn er deckt zum einen die der Logik der Vernunft zugrundeliegende Absurdität auf und zum anderen jene Leere, welche die Kühnheit und das Selbstvertrauen der Vernunft unterstreicht, ja ihr sogar Nahrung gibt. An dieser Niederlage vermag die Vernunft wenig zu ändern, und ihre ureigensten Versuche, die Scharte auszuwetzen, verstärken lediglich ihre Demütigung. Wie Charles W. Wahl sagte, »fügt sich (der Tod) nicht der Wissenschaft oder der Rationalität« und daher sind »wir gezwungenermaßen genötigt, schwerere Verteidigungsgeschütze aufzufahren, d.h. zu Magie und Irrationalität Zuflucht zu nehmen«.

Wann immer wir vom Tod sprechen, neigen wir zur Lüge (zum Überspielen des Schweigens, in das wir hoffnungslos versinken würden, wären wir bereit oder fähig zu sagen, was wir wohl wissen, aber woran wir uns nicht erinnern wollen); wir lügen, wann immer wir das Ereignis des Todes als »Verscheiden« und die Toten als »Dahingegangene« bezeichnen. Die Lüge ist jedoch nicht bewußt, denn wie Freud sagt, »im Grunde glaube niemand an seinen eigenen Tod«, und »im Unbewußten sei jeder von uns von seiner Unsterblichkeit überzeugt«.[4]

Freuds Bemerkung wäre jedoch hinzuzufügen, daß es keiner Anstrengung bedarf, *nicht* an den Tod *zu glauben*; hinter dem Unglauben steht keine aktive Bemühung, den Tod zu verneinen – es kostet vielmehr Mühe, sich mit dem Gegenteil des Unglaubens zu konfrontieren. Ohne Veranlassung oder Antrieb fallen wir leicht in jenen Bewußtseinszustand zurück, in dem der Gedanke an unseren eigenen Tod (das heißt an das Ende jenes Bewußtseinszustandes) schlicht abwesend ist. Dieser mühelose, »natürliche« Zustand, den wir nicht verlassen, solange keine Kraft auf uns einwirkt, scheint eben aus diesem Grunde falsch benannt worden zu sein; die Vorsilbe »Un« in *Un*-glaube läßt an ein »betontes« Glied des Gegensatzes denken, während doch sein Gegenteil (der Glaube an den eigenen Tod) als außergewöhnliche Unterbrechung der »Normalität« gedacht und konstruiert ist. Die konstitutive Ordnung der Überzeugungen dreht gewissermaßen die Ordnung der begrifflichen Anstrengung der Vernunft um. Wenn wir über Sein und Nicht-Sein *nachdenken*, bemühen wir uns stark (und normalerweise vergeblich) das Nichts als Fehlen von Existenz zu konstruieren. Logisch gesehen ist das Nicht-Sein das »betonte« Glied des Gegensatzes. Die Psychologie spottet jedoch der Logik, und im Falle von Überzeugungen (und Nicht-Überzeugungen) hinsichtlich des Todes verhält es sich umgekehrt: die Nicht-Überzeugung, die Annahme des Nicht-Seins des Todes ist die Meßlatte anhand deren wir die Glaubwürdigkeit ihres Gegenteils bewerten – der Wirklichkeit des persönlichen, des eigenen Todes. Es ist der *Glaube* an den Nicht-Tod (der fälschlicherweise »Unglaube an den Tod« genannt wird), der »gegeben«, offensichtlich und selbstverständlich ist.

Durch die Arbeit des Glaubens maskiert sich das Imaginäre als Wahrheit, während das Wahre entgiftet oder aus dem Bewußtsein verbannt wird. Wir leben so, *als ob* wir nicht sterben würden. Dies ist, wie man es auch dreht und wendet, eine bemerkenswerte Leistung, ein Sieg des Willens über die Vernunft. Angesichts der Mühelosigkeit, mit der die meisten Menschen dieses bewundernswerte Kraftstück täglich vollziehen, ergeben sich Zweifel daran, ob dies allein individuellen Mitteln geschuldet ist. Machtvollere Kräfte müssen hier am Werk gewesen sein. Der Unglaube muß zuvor erlaubt, sanktioniert und für rechtens erklärt worden sein, so daß schwache individuelle Verstehensfähigkeiten selten durch den Zwang zu argumentieren, zu begründen, zu überzeugen und Gegenbeweise zu widerlegen, auf die Probe gestellt werden – was selbst unter den günstigsten Bedingungen eine hoffnungslose Aufgabe ist. Der Unglaube übt seinen Schutzdienst gleichsam nur solange zufriedenstellend aus, wie er nicht überprüft, nicht genau und aufmerksam unter die Lupe genommen wird. Der Unglaube ist zu kontrafaktisch, zu unlogisch und absurd, als daß er auch nur einer oberflächlichen Untersuchung standhalten könnte, von einer bohrenden ganz zu schweigen. Daher ist es letztlich ein glücklicher Umstand, daß jenes »Problem«, welches der Unglaube auszulöschen versucht, eigentlich gar kein Problem ist. Probleme sind dadurch definiert, daß sie Lösungen haben. Dieses Problem hat keine. Die Entdeckung, daß es keine Lösung gibt, ist der primäre Ursprung des Schreckens. Der gesellschaftlich sanktionierte Unglaube läuft auf die Erlaubnis hinaus, nicht nach Gründen suchen oder fragen zu müssen.

Gesellschaften sind bekannterweise Arrangements, die es Menschen ermöglichen, mit Schwächen zu leben, die dem Leben sonst schaden würden. Vielleicht ist das wichtigste Arrangement dieser Art eines, das die äußerste Absurdität der *bewußten* Existenz *sterblicher* Wesen verbirgt oder, sollte es mißlingen, die potentiell verderblichen Auswirkungen ihrer unverhüllten, bewußten Gegenwart zerstreut. (Wir sollten festhalten, daß sich Gesellschaften hier – wie bei ihren übrigen wohltätigen Funktionen auch – bemühen, mit den Folgen ihres eigenen Tuns fertig zu werden. Schließlich schulden wir unser »Wissen, daß wir wissen« und somit unser Gewahrsein der Absurdität des Todes, der Tatsache, daß wir in Gesellschaft leben und *sprachbegabte* Tiere sind, was sowohl Folge als auch existentielle Grundlage ebenderselben Gesellschaft ist, die später angestrengt den von ihr angerichteten Schaden beheben will.)

Die existentielle Ambivalenz des Seins

Als Individuen sind wir uns der Sterblichkeit unseres Körpers bewußt, obschon – wie wir sahen – die Tatsache, daß wir über ein solches Wissen verfügen, darauf hinweist, daß unser Bewußtsein jedenfalls nicht in derselben Weisen sterblich ist: das Denken muß sich nicht um die Zeit kümmern und kann die Grenzen der körperlichen Sterblichkeit überschreiten. Dank dieser unheimlichen »Außerzeitlichkeit« des Denkens wissen wir jedoch auch, daß das Gegenteil wahr ist: während mein eigenes, individuelles Denken sehr wahrscheinlich im Augenblick meines Todes endet, hört die körperliche Existenz an sich mit dem Hinscheiden meines individuellen Körpers nicht auf. Sie wird fortdauern, so wie sie lange vor dem Auftreten meines Körpers, vor dem Beginn meines eigenen Denkens, »vor meinem Eintreten in die Welt« ihren Anfang nahm. Sie wird als die körperliche Anwesenheit anderer Menschen fortbestehen. Meine persönliche Existenz ist auf beiden Seiten von der Existenz von Vorgängern und Nachfolgern umgeben. Umgeben, aber nicht verankert, nicht verwurzelt, nicht gebunden: warum ist meine persönliche Existenz in diesen besonderen Ort hineingezwängt worden und nicht in einen der unzähligen anderen, die ich kenne oder die ich mir vorstellen kann? Vielleicht hat niemand dieses grundlegende Rätsel der persönlichen Existenz, diese angsteinflößende Zufälligkeit und Kontingenz des Seins vollkommener ausgedrückt als Pascal:

> *Bedenke ich die kurze Dauer meines Lebens, aufgezehrt von der Ewigkeit vorher und nachher; bedenke ich das bißchen Raum, den ich einnehme, und selbst den, den ich sehe, verschlungen von der unendlichen Weite der Räume, von denen ich nichts weiß und die von mir nichts wissen, dann erschaudere ich und staune, daß ich hier und nicht dort bin, keinen Grund gibt es, weshalb ich gerade hier und nicht dort bin, weshalb jetzt und nicht dann.*[5]

Weder Anfang noch Ende sind absolut. Nicht nur der Geist, auch der Körper ist gewissermaßen zwischen Sterblichkeit und Unsterblichkeit unaufhebbar hin und hergerissen: in einer Hinsicht dazu verurteilt zu enden, sind beide dazu bestimmt, in anderer Hinsicht zu überdauern. Keines ist eindeutig, beide sind dort ambivalent, wo sie am verletzlichsten sind: bezüglich der Gründe oder des Fehlens von Gründen, die erklären, warum sie dort sind, wo sie sind. Es ist diese Ambivalenz, mit der Gesellschaften spielen. Die Ambivalenz des Seins ist ein Abfallprodukt der Gesellschaft, gleichzeitig aber liefert die unauslöschliche Ambivalenz der Existenz das Rohmaterial, aus dem gesellschaftliche Organisationen gesponnen und Kulturen plastisch geformt werden.

Nach Freud geht diese Ambivalenz, um genau zu sein, der Gesellschaft voraus: sie ist schon da, bevor die Gesellschaft ans Werk geht. Freud erkannte in den Menschen, jener einzigartigen Gattung, bei der die Fähigkeit und Notwendigkeit zu lernen nahezu vollständig das natürliche Überlebensrüstzeug verdrängt und ersetzt hat, zwei Triebe: den Lebens- und den

Todestrieb.[6] Alle Triebe, betont Freud, seien konservative, angeborene Triebe, die auf eine Rückkehr zum Gleichgewicht drängen, »zur Wiederherstellung eines früheren Zustandes«. Aber der »frühere Zustand«, der »Ausgangszustand«, von dem sie sich einst entfernten und zu dem sie aufgrund der Triebe zurückkehren wollen, ist für alle lebenden Organismen derselbe: der Zustand anorganischer Materie. Aus diesem Grund »ist das Ziel alles Lebens der Tod«. Der Tod, die Rückkehr zum leblosen Zustand anorganischer Materie, ist das Ziel auf das alles Leben zuläuft und das es schließlich aus eigener Kraft und zu seiner Zeit erreicht, sofern es nicht durch äußere Einwirkungen gestört wird.[7] Dennoch zog der *Status quo ante* nicht nur die Nicht-Existenz des *Organismus* nach sich, sondern auch die Existenz der *Gattung*. Damit die erhaltende Funktion angemessen erfüllt wird, muß der Todesinstinkt durch den Lebensinstinkt ergänzt werden: *Thanatos* durch *Libido*, der Todestrieb durch den Sexualtrieb. Die beiden angeborenen Triebe erfüllen und befriedigen sozusagen gemeinsam die Forderungen der Natur. Von der nicht-menschlichen, »objektiven« Warte der Natur aus arbeiten sie eng zusammen, um eine vereinte, aber zusammenhängende Leistung zu erbringen, die als Erhaltung und Fortsetzung der Gattung betrachtet werden kann. Dies gilt freilich nicht für den menschlichen, allzumenschlichen Standpunkt individueller Existenz: hier sind sie unvereinbar, senden widersprüchliche Signale aus und schlagen verschiedene Richtungen ein. Was sich anderenorts ergänzte, gerät hier in Konflikt. Der funktionale *Zusammenhalt* der Natur hallt als Ambivalenz des menschlichen Lebens wider.

Der naturgegebene Lebensinstinkt richtet sich auf die unzuverlässigste, vergänglichste und unbestreitbar sterbliche Komponente der menschlichen Person – den Körper. Die Gattung erhält sich durch den menschlichen Körper und zwar immer zu Lasten der Nicht-Erhaltung des individuellen, zur Reproduktion des Kollektivs beitragenden Körpers. Daher ist es der Körper, der zum Objekt der *Libido*, des sexuellen Verlangens, wird, damit er seiner schöpferischen / selbstzerstörerischen Funktion nachkommt. Freilich hört er dadurch nie auf, bloß eine zeitweilige Suspendierung des Nichts zu sein, eine »Abweichung« vom »normalen«, anorganischen Zustand der Materie. Seine übrigen, nicht-sexuellen Tätigkeiten (seine physiologische Abhängigkeit von einer unbelebten Umwelt, sein beständiger Stoffwechsel) mahnen an seine Vergänglichkeit, an sein Altern als die natürliche Folge der Jugend, an das rohe Fleisch, das nur von der ein paar Millimeter dicken Epidermis verhüllt wird. (Die Schönheit, welche die Libido lockt und die Phantasie ihrer poetischen Sänger anregt, geht in der Tat nicht »tiefer als die Haut«, sie ist bloß die Tünche, die die abstoßende Wahrheit des sterblichen Fleisches verbirgt.) Derselbe Körper, der die unerschöpfliche Quelle libidinöser Lust ist, ist zwangsläufig auch die letzte Verkörperung des Todesschreckens: »Die Natur will uns zum Narren halten und Dichter müssen Qualen erleiden.«[8]

In *Jenseits des Lustprinzips*, der 1920 veröffentlichten, begeistert aufgenommenen und bahnbrechenden Studie, stellte Freud (nicht ohne eine Portion Verwirrung) fest, daß der Gegensatz von Lebens- und Todestrieb in das *Innere* von Beziehungen einzudringen scheint, die »logisch« gesehen getrennt bleiben sollten, eine jede von einem (und nur einem) der beiden großen feindlichen Triebe vollständig geleitet und strukturiert. Erstaunlicherweise scheint die Objekt-Liebe mit ambivalenten Haltungen durchsetzt zu sein. Am meisten überrascht jedoch, daß sie neben der erwarteten Liebe (Zärtlichkeit) auch Haß (Aggression) einschließt – eine Haltung, die »augenscheinlich« fehl am Platze ist und in der Liebe nur als logisch widersinnig betrachtet werden kann. »Wenn es uns gelänge diese beiden Polaritäten in Beziehung zueinander zu bringen, die eine auf die andere zurückzuführen!« grübelt Freud gedankenvoll über seine Entdeckung nach. Der Versuch dies zu tun, folgt der orthodoxen Gedankenrichtung: die aggressive Haltung und die haßerfüllte Abneigung in der Objekt-Liebe sind Phänomene, die – auf die Spitze getrieben – in sadistische Perversion umschlagen. In weniger verdichteter, abgeschwächter Form sind sie jedoch notwendige, durch und durch zweckdienliche

Werkzeuge des Eros: ›...im oralen Organisationsstadium der Libido fällt die Liebesbemächtigung noch mit der Vernichtung des Objekts zusammen [...] auf der Stufe des Genitalprimats (übernimmt) er (der sadistische Trieb) zum Zwecke der Fortpflanzung die Funktion, das Sexualobjekt so weit zu bewältigen, als es die Ausführung des Geschlechtsaktes erfordert.«[9]

In der drei Jahre später erschienenen Schrift *Das Ich und das Es*, jenem Werk Freuds, das nach Meinung vieler Kommentatoren die letzte, umfassendste und entscheidendste der zahlreichen Reformulierungen der psychoanalytischen Theorie enthält, erfährt die Deutung eine subtile Verschiebung: von der Zweckdienlichkeit dieser ansonsten widersinnigen Mischung ist nicht mehr die Rede. Statt dessen lesen wir, daß *Ambivalenz* »so ursprünglich« ist, daß sie vermutlich »eine nicht vollzogene Triebmischung« darstellt. Der Leser darf, ganz zu recht, mutmaßen, daß die Vermischung *nicht* vollzogen werden *kann*: die ständige Ko-präsenz von Eros und Thanatos wirft einen haushohen Schatten von Ambivalenz auf die ganze menschliche Existenz. »Das Weiterleben« und »das Streben nach dem Tod« sind unauflösbar miteinander verknüpft: »Das Leben selbst (wäre) ein Kampf und ein Kompromiß zwischen diesen beiden Strebungen.«[10] Man beachte, daß der Kampf nicht ausgetragen wird, sondern nur einen Kompromiß erzielt, der nie vollständig befriedigen kann und stets vorläufig, zerbrechlich und »vorbehaltlich« sein muß.

Andere Autoren – Freuds Schüler und Nachfolger – haben beschrieben, wie das in diesem Schatten geführte Leben beschaffen ist. (Lassen Sie mich wiederholen: worum es geht, ist *bewußtes* Leben ein Leben im Wissen um das »Kopplungsgeschäft«, das den Tod ein für allemal zur letzten Bestimmung aller lebenserhaltenden und -fördernden Handlungen erklärt hat.) Nach diesem Schritt kamen zahlreiche Theoretiker zu dem Schluß, es sei weniger der – wenn auch widersinnige – »Beschluß der Natur«, der unmittelbar für die Qualen der Ambivalenz verantwortlich sei (wie Freud bei seiner besessenen Suche nach »wissenschaftlichen« Gründen für seine Theorie mehr als einmal und mehr als zögernd nahelegte). Der von der Natur eingeschlagene Weg, die kollektive Fortdauer der Gattung durch die individuelle Sterblichkeit ihrer Mitglieder zu sichern, erscheint nur dann als widersinnig, wenn man ihn *kennt.* Schließlich ist Widersinnigkeit kein Merkmal der bewußtlosen »Wirklichkeit«, sondern ihrer bewußten, nach Stimmigkeit strebenden Modelle. Die Widersinnigkeit ist »einfach« die Niederlage des dem Geiste eigentümlichen, todestriebartigen Dranges nach jener unerschütterlichen Ruhe, die nur durch den Zusammenhang, das Fehlen von Widersprüchen, erreichbar ist. Die bewußte Anwesenheit des Menschen in einer bewußtlosen Welt ist es, welche die »Wege der Natur« als widersinnig enthüllt. Das Bewußtsein der Widersinnigkeit wird als unaufhebbare Ambivalenz der kontingenten Existenz wieder zurückgeworfen. »Die menschliche Natur«, betont Erich Fromm, »kann nicht mit einer bestimmten Eigenschaft positiv definiert werden, wie etwa mit Liebe, Haß, Vernunft, dem Guten oder dem Bösen, sondern nur mit den fundamentalen Widersprüchen, die die menschliche Existenz charakterisieren.«

> *Bewußtsein seiner selbst, Vernunft und Phantasie haben die »Harmonie« zerstört, welche die tierische Existenz kennzeichnet. Durch ihr Erscheinen ist der Mensch zu einer Anomalie, zu einer grotesken Laune des Universums geworden. Er ist Teil der Natur, ihren physikalischen Gesetzen unterworfen und unfähig, sie zu ändern, und doch transzendiert er die Natur. Er ist getrennt von ihr und doch ein Teil von ihr. Er ist heimatlos und doch an die Heimat gekettet, die er mit allen Kreaturen teilt. An einem zufälligen Ort und zu einem zufälligen Zeitpunkt in diese Welt geworfen, ist er gezwungen, sie, wie es der Zufall will und gegen seinen Willen, zu verlassen. Da er sich seiner selbst bewußt ist, erkennt er seine Ohnmacht und die Begrenztheit seiner Existenz. Er ist nie frei von der Dichotomie seiner Existenz. Er kann sich nicht von seiner Denkfähigkeit freimachen, selbst wenn er es wollte. Er kann sich nicht von seinem Körper freimachen, solange er lebt – und sein Körper zwingt ihm den Wunsch, zu leben, auf.*[11]

Derartige Widersprüche sind wahrhaft existentiell (oder wie die Franzosen sagen würden »anthropologisch«). Das gesellschaftlich gestützte Bewußtsein legte sie bloß offen und formte sie in das schmerzhafte Bewußtsein der Ambivalenz oder der unterbewußten Angst um. Sie sind von der Natur verordnet worden, lange bevor die menschliche Kultur Gelegenheit hatte, sie zu entdecken und somit gezwungen wurde einzugreifen. Der Kultur blieb es überlassen, aus dem Stegreif hervorzubringen, was Natur nicht lieferte – doch welche Melodien die Kultur auch komponierte, sie mußte sich dabei der von der Natur gelieferten Töne bedienen. Die Natur *determinierte* sozusagen die *Undeterminiertheit* des Menschen. Der Kultur fiel es – wenn auch nicht aus eigenen Stücken – zu, das Zufällige zu verfestigen, das Wurzellose einzupflanzen, dem Ohnmächtigen einen Anstrich von Macht zu geben, nicht ersonnene Absurdität hinter ersonnenen Bedeutungen zu verbergen. Und Kultur tat, was ihr zu tun aufgegeben war, mit solch rückhaltloser Hingabe, mit so großartigen (wenn auch keineswegs zufriedenstellenden) Auswirkungen, daß Hegel guten Gewissens sagen konnte, die ganze Geschichte erzähle davon, »wie der Mensch mit dem Tode umgeht«, und W. B. Yeats konnte seinen Lesern mitteilen, es sei der Mensch gewesen, der »den Tod schuf«.

Das Bemühen, die entscheidende Absurdität der menschlichen Lage zu verbergen, oder wenn nicht zu verbergen, so doch zu dämpfen und zu entschärfen, nahm einen strategisch so bedeutsamen Platz im Wirken der Kultur ein, daß sich immer mehr Historiker Hegels Einsicht anschließen und behaupten, das Wesen des geschichtlichen Dramas lasse sich durch die Aufzeichnung der aufeinanderfolgenden Wandlungen in den Todesbildern und der Art und Weise erfassen, wie Menschen mit Tod und Sterben fertigwerden. Wie sich die Einstellungen zum Tod und die damit verbundenen Verhaltensweisen verändern, kann auf kausalem Wege nicht überzeugend erklärt werden (schließlich handelt es sich ja nur um Bemäntelungen, um Pseudo-Lösungen für ein dauerhaftes Bedürfnis, von denen man früher oder später abrücken muß, weil ihr normatives Potential zwangsläufig an Glaubwürdigkeit verliert), aber sie mögen ihrerseits als Erklärungen für umfassendere Veränderungen dienen – für solche, die *Kulturen im Ganzen* berühren, da sie mit dem schwer greifbaren, aber machtvollen Stoff der »Sensibilitäten« gesättigt sind. Todesvorstellungen und -riten würden somit den Rang »ursprünglicher Tatsachen« einnehmen, welche die Vorrangigkeit der individuellen Sterblichkeit unter den Grundbestandteilen der menschlichen Lage widerspiegeln.

Diese seit einigen Jahrzehnten (vor allem von französischen Historikern)[12] akzeptierte Auffassung steht bis heute eher für Hoffnungen und methodologische Postulate, denn für eine empirisch bestätigte Wahrheit. Soweit es den Umgang mit der Sterblichkeit betrifft, scheinen »Kulturen im Ganzen« völlig heterogene Haltungen zu tolerieren – was durchaus merkwürdig und uncharakteristisch ist. (Gleichwohl weisen die Haltungen anscheinend einen Verhaltenskomplex auf, der von ihren geistigen Eliten mit mehr oder weniger großem Nachdruck bevorzugt, gepriesen und praktiziert wird.) Die Reaktionen der Menschen auf den Tod sind offenbar zu komplex und vielleicht auch zu beharrlich, als daß sie sich erfolgreich von irgendeiner Kultur auf eine allgemein akzeptable Weise kanalisieren ließen. Freilich würde es der Kultur nie gestattet sein, alle derartigen Versuche aufzugeben, doch scheinen sie bislang keinen überzeugenden Erfolg gehabt zu haben. Nach Joachim Whaleys Zusammenfassung der zermürbenden Erfahrung der Historiker mit ihrem angestrebten, aber schwer faßbaren Ziel »zeichnen sich die Haltungen gegenüber dem Tod in allen Zeitaltern durch denkbar unterschiedliche Gefühle aus – Furcht, Trauer, Wut, Verzweiflung, Unmut, Resignation, Trotz, Mitleid, Habsucht, Siegesfreude, Hilflosigkeit«.[13] Zweifellos ist dies ein so gemischtes Bündel von Gefühlen, daß alle Bemühungen, sie zu »standardisieren«, ein recht großer Auftrag wäre. Angesichts dieser enormen Aufgabe waren gesellschaftlich beaufsichtigte Anstrengungen, die innere Ambivalenz der sterblich/unsterblichen Existenz des Individuums/der Gattung aufzulösen, lediglich eine Abfolge zum Teil erfolgreicher, letztlich aber unbefriedigender Hilfsmittel. (Die

Ambivalenz ist insofern eigentümlich *menschlich*, als die Eigenschaft der Menschen, sich ihrer selbst bewußt zu sein, einzigartig ist.]

Der Umgang mit der Ambivalenz: ein kurzer Überblick über die Hilfsmittel

Das allgemeinste und beständig eingesetzte Hilfsmittel ist die räumliche Trennung von Leben und Tod gewesen, der Ausschluß der Toten – wodurch sie »aufhörten zu existieren«. Friedhöfe, meint Baudrillard, seien die ersten Ghettos gewesen,[14] die Urghettos, Vorbilder aller künftigen Ghettos. Zwar mögen die vollzogenen Rituale ganz verschieden sein, aber das ändert nichts daran, daß alle Begräbnisse Aussperrungen sind. Sie erklären die Toten für anormal, für gefährlich, zu Wesen, die weggeschafft werden müssen. Sie stoßen die Toten aus der Gemeinschaft der Normalen, der Ungefährlichen aus – jener, mit denen man Umgang pflegen sollte. Aber Begräbnisse tun noch mehr als das. Indem sie die Toten denselben Absonderungsverfahren unterziehen wie die Träger übertragbarer Krankheiten oder schulemachender Schandtaten, reihen sie die Toten in die handhabbaren Bedrohungen ein, die ihre Macht verlieren, wenn sie auf Distanz gehalten werden. Daher versuchen sie angestrengt, die Toten auf Distanz zu halten, zwingen sie dort zu bleiben, bitten und bestechen sie, sich daran zu halten, oder erschmeicheln sich, wenn der Verbannung nicht ganz zu trauen ist, ihre Gunst. Mehr noch: die Toten werden, wie die Kranken, Irren oder Kriminellen, in Verwahrung gegeben, in »die Fürsorge konzessionierter Spezialisten«[15], damit sie nicht nur aus dem Blick, sondern auch aus dem Bewußtsein verschwinden. Die Selbsttäuschung ist aber allzu offenkundig. Die Toten lassen sich nicht in der Vergangenheit begraben, da ihr Schicksal die Zukunft aller in der Gegenwart lebenden Wesen ist. Als Haftanstalten sind Friedhöfe nicht halb so sicher wie Leprakrankenhäuser, Irrenanstalten oder Gefängnisse. Häuser und Leben, die von Gespenstern heimgesucht werden, zeugen von der Durchlässigkeit der Friedhofsmauern.

Ein anderes verbreitetes Hilfsmittel besteht darin, das Wesen des Todes zu verneinen – seine Endgültigkeit. Dies kann auf vielerlei Weisen geschehen, aber zwei wesentliche Modelle haben sich im Lauf der Jahrhunderte herausgebildet.

Das erste Modell läßt sich als eine Art metaphorischer Verkehrung der Naturordnung deuten: die Endlichkeit des individuellen irdischen Daseins ist nicht von Belang, da es nicht das richtige Kriterium für die Langlebigkeit, ja die Unsterblichkeit, des Seins ist. Das Sein als solches endet nicht mit dem Verschwinden der Individuen; in Wirklichkeit garantiert gerade dieser Staffellauf der ihren jeweiligen Beitrag leistenden Individuen die Dauer der Existenz. Das entscheidendste Beispiel für ein solches Modell (das die Auflösung der Identität jedes individuellen Aufenthalts auf Erden am weitesten vorantrieb, indem es das Gewicht und die Bedeutung des individuellen Lebensendes dadurch aufhob, daß es dieses als eine Stufe im Prozeß der Dauer neu definierte und nicht mehr als radikalen Bruch auffaßte) war die Privatisierung des Todes im Hinduismus, für die die Kollektivierung der Unsterblichkeit großzügig entschädigte: die Annahme der Dauerhaftigkeit des Seins (»dessen, was nie aufhören kann zu sein«)[16] mündete darin, daß Leben und Tod austauschbare Formen des ewigen Seins wurden, Stadien, deren Dauer angesichts des Fortbestands der Existenz an Bedeutung verlor. Der jüdische Kunstgriff ist in gewissem Sinne eine bescheidenere, weniger radikale Spielart derselben Strategie gewesen – insofern unterschieden, als er versuchte, jenes »Sein«, das ewig ist, näher zu erklären. In diesem Fall wurde die Fortdauer der besonderen Beziehung – dem Bund – zwischen dem jüdischen Volk und Gott zugeschrieben. Der persönliche Tod ist bedeutungslos, solange das Gespräch Gottes mit seinem Volk – die Offenbarung Gottes gegenüber den Juden und deren Dienst an Gott – weitergeht.[17]

Am anderen Ende des Spektrums stehen jene Strategien,

die allen Gewinnchancen zum Trotz darauf bestehen, daß das Individuum über den Zeitpunkt seines biologischen Todes hinaus fortdauern kann. Wir werden den Tod des Körpers überleben, weil unsere Seele unsterblich ist. Ihr Lohn oder ihre Strafe, die ihr im Augenblick des körperlichen Todes zuteil wird, verleiht im nachhinein dem zu Ende gegangenen Leben Bedeutung. So sah die christliche Lösung aus. Da die Leichname ausnahmslos und für alle zu sichtbar verfielen, als daß dieser Vorgang hätte geleugnet werden können, blieb allein die Erwägung übrig, der Körper könne auf eine übernatürliche Weise erhalten werden, (diese Vorstellung wird heute wieder in Gestalt der wundersam mächtigen Wissenschaft und Technologie gehegt – als »Einfrierung« – als künstlich herbeigeführten Schlaf »bis zu dem Zeitpunkt, an dem ein Mittel gegen die jetzt tödliche Krankheit entdeckt worden sein wird«). Hingegen konnte man die Erhaltung der Seele postulieren, ohne eine empirische Widerlegung befürchten zu müssen, und niemand würde je mit Sicherheit wissen können, ob das Postulat wahr ist oder nicht. Daher erhielt die Sorge für die nicht endende Zukunft der Seele Vorrang gegenüber der Sorge für das Fleisch, das doch nur zur Verwesung bestimmt war. Es stand zu hoffen, daß damit auch den Fachleuten, die sich um die Zukunft der Seele kümmerten, ein Vorrang vor den Spezialisten zukam, die für die Gegenwart des Körpers sorgten. Man kann die griechische Tradition, dargestellt in der platonischen Wiedergabe der sokratischen Lehren, für eine frühere, säkulare Fassung derselben Version halten, allerdings in einer eher aristokratischen Ausprägung, die nicht für das Volk gedacht und daher als Grundlage für eine universelle Kirche untauglich war. Franz Borkenau arbeitete den Gegensatz zwischen den beiden Hauptstrategien deutlich heraus, wobei er den jüdischen und hellenistischen Kunstgriff als deren jeweilige Prototypen betrachtete (und darin einen weiteren Aspekt des Streites zwischen Athen und Jerusalem sah):

> *Die eigentümlich jüdische Lösung des Problems […] lag darin, die Unsterblichkeit vom Einzelnen auf die Gemeinschaft zu übertragen. Die*

parallele hellenistische Lösung bestand darin, den unsterblichen Glanz des Individuums zu preisen, des Helden, dessen Ruhm den Tod überdauert.[18]

Der moderne Totalitarismus, ob nun in seiner nationalistischen, rassistischen oder klassenkämpferischen Erscheinungsform, läßt sich als Versuch deuten, die vielversprechendsten Aspekte beider Strategien zusammenzubringen: die Annahme der kollektiven Unsterblichkeit des *Volkes* mit dem Versprechen zu verbinden, die einzelnen Helden würden auf ewig im Gedächtnis des Volkes leben. Die Schlachtrufe neuzeitlicher Versionen des Stammesdenkens – »Für die Heimat«, »Für den Ruhm unserer Nation«, »Für unseren geliebten Führer« – sind nur spärlich verhüllte Metaphern dafür, wie die Gattung ihr Überleben durch die Auslöschung ihrer Mitglieder sichert. Gleichwohl sind sie bemüht, dem einen Sinn zu verleihen (ja es erhaben und wünschenswert zu machen), was ohne die kulturelle Aufbereitung glattweg absurd erscheinen würde. Solche Schlachtrufe fordern die Aufgabe des persönlichen Lebens und behaupten, der persönliche Tod würde das Leben des Kollektivs bereichern, es mit neuem Leben erfüllen und damit auf Umwegen die dauerhafte Existenz der Toten durch die Nation, die Rasse oder eine Partei sichern, die, da sie das Opfer dankbar angenommen haben, dauerhafte Leistungen der Opfer sein würden. Die völkischen oder totalitären Ideologien unterscheiden sich in einer wichtigen Hinsicht von anderen Formen der »kollektiven Unsterblichkeit«: sie *fordern* ausdrücklich die Aufopferung des Lebens und *verherrlichen* den Tod »für die Sache«. Was scheinbar eine Beschreibung ist, enthält als wesentlichen Bestandteil ein *Gebot*, was sich als Darstellung der Notwendigkeit ausgibt, beschwört in Wirklichkeit eine Pflicht. Von der anscheinend neutralen Aussage – »Ich erkannte, daß das Leben ein grausamer Kampf ist und kein anderes Ziel als die Erhaltung der Gattung hat. Der Einzelne kann untergehen, wenn es andere gibt, die seinen Platz einnehmen.« – ist es nur ein kleiner (allzu häufig vollzogener) Schritt bis zu der Erklärung: »Wenn ich ein göttliches Gebot billigen kann, dann dieses: »Du sollst die Gattung erhalten.« Man sollte dem Leben des Einzelnen keinen allzu hohen Wert beimessen. Wäre der Einzelne in den Augen der Natur von Bedeutung, würde sie dafür sorgen, ihn zu erhalten. Aus Millionen von Eiern, die eine Fliege legt, schlüpfen nur ein paar neue Fliegen aus – und dennoch gedeiht die Gattung.»[19]

Was aber geschieht, wenn religiöse und nationalistische Versionen der Transzendenz versagen, wenn sie ihre Popularität einbüßen oder nicht auf irdische Gewalten treffen, die bereit und fähig sind, Verhaltensweisen zu fördern, die ihnen Glaubwürdigkeit und zumindest einen Anschein von Realismus verleihen? Die letzte Zufluchtsstätte der Transzendenz scheint die Liebesbeziehung zu sein. Für Otto Rank ist die Abhängigkeit des modernen Menschen von seinem Liebespartner »die Folge des Verlustes kollektiver Ideologien (besonders der Religion)«. Da er Gott und dessen säkulare Nachahmer verloren hat, verlangt der moderne Mensch nach einem »notwendig gewordenen Ersatz der allgemeinen Ideologien durch eine persönliche Ideologie«.[20] Die Liebe springt dort ein, wo Gott und der Tyrann-mit-dem-Auftrag abtreten. Das heißt nicht, daß die Liebe ein Kind der modernen Verlassenheit ist. Wohl aber ist die Situation der Moderne, die aus der Bankrotterklärung bewährter früherer Überlebensstrategien resultiert, dafür verantwortlich, daß der Liebe eine neue Last aufgebürdet wird, die ihr zuvor niemand zugemutet hat.

Nun wird vom Liebespartner erwartet, er solle Raum für Transzendenz schaffen, Transzendenz *sein.* Er oder sie muß der Spiegel sein, in dem meine Phantasien den Anschein von Wirklichkeit gewinnen, meine Phantasie soll gerade dadurch wirklich werden, daß sie reflektiert wird. Mein eigenes, durch die Sterblichkeit seiner körperlichen Hülle beschränktes Selbst soll dadurch eine stellvertretende Unsterblichkeit erlangen, daß es seine persönliche Bindung zerreißt und freigesetzt wird. Es soll eine neue, ungebundenere und glaubhaftere Existenz innerhalb des transindividuellen »Zweier-Universums« gewinnen. Es mag davon träumen, daß die Sterblichkeit des

Selbst in diesem Prozeß durch das reine Meisterstück besiegt wird, den hoffnungslos sterblichen, individuellen Körper zu verlassen. Der neue Rettungsanker des Überlebens ist jedoch ein anderer Körper und ein anderes Selbst, das ebenso wie das meinige in den wechselseitigen Konflikt verstrickt ist, aus dem nur Ausflüchte vorgeben, einen Ausweg zu weisen. Da der andere Körper ebenfalls schwimmt, wird er kaum den Anker festhalten können.

»Wir wollen ein Objekt haben, das ein wahrhaft idealtypisches Bild unserer selbst reflektiert. Aber kein menschliches Objekt vermag dies... Keine menschliche Beziehung könnte die Last der Göttlichkeit tragen« – so lautet Ernest Beckers Fazit über das Schicksal der Liebe.[21] Daraus erklärt sich die vor allem in unseren Tagen so akute Angst: gerade jetzt, wo alle anderen Hoffnungen auf Transzendenz soviel von ihrem Glanz eingebüßt haben und die funktionale Bedeutung der Liebe dementsprechend nie gekannte Höhen erreicht hat, scheint deren Tragfähigkeit drastisch abgenommen zu sein. Die erhöhten Erwartungen haben die Wahrscheinlichkeit einer Niederlage vervielfacht. Niederlagen legen nicht notwendigerweise die Lüge offen, die auf dem Grunde der Liebesstrategie verborgen ist. Sie brüten – in den Partnern – nur Ungeduld und Ruhelosigkeit aus, die atemlose Jagd nach dem »richtigen Partner«, der an der nächsten Ecke einfach warten muß. Infolgedessen sind die »Zweier-Universen« endemisch unbeständig: schon bei den ersten Schwierigkeiten trennen sich die Paare, da die Partner einen brandneuen, noch unerforschten und nicht diskreditierten Weg bei der schwierigen Aufgabe bevorzugen, die bereits entdeckten Hindernisse des alten Weges zu überwinden.

Ein Ende droht der Liebesbeziehung von beiden Seiten. Mein Partner mag mein Angebot für die Bestätigung des Selbst ablehnen – oder mit derartigen Vorbehalten akzeptieren, daß ich nicht gewillt bin, ihnen zuzustimmen. Doch selbst wenn mein Angebot ohne Abstriche akzeptiert würde, muß dies nicht zur erwarteten Befriedigung führen. Es mag nicht den Grad von Vergewisserung nach sich ziehen, den ich suchte. Schließlich habe ich meine *Unsterblichkeit* in ein anderes *sterbliches* Wesen investiert, und diese Tatsache wird auch die leidenschaftlichste Hingabe des Partners nicht lange verbergen können. Anders als Gott oder der gesalbte Despot hat mein Liebespartner den entschiedenen Nachteil, daß ich ihn ständig sehe, daß ich ihn aus der Nähe beobachte, und zwar auch in Situationen, die auf brutale Weise die Wahrheit seiner oder ihrer körperlichen Sterblichkeit deutlich machen. Der Despot scheitert als Objekt der Überlebensstrategie, wenn er für alle sichtbar erkennen läßt, daß er über keine übermenschlichen Kräfte verfügt – wenn er Feigheit oder Unentschlossenheit an den Tag legt, in einer Schlacht überlistet wird oder sie verliert. Der Liebespartner mag schon daran scheitern, daß er ein Mensch ist und an der endemischen, unaufhebbaren Dualität des Menschseins teilhat. Und weil es gerade seine menschliche Dualität ist, durch die er zu einem geeigneten Liebesobjekt wird, läßt sie sich weder reduzieren noch ignorieren. Sie muß in ihrer erschreckenden Totalität in die Liebesbeziehung mit hineingenommen werden.

Diese inneren Widersprüche der Liebe als Überlebenstatik zeigen sich nirgends so deutlich wie in der erotischen Beziehung, in der sich geistige und sexuelle Intimität gegenseitig nähren und stärken (zumindest sollten sie es tun). Ihrer natürlichen Funktion nach ist die geschlechtliche Zeugung eine Methode, deren sich die Gattung bedient, um ihre Unsterblichkeit *auf Kosten der Sterblichkeit* ihrer einzelnen Mitglieder zu bewahren. Die List der Gattung hinterläßt eine unauslöschliche Spur und aus diesem Grund ist die erotische Partnerschaft als Vehikel für die persönliche Transzendierung des Todes zutiefst ungeeignet. Nur um den Preis extremer innerer Spannung vermag die sexuelle Intimität den übersteigerten Hoffnungen standzuhalten. In der heutigen Praxis führt die Enttäuschung (oder der unbewußte Wunsch, sie abzuwehren) dazu, so wenig wie möglich in eine sexuelle Partnerschaft »geistig zu investieren« oder dies sogar völlig abzulehnen. Es herrscht eine ausgeprägte Tendenz vor, die letzten Spuren einer geistigen Vereinigung aus dem Geschlechtsverkehr zu tilgen. Das Absolute und Transzendente werden nicht mehr beim Sexualpartner gesucht. Bestenfalls wird vom ihm die Bereitschaft und Fähigkeit erwartet, die »perfekte Darbietung« hervorzurufen und zu stimulieren. Auf diese Weise wird der Wert des Selbst auf Umwegen erneut bestätigt, da es die Möglichkeit erhält, bis zu den in der Phantasie vorgestellten Grenzen vorzudringen (die in der *Phantasie* durch die symbolische Einübung der Transzendenz die *wirklichen* Grenzen immer übersteigen). Die Liebesbeziehung verwandelt sich dann in eine weitere Form der Selbstbejahung, in jenen zwanghaften (da nie befriedigten) Drang, das notorisch Unglaubwürdige – nämlich persönlich den Tod überwinden zu können – glaubhaft zu machen, zumindest aber das Wissen um die Vergeblichkeit des Versuchs aus dem Bewußtsein zu verbannen. Eine Transzendenzstrategie, die auf sich selbst zurückfällt, sich wieder ihrem Entstehungspunkt zuwendet, ist dann der nächste logische Schritt. Daß der Drang nach Transzendenz sich erneut auf die Anstrengung des persönlichen Überlebens zurückzieht, ist sowohl Ursache als auch Ergebnis zerstörter sexueller Hoffnungen, der ins Zentrum der Erwartung getretenen sexuellen Potenz des Egos und einer sexuellen Intimität, die auf einen Anlaß für deren Befreiung und Entfaltung zusammenschrumpft.

Das Gewicht, das der Entfaltung sexueller Potenz beigelegt wird, läßt sich freilich noch aus einem anderen Blickwinkel erfassen. Gleichsam in Kopie des Gegensatzes zwischen überzeitlichem Geist und vergänglichem Körper verschiebt sich der Schwerkraftsmittelpunkt von der Transzendenz als erreichtem (und einmal erreichtem, auch dauerhaftem) Zustand zur Transzendenz als Augenblicksereignis – als Darbietung. So gesehen scheint die erotische, auf Selbstbejahung reduzierte Liebe Muster eines neuen, Sterblichkeit auslöschenden Strategietypus zu sein, der sich streng von allen bislang untersuchten Strategien unterscheidet und sich (vielleicht deshalb) als überraschend erweiterungsfähig erweist. Worum es hier geht, ist der Versuch, nicht nur für die zeitliche Zerbrechlichkeit der körperlichen Existenz zu entschädigen, sondern auf vermessene Weise die letzten Grenzen des Körpers zu leugnen, indem dessen *normalerweise* erfahrene, *spezifische* Beschränkungen (entweder persönlich oder stellvertretend) nach und nach durchbrochen werden. Dies ist das Geheimnis jener Faszination, die von neuen Sportrekorden ausgeht. Sie werden aufgrund ihrer symbolischen Bedeutung als Sieg über die natürlichen Schranken bewundert und als etwas erfahren, was um der ganzen Gattung willen geschieht. Nie wird zugelassen, daß uns die Aufgabe, der Sterblichkeit des Körpers zu entrinnen, in ihrer ganzen furchteinflößenden Totalität in den Blick gerät – denn würde sie uns unverstellt, als bewußt formuliertes Ziel begegnen, wäre ihre Sinnlosigkeit unmittelbar deutlich. Statt dessen wird die Aufgabe in eine endlose Abfolge konkreter, auf eine *handhabbare* Größe reduzierter Herausforderungen aufgesplittert, das heißt, auf Situationen zurückgeführt, die einen Erfolg glaubhaft machen. Die zeitliche Dimension der Transzendenz wird so zu einer räumlichen Frage: die Verlängerung der *Lebensspanne* schlägt um in das Bemühen, die *Kapazität zu leben* zu erweitern. Die Zeit verschwindet nahezu: sie wird reduziert und gleichsam aus der Existenz herausgestrichen, einem Prozeß unterworfen, »der die Gegenwart auf ein Chaos flüchtiger Ereignisse verengt«.[22] Inmitten eines solches Chaos ist dann allein von Belang, daß der Körper, der einzig feste Bezugspunkt, fortwährend im gegenwärtigen und nur gegenwärtigen Augenblick lebt und sorgfältig vermeidet, über die Gegenwart hinauszublicken. Nicht was der Körper zukünftig leisten muß, fesselt die ganze, für andere Interessen keinen Raum lassende Aufmerksamkeit, vielmehr geht es um die »körperliche Tüchtigkeit«, um den Körper als Allzweckinstrument, bereit, jeder Herausforderung zu begegnen, gleichgültig welcher Art die ihm gestellte Aufgabe ist.

Die Unsterblichkeit der Kultur und ihre sterblichen Wurzeln

Wahrscheinlich gäbe es keine Kultur, wären sich die Menschen nicht ihrer Sterblichkeit bewußt. Kultur ist eine ausgefeilte, umgekehrt mnemotechnische Einrichtung, um die Menschen vergessen zu machen, was ihnen bewußt ist. Gäbe es nicht das verzehrende Bedürfnis zu vergessen, wäre Kultur nutzlos. Existierte nicht etwas, was es zu transzendieren gilt, gäbe es kein Transzendieren. In dem Licht, das die Sterblichkeit wirft, sieht jeder Lebenssinn blaß, farblos und unwirklich aus. Darum muß es gelöscht werden, und sei es nur für kurze Zeit und gelegentlich, denn sonst könnte der Sinn des Lebens nicht solide und zuverlässig erscheinen. Deshalb darf man behaupten, daß die ständige Todesgefahr – eine Gefahr die selbst dann *bewußt* bleibt, wenn sie in die dunklen Tiefen des Unterbewußtseins gespült wurde – das Fundament der Kultur sei. Wie Simmel meinte, ist das Wissen um den Tod eben jene Kraft, die das Leben und seine Inhalte auseinanderreißt, und so dieselbe Kraft, die eine »Vergegenständlichung« der Lebensinhalte ermöglicht, sie gegen die Launen des Lebens gefeit und stärker als das Leben macht – ja ebenso unsterblich, wie das Leben sterblich ist. Stellvertretend mag diese Kraft dem Leben selbst einen außerzeitlichen Anstrich verleihen: einen Sinn, der die Absurdität seiner Vergänglichkeit aufhebt. Kommt dem zeitlichen Leben ein überzeitlicher Wert zu, dann kann die kumulative Leistung der Kultur geboren werden. Oder, wie Edgar Morin es formulierte:

»Die unvermeidliche Fortdauer der Todesgefahr hat im Laufe der Geschichte auch einen gesamtkulturellen und anthropologischen Sinn erhalten: die Todesgefahr ist das menschliche Abenteuer an sich. Ohne diese Gefahr wäre alles zu leicht, folglich nutzlos und unmöglich. Das Leben, das Handeln und der Erfolg sowohl des Einzelnen als auch der Gemeinschaft wären nicht mehr als lahme Witze. Jenseits des in der Außen- wie in der Innenwelt des Menschen ausgetragenen

Kampfes-auf-Leben-und-Tod gegen Natur, Bestialität und Barbarei hat Kultur keine Bedeutung.«[23]

Über die Stadt der Unsterblichen erzählt uns Jorge Luis Borges folgendes: »An die hundert unregelmäßige Nischen [...] furchten den Hang und das Tal. Im Sand gab es Brunnen von geringer Tiefe; aus diesen elenden Löchern (und aus den Nischen) tauchten grauhäutige, bartstruppige, nackte Männer auf. Ich meinte, sie wiederzuerkennen: Sie gehörten zur tierischen Sippschaft der Troglodyten...« Offenbar kannten die Troglodyten weder Schrift noch Sprache. Erst nach langwierigen und (fruchtlosen) Anstrengungen, einen Troglodyten in die Geheimnisse der menschlichen Sprache einzuführen, entdeckt der Besucher, daß sein widerwilliger Schüler Homer ist. Homer, der in die Stadt der Unsterblichen aufgenommen wurde, und erfuhr, daß er nie sterben würde. Als ihm klar wurde, daß er nun unsterblich ist, erkannte er auch: »...postuliert man einen unendlichen Zeitraum und eine Unendlichkeit von Umständen und Abwandlungen, so ist es unmöglich, nicht wenigsten einmal die *Odyssee* zu dichten.« So verliert die Abfassung der *Odyssee*, die *es geben muß*, ihren Glanz. Ihre Dichtung ist kein einzigartiges Ereignis, und folglich kein heroischer Akt mehr. Als Vehikel der Selbstbejahung wird sie nutzlos. »Alles hat bei den Sterblichen den Wert des Unwiederbringlichen und Gefährdeten. Bei den Unsterblichen dagegen ist jede Handlung (und jeder Gedanke) das Echo von anderen, die ihr in der Vergangenheit ohne ersichtlichen Beginn vorangingen, oder zuverlässige Verheißung anderer, die sich in der Zukunft bis zum Taumel wiederholen werden [...] Nichts kann nur ein einziges Mal geschehen, nichts ist auf kostbare Weise gebrechlich.«[24]

Wir sollten beachten, daß die Unsterblichen, die Borges' machtvolle Einbildungskraft heraufbeschwört, zunächst alle sterblich waren. Die Verachtung, die sie dem Streben nach dem Einzigartigen entgegenbrachten, war ihnen nicht schon immer eigen, (sie hatte einen Anfang, dieser Anfang war ein *Ereignis* und hatte als solches bereits die Unendlichkeit als einen Zeitfluß organisiert), denn sie *hörten auf* Sterbliche zu sein, Wesen, für die ein derartiges Streben Lebensinhalt war. Borges' Unsterbliche begreifen sich selbst von der *Negation* (der Überwindung, der Auslöschung) der Sterblichkeit her. Daher ist auch der von ihnen angeführte Grund für ihre Geringschätzung allen Tuns und Denkens (nämlich, daß nichts von all dem einzigartig sein kann und deshalb die Mühe nicht lohnt) ein Tribut an ihre Vergangenheit als Sterbliche. Vermutlich wären sie erst gar nicht auf diese Geringschätzung und erst recht nicht auf ihr Rechtfertigungsbestreben verfallen, hätten sie nicht wenigstens einmal Todesgefahren ausgestanden, wäre ihnen nie die Möglichkeit, sterben zu können, bewußt geworden, wären sie »von Anfang an« Unsterbliche (mit dem Bewußtsein ihrer Unsterblichkeit, falls das logisch überhaupt möglich ist) gewesen (hätte es dann einen Anfang gegeben?). Sämtliche Inhalte, die der Besucher in ihrem Dasein entdecken konnte, stammen aus der Unterdrückung, dem Widerruf, der Entkräftung oder Zurückweisung jenes Wesens, das von der vergangenen Furcht, sterben zu können, geprägt war. Ihr Wesen verdankte sich der früheren, hinter sich gelassenen Furcht (von der sie nur in der Negation reden konnten, als dem, was »nicht mehr ist«, »nichts mehr bewirkt«, »nichts mehr hat«). Die Vorstellung, Taten und Gedanken seien *wertlos*, wenn es unendlich viele Umstände gibt, ist selbst eine Folge des endlichen Daseins, eines Lebens, das vom Wissen um die Unentrinnbarkeit des Todes erfüllt ist. Sinn macht sie nur für jene, die sich erinnern, daß sie einst in endlichen und dadurch kostbaren Umständen lebten, für jene, die die Bedeutung von Werten erfassen können, deren Geburtsstätte die Endlichkeit war.

Die wirklich Unsterblichen wären sich gar nicht bewußt, daß sie *nicht sterblich* sind. Aus diesem Grund entziehen sie sich unserer Einbildungskraft und würden wir sie noch so sehr anstrengen, und wäre der zu Hilfe gerufene Bronn unserer allegorischen Kunstfertigkeit noch so tief. Über ihre Erfahrung (das heißt, *falls* es für sie eine Erfahrung gab) ließe sich nicht in unserer Sprache berichten, die selbst aus dem Vorgefühl der Endlichkeit hervorgegangen ist und auf ihre Dienstbarkeit für eine endliche Erfahrung zugeschnitten wurde. Sterbliche Menschen hingegen sind sich bewußt, daß sie *nicht unsterblich* sind. Dadurch erhält die Zeit ein Maß, wird jeder Augenblick ebenso angsterfüllt wie kostbar, verwandelt sich Sein in Tun und Dasein in einen Zweck und eine Aufgabe. Wir können uns das Absolute nur als Negation der uns bekannten Örtlichkeit und Zeitlichkeit vorstellen – und wir können für das Absolute wirken, weil wir der Örtlichkeit und Zeitlichkeit unserer Lage zu entkommen wünschen.

Das Überlebensspiel

Der Mensch ist, wie Elias Canetti schrieb, unabwendbar ein *Überlebender*: »Der elementarste und augenscheinlichste Erfolg ist der, noch am Leben zu sein.«[25] Wir sind nicht einfach am Leben, wir sind in jedem Augenblick *noch* am Leben. Der Erfolg ist stets ein Erfolg »auf Widerruf«, er ist nie endgültig. Er muß stets von neuem errungen werden, die Anstrengung darf nie erlahmen. Überleben zu wollen, ist eine lebenslange Aufgabe. Ihr anspornendes, schöpferisches Potential ist unausschöpflich. Was davon übrig bleibt, wird im Augenblick des Todes mit einem Schlag verschlossen.

Canetti betont, daß Überleben nicht mit dem älteren und trivialen Begriff der »Selbsterhaltung« identisch sei. Der Gedanke der Selbsterhaltung, manchmal als Instinkt, manchmal als vernünftige Entscheidung gefaßt, verbirgt oder beschönigt die grausige Wahrheit des Überlebens. Das Überleben zielt auf andere nicht auf das Selbst ab. Obgleich wir nie unseren eigenen Tod erleben, erleben wir den Tod der anderen Menschen, und ihr Tod gibt unserem Erfolg einen Sinn: Nicht wir sind gestorben, *wir* sind *noch* am Leben. »Der Wunsch nach einem langen Leben, der in den meisten Kulturen eine große Rolle spielt, bedeutet in Wirklichkeit, daß man die eigenen Altersgenossen überleben will. Man weiß, daß viele früh sterben und will für sich ein anderes Schicksal.« Ich würde meine eigene Leistung nicht als Erfolg betrachten, hätten sich die Leistungen der anderen nicht als erfolglos herausgestellt. Nur an der Leistung anderer läßt sich meine Leistung messen. Ich möchte wissen, was ich tun muß, um dem Schicksal der anderen zu entgehen oder es aufzuschieben – um sie zu *überdauern*. Andere werden Opfer des Rauchens. Werde ich sie möglicherweise überleben, wenn ich nicht rauche?

Am äußersten Extrem des Überlebens, so Canetti, ragt drohend der Mord auf: »Der Mensch will töten, um andere zu überleben. Er will nicht sterben, um von anderen nicht überlebt zu werden.« Dieser Wunsch kann zwar zum Schweigen gebracht oder vom Bewußtsein empört bestritten werden – nichts aber vermag ihn wirklich auszulöschen: »Das Überleben auf *zeitliche* Distanz ist die einzige Form, in der man unschuldig bleibt.«[26] Der Zynismus, mit dem der Wunsch zu überleben zwangsläufig, wenn auch Schamgefühle auslösend, durchtränkt ist, äußert sich unverhohlen im Krieg – dieser gesellschaftlich sanktionierten und gerechtfertigten Form des Mordens. Das erklärte Ziel ist, »auf unserer Seite so wenig Tote wie möglich zu haben«, und jeder weiß, auch wenn er es nicht sagt, daß der Preis dafür die Erhöhung der Todesopfer auf der anderen Seite der Front ist. »Töte, auf daß du und deine Angehörigen nicht getötet werden.« Die Kriegserklärung bedeutet die Aufhebung jener Schuld und Scham, die der Wunsch zu überleben, in »gewöhnlichen Zeiten« hervorruft. Der normalerweise sorgfältig verhüllte Wunsch tritt nun aus dem Verborgenen hervor und gibt sich als die erhabene Mission aus, die Reiche des Bösen zu bekämpfen oder die Feinde der Menschheit zu entwaffnen, seien es Träger von Krankheiten, welche die Zivilisation untergraben oder Zerstörer der harmonischen Weltordnung. Er geriert sich als Befreiung, Wiederherstellung der Ordnung oder als Kreuzzug – und endet mit Völkermord. Der Überlebende »hat in unserer eigenen Zeit, unter Menschen, denen der Begriff der Humanität sehr viel bedeutet, seine unheimlichsten Triumphe erlebt. [...] Der Überlebende ist das Erbübel der Menschheit, ihr Fluch und vielleicht ihr Untergang.«[27] Der Krieg ist zugegebenermaßen ein Extremfall – aber Canetti unterstreicht, daß er auf spektakuläre Weise offenbart, was schon immer, wenn auch versteckt, da ist. Das Überleben ist nie ganz unschuldig, wenn es praktisch umgesetzt wird.

Dies ist eine dramatische, tragische Auffassung der innerlichen Neigung *zu überleben*. Es fragt sich, in welchem Maße diese Neigung wirklich *innerlich* (oder angeboren) ist. Man darf wohl vermuten, daß die zerstörerische Seite des Überlebens durch den gesellschaftlich organisierten Rahmen, in dem sich Überleben betätigt, verschärft (und, was sehr viel wahrscheinlicher ist, gelenkt) wird. Durch diesen Rahmen kann das Überleben zu einem Null-Summen-Spiel gestaltet werden (oder auch nicht), wodurch der Lebensraum zweigeteilt würde, und zwar in einen bedrohlichen, zu unterwerfenden, besser noch auszulöschenden Bereich, und einen anderen, dessen Gedeihen die Möglichkeit meines Überlebens vergrößert. Die meisten Gesellschaften haben seit jeher genau das getan und tun es immer noch. Wie andere angeborene Eigenschaften der menschlichen Lage auch ist der Überlebensimpuls der Stoff, aus dem Gesellschaften zusammengeflickt sind. Obwohl nicht von der Gesellschaft hervorgebracht, versteht sie es doch, sich seiner auf eine scharfsinnige, geschickte und im großen und ganzen erfolgreiche Weise zu bedienen. Gewöhnlich ist der Impuls *gesellschaftlich verwaltet* – gemäß dem, was aus dem einen oder anderen Grund für nützlich erachtet wird. Er wird verwandt, um Grenzen zwischen Staaten, Nationen, Rassen und Klassen zu errichten und aufrechtzuerhalten. Soll Feindseligkeit in eine Richtung gelenkt oder Loyalität gegenüber der Sache und Solidarität zur Gruppe gefordert werden, nimmt man diesen Impuls ausdrücklich oder stillschweigend zu Hilfe. Sein Einsatz ist nicht allein und nicht notwendigerweise zerstörerisch. Wenn er sich aber erfolgreich für nicht zerstörerische Zwecke nutzen läßt, dann wegen seines zerstörerischen Potentials.

Eine dieser möglichen Verwendungen geht auf das zurück, was Norman O. Brown das *ödipale Projekt* genannt hat:[28] »Das Projekt, Gott zu werden – oder, wie Spinoza sagte, *causa sui.*«

Das ödipale Projekt ist eine Flucht aus der kindlichen Abhängigkeit, der Wunsch »sein eigener Vater« zu werden. Diese Entwicklungsstufe wird immer erreicht, und wenn sie akut ist, richtet sie sich unweigerlich gegen die Eltern, die eigentliche Verkörperung der Abhängigkeit – gleichgültig was diese tun und wie sie sich verhalten. Das ödipale Projekt ist ein Emanzipationstrieb, der nur stillbar ist, wenn die Bande der Abhängigkeit zerrissen werden. Die tiefste, die letzte Abhängigkeit besteht jedoch zum eigenen, sterblichen Körper – zu jener äußersten Grenze der Selbstbestimmung. Deshalb kann die Schlacht nicht gewonnen werden. Das ödipale Projekt ist nur ein erstes »Versuchsscharmützel« in einer langen Reihe von Schlachten, die zum Scheitern verurteilt sind (wenngleich der Lärm der aufeinanderfolgenden Scharmützel eine Weile, vielleicht auch länger, den Gedanken an das letzte Debakel zum Schweigen bringt). Solange das *causa-sui*-Projekt unerfüllt bleibt, erzeugt es den nötigen Antrieb, immer neue Schlachten zu schlagen. Auch braucht es stets neue Schlachtfelder und Kriegsstrategien, damit der Kampf selbst dann weitergehen kann, wenn alle aufeinanderfolgenden Gefechte verloren werden. Das tragische Paradox liegt darin, daß die Erringung der exklusiven Herrschaft über den eigenen Körper der nicht erklärte Zweck des Kampfes ist (und damit, stellvertretend, der Versuch zu überleben, was nicht zu überleben ist: die eigene Sterblichkeit). Der Traum vom Überleben macht den Körper zum wichtigsten Angriffsziel, da der eigene Körper die sterbliche Seite des Selbst ist und – aufgrund seiner Zeugungsfunktion – zugleich dasjenige Instrument, mittels dessen sich die Gattung die persönliche Unsterblichkeit angeeignet hat. Der Körper ist der »natürliche Feind« des Überlebens und der einzige *nicht-ausgedachte* Feind. In der Tat ein Paradox – und vielleicht Sitz der tiefsten und hoffnungslosesten Ambivalenz: In dem Kampf, der das Überleben des Körpers bezweckt, trifft der Möchtegern-überlebende auf ebendenselben Körper als seinen Erzfeind.

Wir sollten jedoch festhalten, daß es auch in dem gegen den eigenen Körper gerichteten »Befreiungskampf« stets das gesellschaftlich festgelegte System der Abhängigkeit ist, das die Erfahrung der mangelnden Herrschaft mit Bedeutung erfüllt. Ebenso wie der Verlauf aller übrigen Fronten wird auch dieser gesellschaftlich festgelegt. Dieselbe Gesellschaft, welche die Kampfziele und Schlachtlinien abgesteckt hat, liefert auch die für die Schlacht nötigen Waffen und Strategien. Daher trifft und vermischt sich in dieser Grenzfläche der Überlebensimpuls des heranreifenden Individuums mit den sich selbst perpetuierenden Prozessen der Gesellschaftlichkeit. Die Gesellschaft, die in anderen Hinsichten das feindliche Feld von Rivalen darstellt, an denen sich das eigene Überleben messen und hoffentlich bestätigen läßt, erscheint zugleich als ein Arsenal für Überlebenswaffen, als vertrauenswürdige Verbündete, als Quelle der Unterstützung, Ermutigung und Hoffnung. Allerdings teilt die Gesellschaft dasselbe Schicksal wie der Körper: auch sie tritt aus der existentiellen Lage als ein Ungeheuer an Ambivalenz hervor: halb Freund, halb Feind – *Ziel* wie auch *Mittel* des Kampfes.

Der Überlebensimpuls macht sowohl den Körper als auch die Gesellschaft ambivalent. Doch verglichen mit der Ambivalenz des Überlebensimpulses selbst, verblaßt jede von ihm verursachte Ambivalenz zur Bedeutungslosigkeit. Das Überleben wird von einem Widerspruch zerrissen, den keine noch so große Lüge zu mildern vermag. Es weist einen inneren Riß auf, aus dem sich fortwährend eine Schuld ergießt, die ebensowenig zu besänftigen wie ihre Quelle auszutrocknen ist. Philippe Ariès[29] behauptete, die Gespenster des eigenen Todes (*la Mort de Moi*) und des Todes des Anderen (*la Mort de Toi*) seien Kristallisationspunkte zweier sich ablösender und in gewissem Sinne einander ausschließender Einstellungen zum Tod (der Aufklärung des 18. und der Romantik des 19. Jahrhunderts). Wir dürfen demgegenüber vermuten, daß die beiden Schrecken nur die zwei Seiten desselben hoffnungslos ambivalenten Gefühls sind, das der Überlebensimpuls seit Beginn der Menschheit in sich getragen und aufrechterhalten hat. Wie wir gesehen haben, läßt sich das eigene Überleben nur als makabres Vorrecht gegenüber den anderen, weniger glücklichen Menschen genießen. Dennoch mögen diese anderen in den meisten Fällen der Sinn meiner Existenz sein – der höchste, mein Leben lohnend machende Wert. Ihnen mag ich die Empfindung schulden, lebendig zu sein: Denn leben heißt, mit anderen zu kommunizieren, mit ihnen zusammenzusein, für sie zu handeln, von ihnen angesprochen und begehrt zu werden, durch ihre Bedürfnisse und ihre Bitte um meine Aufmerksamkeit und mein Mitgefühl Bedeutung zu erhalten.

Der Tod der anderen mag eine Meßlatte für mein erfolgreiches Überleben sein, doch erst das Leben der anderen macht mir diesen Erfolg überhaupt begehrenswert, erst um ihretwillen erscheint jede Überlebensbemühung lohnenswert. Schließlich will ich vor allem überleben, weil mir der Gedanke unerträglich ist, daß all die Gespräche, der Umgang mit anderen, die Liebe und Gegenliebe plötzlich ein Ende haben sollen. Mein Wunsch zu überleben ist um so stärker, je bereichernder und befriedigender die Erfahrung eines Lebens mit anderen ist. Eine Welt, die von mir weder gesehen noch phantasiert wird, ist für mich unvorstellbar. Aber die Vorstellung von einer Welt ohne andere Menschen, von einer Welt, die meinen höchsten Triumph als Überlebender bezeugen würde, ist schlichtweg unerträglich. (Die Misere des »einzigen Überlebenden« ist nicht weniger alptraumartig als der Tod selbst, zeigt sie uns doch spiegelbildlich, was der Tod ist; ja mehr noch, die ganze grausame Wahrheit des Todes tritt erst zum Vorschein, wenn sie in jenem imaginären Spiegel reflektiert wird.) Unmittelbarer sorgt das Hinscheiden eines Menschen, der mein Leben erfüllt und zwischen Sinn und Sinnlosigkeit, Fülle und Leere steht, dafür, daß mein den Überlebenstrieb nährendes und von ihm genährtes Leben ärmer wird. Ist Überleben daher nicht ein selbstzerstörischer und sich selbst vernichtender Impuls? Findet er nicht allein in seiner Niederlage Erfüllung?

Der Überlebensimpuls, Kern aller Gefühllosigkeit, Grausamkeit und Brutalität, scheint auch der Ursprung der Gemeinschaftlichkeit zu sein. Er ist weder egoistisch noch selbstlos, oder vielleicht beides, und kann nicht umhin, beides in einem Atemzug zu sein. Auf eine gequälte, selbstaufopfernde und schmerzhafte Weise verschafft er der Naturordnung Geltung, er besiegelt den Bund zwischen dem persönlichen Streben nach Selbsterhaltung und dem Überleben der Gattung. Indem der Überlebensimpuls die emotionalen und rationalen Fähigkeiten der Individuen mobilisiert, erfüllt und verstärkt seine Praxis die logische und pragmatische Interdependenz zwischen der Fortdauer der Gattung und der zeitlichen Existenz ihrer Mitglieder. Seine angeborene Ambivalenz besitzt selbst einen Überlebenswert.

Dennoch bleibt es eine Ambivalenz, und zudem in akuter Form. Daher würde man einen Drang erwarten, das Untrennbare zu trennen – ein bevorzugter Einlaß für alle gesellschaftlichen Verwaltungskünste und Ambitionen, ein Stoff, aus dem die ganze künstliche, »kultivierte«, erfundene soziale Ordnung gemacht ist. Die Tätigkeit des Unterscheidens, Diskriminierens, Trennens und Klassifizierens ist das vornehmste Kennzeichen, das Gewerbe und die *tour de force* der Kultur. Ihren Intentionen (wenn auch kaum ihren praktischen Leistungen) nach ist Kultur ein der Ambivalenz erklärter Zermürbungskrieg. Sie verspricht, in allen Erscheinungsformen die Spreu vom Weizen zu trennen – ob wir sie nun Wahrheit und Falschheit, Schönheit und Häßlichkeit, Freund und Feind, gut und böse nennen. Ihr Geschäft ist es, dafür Sorge zu tragen, daß die Welt hervorragend kartographiert und mit Wegweisern versehen wird, so daß keinerlei Verwirrung entsteht. Sie setzt ihren Ehrgeiz darein, die Welt zu einem gastfreundlichen Ort zu machen, indem sie die Qual der Wahl dort abschafft, wo eine ganz befriedigende Wahl unmöglich ist. Mit ihrem vergeblichen, doch unaufhaltsamen Kampf bezweckt Kultur, die ambivalente menschliche Lage in eine Vielzahl logisch und pragmatisch eindeutiger Situationen zu zerlegen.

Offenbar ist der quälend ambivalente Überlebensimpuls der wichtigste Anwärter auf eine derartige Behandlung. Persönliches Überleben ist sinnlos und ohne jeden Reiz, solange nicht auch andere überleben. Allerdings sollten – müssen – diese anderen, deren es bedarf, damit das Überleben anziehend und sinnvoll bleibt, von jenen übrigen anderen getrennt werden, auf die das nicht zutrifft. Genau das erreicht die Gesellschaft durch ihre »zivilisatorische« Bemühung – zumindest versucht sie es unter Aufbietung all ihrer Kräfte. »Die anderen« werden in zwei Gruppen geteilt, in diejenige, die das Überleben fördert, und in jene, die es bedroht. Die kompromißlose, überwältigende Selbstbehauptung der *Gattung* wird in zusagendere und leichter-zu-handhabende *Stammes*interessen aufgesplittert. Auf diese Weise werden »Innen« und »Außen« geschaffen und peinlich von einander abgegrenzt. *Innen* – das heißt Einheit, Zusammenarbeit und gegenseitige Liebe. Außen – das bedeutet Wildnis, Wachsamkeit und Kampf. Meinem Stamm müssen, koste es, was es wolle, Tote erspart bleiben. Von all den Kosten (sind es überhaupt Kosten, oder, wenn wir ehrlich sind, nicht vielmehr Gewinne?) ist der »nebenbei abfallende Schaden«, der dem feindlichen Stamm zugefügt wird, am unerläßlichsten, sobald dieser erst einmal zum »Angriffsziel« erklärt, und diesem Schicksal entsprechend, »getroffen« und »neutralisiert« wurde. Dem Überleben meines Stammes ist das vom ihm verlangte Opfer dargebracht worden: eine Portion gefühllose Eigenliebe und eine Portion hingebungsvolle Zusammenarbeit mit anderen. Nur sind jene, die für die Zuneigung erkoren, und jene, die für eine gefühllose Behandlung ausgewählt worden sind, nicht mehr dieselben anderen. Wie Reinhold Niebuhr sagt, »verwandelt« der Stammespatriotismus »persönliche Selbstlosigkeit in nationalen Egoismus«.[30] Die Morde, nach denen der Überlebensimpuls schreit, sind nicht mehr von der Trauer umwölkt, mit der *la mort de Toi* den Überlebenden zu erfüllen neigt. Der Getötete ist kein Du (Tu) und daher der Mord kein Mord. Der quälende Widerspruch des *menschlichen* Überlebens ist aufgelöst worden.

Die Lösung ist vor allem mit Hilfe des genialen Spiels von Allgemeinheit und Partikularität zustande gekommen: durch die unheimliche Begabung der Partikularität, sich in das Gewand der Allgemeinheit zu kleiden. Laut Régis Debray gelang es dem kollektiv gesicherten Überleben in den meisten Fällen, »die Niedertracht des Chauvinimus mit der Großmut des Messianismus zu verschmelzen«.[31] Allgemeinheit, das Schlüsselwort für einen unbegrenzten Einschluß, wird als Werkzeug des *Ausschlusses* verwandt. Wurde die Sache, in deren Diensten der Überlebensimpuls mobilisiert wurde (die Sache, die die Überlebensanstrengungen adelt, sie rechtfertigt und vom nagenden Verdacht des Eigennutzes, der Unmoral und des Asozialen freigesprochen hat) erst einmal zur Sache aller erklärt, dann bleibt nichts mehr draußen, oder vielmehr ist all das, was draußen bleibt, künftig ein Un-wesen: es zählt nicht, hat keinen Wert, und seine Zerstörung fällt nicht unter die Kosten des Überlebens. Bestensfall sind die Überreste ein Abfall, der um der körperlichen und geistigen Gesundheit der zum Überleben Auserkorenen willen beseitigt werden muß. Hätten die Überreste Empfindungen und gesunden Menschenverstand, würden sie sich gewiß über ihre Vernichtung freuen, die in dem Augenblick, wo sich die Grenzen der Universalität außerhalb ihres Aufenthaltsortes schließen, als notwendiges und *allgemein* wohltätiges Geschehen besiegelt worden ist. Eigentlich müßten sie fröhlich singen, während sie dem Ort ihrer Entsorgung entgegengehen.

Sehnsucht nach dem Angesicht, Flucht vor dem Angesicht

Sind die Überreste verläßlich aus dem Weg geräumt, bleibt nur die Welt des inneren Kreises übrig: jene besonderen, meine Identität bildenden, bedeutsamen Anderen, die Gruppe des Wir, die Lebenswelt, die das Leben selbst ist. Kann ich mich selbst, wie Merleau-Ponty bemerkte, nur als »bereits geboren« oder »noch am Leben« begreifen, dann vor allem deshalb, weil ich Leben nur in Form des Lebens mit anderen kenne, als reden mit, als Verbindung zu anderen. Wenn ich mich bemühe, mir das Ende meines Seins vorzustellen, dann denke ich zunächst (begrifflich, nicht bildlich), wie Robert Jay Lifton entdeckte, daran daß »sich das Bewußtsein der Verbindung auflöst«.[32] Verbindung ist mehr als bloße Kopräsenz. Verbindung ist dasjenige, was dem Verbundenen einen Inhalt gibt – möglicherweise den ganzen existierenden Inhalt. Verbindung macht die Verbundenen bedeutungsvoll. Man könnte sagen, sie macht die Verbundenen *menschlich*, wenn Menschen sich durch die *Sinnhaftigkeit ihres Seins* auszeichnen.

Verbindungen vermögen all dies nur zu erreichen, falls sie die Existenz der Verbundenen als ein *Füreinander*, kein bloßes *Mit*einander gestalten. Mein fortgesetztes Sein »ergibt einen Sinn« nur dann, wenn andere, meiner stets bedürfende Menschen existieren. Dadurch, daß sie mich rufen, mich auf ihre Notlage aufmerksam machen, mich mit einem Verantwortungsgefühl erfüllen, werde ich zu der einzigartigen, unersetzlichen, unentbehrlichen Person, die ich bin: zu dem Wesen, dessen Verschwinden eine Lücke im Universum hinterläßt, jene Leere schafft, der mein Schrecken entspringt. Erst wenn ich ein »Für-sein bin«, bin ich. Der Mensch ist ein Wesen, das eine Bedeutung hat. Und das Für-andere-Sein ist die einzige Bedeutung, die in der *conditio humana* »natürlicher Weise« von Anfang an und »faktisch« anwesend ist, ausgestattet mit jenem Grad von Offenkundigkeit, der an Unsichtbarkeit grenzt. Allein diese Art des »Für-andere-Seins« steht zwischen mir und der absurden Leere einer kontingenten Existenz; nicht das *eigennützige* Interesse, nicht die eifrige oder widerstrebende Bereitschaft, künftige Belohnungen oder Zugewinne an Selbstachtung zu erwerben, sondern die Anteilnahme am Anderen um dessen Wohlergehen willen. In diesem Sinne definiert Aristoteles Freundschaft als »das Gute um der Person des Freundes willen zu wünschen«[33] und Max Scheler seinen Begriff des Mitgefühls als »das Mitleiden mit dem fremden Leiden ›als fremdem‹«.[34]

Aus solcher Offenheit für die Lage des anderen, (einer *uneigennützigen* Offenheit) folgt logisch der imperative Charakter der Anteilnahme, was nichts anderes heißt, als daß sie von den Eigenschaften des Anderen unabhängig ist. Dieser Definition zufolge gehört jene Art von Freundschaft nicht hierher, die sich, wie Platon im *Lysis* meint, dem liebenden Subjekt durch die Nützlichkeit des Objekts anempfiehlt, in der Hoffnung, das befreundete Objekt würde etwas beisteuern, was ihm – dem Subjekt – fehlt und mangelt[35]. (Dies gilt ebenso von Niklas Luhmanns Liebesbegriff, wenn man ihn als einen Wechsel betrachtet, der in der Hoffnung auf die heftig begehrte Bestätigung der eigenen Selbstidentität prolongiert wird, wie für alle anderen »geschäftsmäßigen«, tauschbewußten Spielarten oder Auffassungen der Liebesbeziehung.) Gregory Vlastos bringt Platon auf den Punkt, wenn er ihn als einen Verfechter »vergeistigter Ichbezogenheit« bezeichnet. Nach seiner Lesart des Platonischen Dialogs über Freundschaft und Liebe kennt Platon »kaum Güte, Zärtlichkeit, Mitgefühl, Anteilnahme an der Freiheit und Achtung vor der Integrität des Geliebten«.[36] Nur eine Anteilnahme am Anderen, die zugleich eine *Interessenlosigkeit* des Subjekts an seiner eigenen Bequemlichkeit, seinem Vergnügen und seiner Wohlfahrt ist und vom Anderen keine Rechtfertigung seines Rechts auf Anteilnahme verlangt, füllt die Leere der kontingenten Existenz aus. Der Andere muß nicht etwas Bestimmtes tun, etwas Bestimmtes werden, um die Anteilnahme des Subjekts auszulösen. Vermutlich hat niemand diese Art der Anteilnahme eingehender in seinen Untersuchungen beschrieben als der größte Moralphilosoph dieses Jahrhunderts: Emmanuel Levinas.

In seinem ersten bedeutenden Buch *De l'existence à l'existant* schreibt Levinas, »es gibt« eine Leere, eine Hohlheit, ein eigenschaftsloses »weder Sein, noch Nichtsein« – etwas, was dem gespenstigen Rauschen einer ans Ohr gepreßten Muschel gleicht, dem unerklärlichen Geräusch hinter der Wand eines fremden Hotelzimmers oder der Schlaflosigkeit, jenem Eindringen von objektiver Unmöglichkeit ins Sein, jener Entpersonalisierung des Bewußtseins. Wird das »Es gibt« auseinandergerissen und seine Teile zu Objekten, Existierenden, gegebenen oder potentiellen Besitzgegenständen gemacht, dann wird dadurch weder eine Bresche in die bodenlose Unendlichkeit des »Es gibt« geschlagen noch dessen Bedeutungslosigkeit verringert. Vielmehr bindet dieser Akt das Selbst an die Existierenden, die es zu beherrschen begehrt und mittels derer an die Un-Sinnigkeit des »Es gibt«. Er durchbricht nicht die »murmelnde Stille« des »Es gibt« und bietet keinen Trost für den Schrecken und die Panik, die aus der Entdeckung folgt, daß das Nichts der Inhalt, der harte Kern des Seins ist. Neigt sich der Tag dem Ende zu, bleibt alles so, wie es schon am Tage war. Sollte eine Flucht vor dem »Es gibt« möglich sein, dann durch die »Absetzung« und nicht die »Setzung« des Selbst. Nur wenn wir im Angesicht des Anderen auf Souveränität verzichten, wenn wir Verantwortung für ihn übernehmen, läßt sich der sinnlose, murmelnde Lärm des »Es gibt« abstellen. Ein auf das »ist« reduziertes Sein, das kein »sollen« kennt, bedeutet Einsamkeit. So lautete das Thema des begleitenden Buches *Le Temps et l'autre*. Existenz ist intransitiv, ohne Intention und Bedeutung. Sie kommt mir und nur mir allein zu. Wissen und Kommunikation erlösen das Selbst nicht von seiner Einsamkeit. Es ist möglich, *von* seiner Existenz zu *erzählen*, nicht aber sie zu *teilen*. Das »Mitsein« befreit nicht von existentieller Einsamkeit. Wenn »Mitsein« Austausch und Teilen meint, dann ist alles austauschbar und teilbar, bloß nicht das Sein selbst. Dieses »Mitsein« vermag sowenig wie die übrigen Erscheinungsweisen oder Facetten der Existenz, echte Zusammengehörigkeit, echtes Teilen zu begründen; es kann keine *moralische* Beziehung am Leben erhalten. Nur das »Für-Sein« kann dies leisten.

Levinas letztes Buch, *Autrement qu'être ou au-delà de l'essence* bildet den Schlußstein der Untersuchung. Die moralische Beziehung ist irreduzibel, sie ist nicht von irgend etwas abgeleitet, weder Kunstprodukt noch Wirkung einer äußeren Ursache. Sie läßt sich sowenig aus dem Sein folgern, wie in der Erkenntnis beweisen. Statt dessen gründet sie auf einer vor-logischen und vor-intellektuellen, das »für« bereits enthaltenden

Beziehung: in einem Ich, das *für* den Anderen ist, in einem Ich, das *Verantwortung* für den anderen trägt. Wäre das ›für‹ nicht von Anfang an gegeben, ließe es sich durch keine noch so große Anstrengung einführen.

Die Verantwortung für den Anderen kann nicht in meinem Engagement, nicht in meiner Entscheidung ihren Anfang haben. Die grenzenlose Verantwortung, in der ich mich vorfinde, kommt von diesseits meiner Freiheit, von einem »Früher-als-alle-Erinnerung«, einem »Später-als-alle-Vollendung«, vom Un-Gegenwärtigen, dem schlechthin Nicht-ursprünglichen, An-archischen, von einem Diesseits- oder Jenseits-des-sein. [...] Als könnte die erste Bewegung der Verantwortung nicht darin bestehen, auf den Befehl zu warten und nicht einmal, ihn zu empfangen (was noch einer Quasi-Aktivität gleichkäme), sondern darin, diesem Befehl zu gehorchen, schon bevor er zum Ausdruck kommt.[37]

Die Verantwortung für den Anderen erscheint uneingeladen. Sie wurde nicht wissentlich eingelassen – weder bewußt geplant, noch mit einem ergebenen Seufzer akzeptiert. Es gibt sie, ob ich es weiß oder nicht. Sie hängt nicht von meinem Entschluß, sie einzugehen, ab und verschwindet nicht mit meiner Weigerung, sie auf mich zu nehmen. »[I]ch bin für ihn verantwortlich, ohne daß ich diese Verantwortung für ihn überhaupt *übernehmen* müßte«, und zwar aufgrund der *Nähe* des Anderen. Nähe heißt, daß ich verantwortlich bin. Eine verantwortungsträchtige Nähe »ist in keiner Weise der intentionalen Beziehung ähnlich, die uns über die Erkenntnis mit einem Gegenstand verbindet – was immer für ein Objekt das auch sei, und wäre es ein menschliches Objekt. Die Nähe geht nicht auf diese Intentionalität zurück; insbesondere geht sie nicht auf die Tatsache zurück, daß der *Andere* mir bekannt wäre«. Nähe entsteht anders und wurde nicht mit dem Hebel eines aufgezwungenen Zusammenlebens oder der Überlegung, daß wir gemeinsame Interessen haben, in das Von-Angesicht-zu-Angesicht gehoben. Tatsächlich »bahnt sich die Bindung zum *Anderen* nur als Verantwortung an«. Es gibt keinen doppelten Boden, keine verborgene Ursache und vor allem kein Fundament. Verantwortung ist die »wesentliche, primäre und grundlegende Struktur der Subjektivität«. Ethik folgt nicht aus Subjektivität, vielmehr ist Subjektivität ethisch. In Levinas Darstellung erscheint Ethik »nicht als Supplement zu einer vorgebenen existentiellen Basis; innerhalb der als Verantwortlichkeit verstandenen Ethik wird der eigentliche Knoten des Subjektiven geknüpft«.[38]

Levinas sieht in der Existenz und Subjektivität keine geeigneten Quellen der Moral – das »Von-Angesicht-zu-Angesicht«, der Sitz der moralischen Beziehung, des »Für-Seins« fällt nicht in deren Jagdgebiet. Ethik, so Levinas, ist »erste Philosophie«. Die Moral ist *früher* als das Sein. (Wir sollten festhalten, daß, weil Moral früher als Sein ist, auch das ›Sollen‹ dem ›Ist‹ *vorangeht* – die Priorität mithin selbst *ethisch* und nicht ontologisch ist. Der Vorrang der Moral besagt, daß diese *besser* ist als Sein und nicht daß Moral vor dem Sein »existiert«, dessen *bestimmende Ursache* darstellt.) In Levinas eigenen Worten:

> *Die Nähe des Einen zum Anderen wird hier außerhalb ontologischer Kategorien gedacht, in denen gleichfalls und in unterschiedlichen Funktionen der Begriff anderer vorkommt, – sei es als Hindernis in bezug auf die Freiheit, die Verstehbarkeit oder die Vollkommenheit, sei es als Grenze, durch die ein endliches, sterbliches und seiner selbst unsicheres Seiendes erkannt wird und darin bestätigt wird – sei es als Sklave, als Mitarbeiter oder als hilfreicher Gott.*

In all diesen Kategorien, die sämtliche von der bestehenden philosophischen Tradition angebotenen Alternativen ausschöpfen, »wird die Nähe ontologisch gedacht«, d.h., sie »bleibt verringerter Abstand, vertriebene Exteriorität«.

Anders als diese verbreitete Auffassung »versucht« Levinas »die Nähe nicht in Abhängigkeit vom Sein zu denken«.[39] Die Nähe, das dem Anderen Ausgesetztsein, die Verantwortung für ihn, ist »Erwählt, ohne die Erwählung übernehmen zu können«, daher muß ihnen der »Sinn einer *Güte wider Willen*« zukommen, »einer Güte, die stets älter ist als die Wahl«.[40] (Dieses »älter« ist wiederum mit einer ethischen Bedeutung versehen. »Älter« bedeutet »besser« – der ethische Impuls ist früher als die Wahl, und mithin autonom und immun gegenüber allen kognitiven, kalkulierbaren Kriterien, wie Nutzen, Vernünftigkeit oder Übereinstimmung mit den »Tatsachen«, mit deren Hilfe sich die nachfolgende Wahl bewerten oder zu bewerten behaupten kann.)

Nicht das Wissen um den Anderen, nicht die Scham vom Anderen angeblickt zu werden (wie Sartre sagen würde), auch nicht meine Bemühung, Ihn zu erreichen, zu trösten oder zu beschwichtigen, Ihn zu entwaffnen oder zu überwältigen, machen mich zu dem einzigartigen und unersetzlichen Wesen, das ich bin. Der Ruf der Verantwortung, der vorbewußten Obsession, das Trauma des unausgesprochen vernommenen, des rein körperlos und ohne jede Vertretung ergehenden Befehls verlangt vielmehr Unterwerfung ohne Autorität, Zustimmung ohne Argument, Pflicht ohne Gesetz. Meine Einzigartigkeit, meine Selbstheit gründet darin, daß ich aufgerufen und daher jemand bin, der durch niemanden zu ersetzen ist. Es ist meine Verantwortung, ich bin ausgewählt worden und kein anderer kann meine Obsession teilen oder meine Bürde erleichtern, indem er sie auf sich nimmt. Weil meine Berufung nur an mich ergeht, kann ich meine Verantwortung weder erleichtern, noch ihr entfliehen: »Das Gesicht des Nächsten bedeutet mir eine unabweisbare Verantwortung, die jeder freien Zustimmung, jedem Pakt, jedem Vertrag vorausgeht.«

Die Menschlichkeit, auf die sich die Nähe im eigentlichen Sinne bezieht, darf also nicht von vorneherein als Bewußtsein verstanden werden [...] Die Nähe löst sich nicht in das Bewußtsein auf, das ein Seiendes von einem anderen Seienden gewinnen mag, das es für nah erachtet, insofern dieses sich vor seinen Augen oder in seiner Reichweite befindet und insofern es ihm möglich ist, dieses anderen Seienden habhaft zu werden, es zu halten oder sich mit ihm zu unterhalten, in der Gegenseitigkeit des Händedrucks, der Liebkosung, des Kampfes, der Zusammenarbeit, des Handelns, des Gesprächs. Das Bewußtsein [...] hat so bereits die Nähe im eigentlichen Sinne verloren als nunmehr überflogene und thematisierte.[41]

Sich des Anderen bewußt zu sein, stellt bereits einen Bruch der Nähe dar. Als *gewußt* und erkannt wird der Andere zum Gegenstand. Durch mein Bewußtsein von ihm unterwerfe ich ihn meiner und beraube ihn so seiner Macht. Aus meiner Verantwortung wird seine Pflicht, seine Anwesenheit zu entschuldigen und seine Sache zu vertreten. Nun beginne ich Fragen zu stellen. Ich befrage ihn, verlange Erklärungen, Rechtfertigungen, »gute Gründe«. »Was bedeutet es für mich?«, »Was gewinne ich dadurch?«, »Woher nimmt er das Recht zu befehlen?« oder »Was habe ich getan, daß ich in seiner Schuld stehe?« Ich fordere eine Rechtfertigung für den Befehl und Gründe für meine Pflicht. Am Ende werde ich vielleicht – aber nur vielleicht – die Rechtfertigung akzeptieren und die Pflicht für gerechtfertigt und erwiesen halten. Die ursprüngliche Nähe ist jetzt freilich verlorengegangen. Zwischen uns ergibt sich eine nicht wieder zu überbrückende Distanz. An die Stelle, die zuvor meine Verantwortung einnahm, tritt schlimmstenfalls ein Krieg, bestenfalls ein Vertrag und ein Kompromiß.

Allerdings verliert nicht nur *der Andere* dadurch. Jene Verantwortung, die mich vorher zu dem einzigartigen Wesen machte, das ich war, zu dem einen und einzigen, zu dem Wesen, das zugleich unersetzlich, unverfügbar und unentbehrlich war, ist nun verschwunden. Ich habe meine Obsession verloren, bin von jenem Erzittern frei, das mich im Vom-Angesicht-zu-Angesicht mit dem Anderen überfiel, aber ich habe auch meine Einzigartigkeit, meine Berufung, meine Bedeutsamkeit eingebüßt. Wieder einmal bin ich allein mit dem »Es gibt«, mit jener murmelnden Stille, die sich weder unterdrücken noch zum Sprechen bringen läßt, mit jener erschreckenden Leere der Kontingenz, die sich trotz meiner bemühten Anstrengungen – weder durch Herrschaft noch durch Besitz oder Wissen – ausfüllen läßt.

Die Verantwortung ist in der stärksten aller denkbaren Bedeutungen die *meinige*: Sie »vergißt die Wechselseitigkeit wie in einer Liebe, die nicht erwartet, geteilt zu werden«.

Ein Knoten, dessen Subjektivität darin besteht, auf den Anderen zuzugehen, ohne sich um dessen Bewegung zu mir hin Gedanken zu machen oder genauer: sich derart anzunähern, daß über die reziproken Beziehungen hinaus, die sich zwischen mir und dem Nächsten unweigerlich ergeben, ich immer einen Schritt mehr auf ihn hin ausgeführt habe (was nur dann möglich ist, wenn dieser Schritt Verantwortung heißt): derart daß in der Verantwortung, die wir für einander haben, ich immer noch eine Antwort mehr zu geben habe, verantwortlich bin ich noch für die Verantwortlichkeit des Anderen.[42]

Verantwortung ist meine Sache, Gegenseitigkeit seine. Meine Verantwortung ist ausnahmslos und bedingungslos. Der Andere braucht nicht etwas »beweisen«, um sie zu »verdienen«. Und auch ich komme meiner Verantwortung nicht nach, »um« seine vergleichbare Reaktion zu »verdienen«. Meine Verantwortung ist nicht vorbedacht, sie wird nicht in der Hoffnung auf Belohnung wahrgenommen und gehorcht keinem Gewinnkalkül. Was immer er tun mag, ich bin für den *Anderen* verantwortlich, schon *bevor* er überhaupt etwas tut, und *bevor* ich gewahr werde, daß er etwas tut – ja noch bevor ich mir seiner Fähigkeit, etwas tun zu können, bewußt werde. Gerade durch die *Andersheit* des Anderen, wird mir Verantwortung aufgebürdet. Die Anerkennung der Gemeinschaft, vernünftige Begründungen, die sich auf die Ähnlichkeit oder Gemeinsamkeit der Interessen berufen, kommen, wenn überhaupt, erst später hinzu. Ich bin verantwortlich, *bevor* meine Verantwortung gerechtfertigt oder bestätigt ist.

Der Nächste betrifft mich vor jeder Übernahme, vor jeder bejahten oder abgelehnten Verpflichtung. [...] Außer-biologisches Verwandschaftsverhältnis, »gegen alle Logik«. Nicht deshalb betrifft mich der Nächste, weil er als einer erkannt wäre, der zur selben Gattung gehörte wie ich. Er ist gerade Anderer. Die Gemeinschaft mit ihm beginnt in meiner Verpflichtung ihm gegenüber.[43]

Alles andere beginnt erst nach dieser Verpflichtung: Deren Hinterfragung so gut wie die Aufforderung, die Verantwortung möge mir ihre *Gründe* nennen und der Andere mir beweisen, warum er einen *Anspruch* auf meine Anteilnahme hat. Lassen Sie es mich noch einmal wiederholen: Sobald das Fragen anhebt, ist Nähe bereits durch Distanz ersetzt, hat Verantwortung schon ihre Unbedingtheit verloren und ist Berechnung an die Stelle der Obsession getreten. Keine Anstrengung wird die frühere Ausnahmslosigkeit meiner Verantwortung wiederherstellen. Jede im Sein gründende Verantwortung wird (im Gegensatz zu der Verantwortung, die im Anders-als-Sein wurzelt, im Von-Angesicht-zu-Angesicht, das in eins meine Einzigartigkeit, meine Menschlichkeit und *unsere* Gemeinschaft hervorbringt) brüchig, veräußerbar, widerruflich – und letztlich ebenso bedeutungslos wie das übrige »Es gibt«.

Hat Verantwortung erst einmal ihre Unschuld verloren und Distanz sich dort eingestellt, wo zuvor Nähe herrschte, können und werden Fragen gestellt werden.

> *Warum betrifft mich der Andere? [...] Bin ich der Hüter meines Bruders? – diese Fragen haben nur Sinn, wenn man bereits zur Voraussetzung gemacht hat, daß das Ich sich nur um sich sorgt, nur Sorge ist um sich selbst. Unter dieser Annahme bleibt es in der Tat unverständlich, daß das absolute Außerhalb-meiner – der Andere – mich betrifft.*[44]

Warum aber wurde das Eigeninteresse des Selbst vorausgesetzt? Wie ist es möglich, daß diese Hypothese auf eine Weise glaubwürdig erscheint, die ihren hypothetischen Charakter so erfolgreich verbergen konnte? Solange wir nicht sagen wollen, dafür sei einfach die kollektive Blindheit oder Torheit der Philosophen verantwortlich (wenn wir also, während wir fleißig »Fußnoten zu Platon schreiben«, nicht zu sagen wünschen, wir hätten uns tapfer, aber hoffnungslos unter dem Schlag dieses falschen, aber gleichwohl überzeugenden Argumentes gewunden), dann müssen wir annehmen, Eigeninteresse sei mehr als eine bloße Täuschung, die sich verflüchtigt, sobald wir den groben Irrtum der Philosophen aufdecken. Wir werden nicht umhin können einzuräumen, daß das allzu-offensichtliche Element von Berechnung im Zusammenleben wie auch die Bedingtheit der Verantwortung mehr als bloße Phantasieprodukte der Philosophie sind. Wir müssen es für möglich halten, daß die ursprüngliche Nähe in der kalten Witterung des Seins verdorrt und schrumpft. Sie stirbt entweder aus oder wird – falls sie widerstandsfähig ist – in jenem riesigen Lagerhaus der Verrufenheit verstaut, das »Irrationalismus« oder »Mystizismus«

genannt wird. (Wie Hans Peter Duerr gezeigt hat, identifiziert Zivilisation die Grenzen »zwischen sich selbst und der Wildnis [...] mit den Grenzen zwischen Wirklichkeit und Schein«.)[45] In der konstruierten Ordnung des Seins wird nichts geduldet, was sich nicht als Konstruktion ausweisen kann. Der grundlosen, vernunftlosen Obsession der Nähe muß in der gesellschaftlich gestalteten und konstruierten Welt menschlicher Existenz etwas zugestoßen sein und ununterbrochen zustoßen. Und zwar etwas Fatales, vielleicht auch Unwiderrufliches.

In unserer Welt, betont Levinas, ist Nähe (jene von der Art des Anders-als-Seins, nicht diejenige, die in der brüchigen [weil exklusiven und vertraglichen] Liebesbeziehung mühsam hergestellt, in den Klanversammlungen »auf Widerruf« heraufbeschworen oder in den zahllosen Spielarten der Gruppentherapie imaginiert wurde) nicht vollständig erloschen. Denn wie gering auch die Zahl der Schößlinge ist, denen es gelingt, die dicke Asphaltschicht der sozialen Ordnung zu durchdringen, irgendwo da unten müssen die Wurzeln sein, damit das Leben oben auf der leblosen Basis überhaupt aufrechterhalten wird.

> *Die Conditio der Geiselschaft ist der Grund dafür, daß in der Welt Mitleid, Anteilnahme, Verzeihen und Nähe möglich sind. Selbst das Wenige, das sich davon wirklich findet, selbst das bloße »Nach Ihnen, bitte«. Die Unbedingung der Geisel ist nicht der Grenzfall der Solidarität, sondern die Bedingung jeglicher Solidarität.*[46]

Dies mag durchaus zutreffen, dennoch wird uns die Höflichkeitsgeste des »Nach Ihnen, bitte« nur als ein sehr schwacher Abglanz der bedingungslosen Selbstvergessenheit erscheinen, jenes die ursprüngliche Nähe auszeichnenden »Verzichts auf Souveränität«. Im Filter der sozialen Ordnung ist nur ein kümmerlicher Rest derjenigen zwischenmenschlichen Verantwortung hängengeblieben, die sich immer noch Spontaneität bewahrt hat und ohne Sinn und Zweck auf sich genommen wird. Dieser Rest ist in der Tat so kümmerlich, daß die Verwunderung über die Blindheit der Philosophen fehl am Platze erscheint. Das Sieb muß seine Aufgabe hervorragend erfüllt haben, anderenfalls wäre es nicht so ungeheuer schwierig, aus den bescheidenen, uns sichtbaren Überresten ihren erhabenen Ursprung zu erahnen. In dem, was der Filter leistete, steckt das Geheimnis des Verschwindens jener Ethik, die der Gesellschaftlichkeit sowohl als deren Bedingung wie auch als deren *besseres* Anderssein vorausging. Soll das Geheimnis aufgedeckt werden, muß das Fehlen oder die Dürftigkeit und nicht die Anwesenheit oder Möglichkeit moralischen Verhaltens im sozialen Leben untersucht und erklärt werden. Levinas Gedankengang hält diese praktische Lektion für uns bereit:

> *Es ist äußerst wichtig zu erkennen, ob die Gesellschaft im üblichen Sinne das Ergebnis einer Beschränkung des Prinzips ist, daß der Mensch dem Menschen Wolf ist, oder ob sie im Gegensatz dazu aus der Beschränkung des Prinzips folgt, daß der Mensch für den Menschen da ist. Stammt das Soziale mit seinen Institutionen, mit seinen universalen Formen und Gesetzen daher, daß man die Folgen des Krieges zwischen den Menschen limitiert hat oder daß man die Unendlichkeit limitiert hat, die die Beziehung zwischen den Menschen eröffnet?*[47]

Die Einsamkeit des Schreckens

Trotz aller Subtilität der Levinasschen Beweisführung ist das alltägliche soziale Leben dem ursprünglichen, von Levinas postulierten Raum weit entrückt – jenem Raum, der allein von der ethischen Verantwortung durchdrungen war. Die Nähe des Von-Angesicht-zu-Angesicht ist zerrissen worden, und es war ihr nicht möglich, wieder zusammenzuwachsen, sofern ein Zusammenwachsen überhaupt noch denkbar ist. Jenes Von-Angesicht-zu-Angesicht, das wir kennen (empirisch, aus der Erfahrung), ist nur ein glückloser, wenngleich ungestümer Versuch, das Verlorene und Vermißte heraufzubeschwören. Dieses scheinbare, ersatzhafte »Von-Angesicht-zu-Angesicht« kann »kühl« sein: kalkuliert und wohlüberlegt konstruiert und uns so hartnäckig an seinen bloß künstlichen und kontingenten Status erinnern. Oder es kann »warm« sein: intensiv, emotional, doch schwer faßbar und flüchtig, nie das Gebaren der Endlichkeit ablegend, nie wirklich gewiß – und uns so vor Augen führen, wie ergebnislos und »annullierbar« jedes Engagement ist, das die Wurzeln ersetzen soll. Nach allem, was wir wissen, resultiert »das Soziale« tatsächlich aus der Beschränkung der »Unendlichkeit, die die Beziehung zwischen den Menschen eröffnet« (auch wenn es stets und allerorten beansprucht, es ergebe sich daraus, »daß man die Folgen des Krieges zwischen den Menschen limitiert hat«). Die Unendlichkeit ist gehemmt worden.[48] Und an ihrer Stelle hat sich erneut jene Leere aufgetan, die einst von der Unendlichkeit ausgefüllt wurde. Die »murmelnde Stille« der Hohlheit des »Es gibt« ist der einzig vernehmbare Laut – und es ist dieser Laut, den die Geschäftigkeit des Lebens mit geringem oder gar keinem Erfolg zu erstikken strebt. Die »Seienden« mögen so zahlreich, glänzend und angenehm sein, wie sie wollen, sie können dennoch nicht das Loch stopfen, als das sich eine Existenz herausstellt, die kein »Für-Sein« ist. Das Loch ist bodenlos, und keine lebenslange Anstrengung vermag seine Tiefe auszuloten.

Weil sich die Leere wieder auftut, tritt der Schrecken des Todes mitten ins Leben. Durch die Beschränkung »der Unendlichkeit, die die Beziehung zwischen den Menschen eröffnet«, wird eine andere angsterregende Unendlichkeit eingelassen – die unendliche Leere der Existenz, in die das Leben eingetaucht ist. Je kleiner die Reste der ersten Unendlichkeit, desto herausstechender, aufdringlicher und anmaßender die zweite.

Wir haben uns daran gewöhnt, die unnachsichtige »Befreiung« des Menschen von allen »Zwängen« als »Fortschritt« zu betrachten. Wir haben gelernt (und man hat uns gelehrt), in den frühesten menschlichen Bindungen, in jener *domaine de l'à-peu-près*, in den Treuepflichten, die »Naturgegebenheit« und Vorrangigkeit vor jeder eigenmächtigen Handlung beanspruchen, Unterdrückung zu sehen.

Die ganze Neuzeit über haben politische Gesetzgeber, Streiter des Freihandels und Philosophen ihre Kräfte vereinigt, um den Menschen von dieser Unterdrückung zu befreien. Künftig sollten Bindungen frei gewählt, freiwillig eingegangen und aufgegeben werden. Sofern legitime Grenzen überhaupt gesetzt werden konnten, hatten sie aus dem von beiden Seiten freiwillig unterzeichneten Vertrag zu folgen, wobei die Vertragspartner sich bei ihrer Entscheidung einzig und allein davon leiten ließen, was ihrer Ansicht nach ihrem jeweiligen Glück am förderlichsten war. Bindungen hatten sich künftig diesem Glückstest zu unterziehen bzw. zu beweisen, daß sie ihr Glücksversprechen auch einzulösen vermochten. Ohne Zweifel lag darin eine Befreiung von den vielen kleinlichen Knechtungen des Lebens. Allerdings gerieten die Befreiten in eine neue, nicht weniger furchteinflößende Knechtschaft. Dem Leben standen nunmehr kaum andere Möglichkeiten zur Verfügung, als sich über den Vorlauf zum Tode zu definieren. Da alles, was ihm einen Inhalt gibt, auf Vergänglichkeit reduziert ist und den Rang des »bis auf weiteres« erhält, wird Leben zu einer langen Generalprobe des Nicht-Seins.

Das Leben ist von nun an eine einsame Jagd. Jeden geselligen Umgang müssen wir uns verdienen. Und selbst wenn dies gelingt, ist es nicht von Dauer. Es mag ebenso vergehen, wie es gekommen ist – morgen oder schon heute. Nur mein Selbst, mein Ich allein bleibt, solange das Leben anhält. Der Sinn dieses Lebens läßt sich einzig auf meinem Selbst gründen. Und ist dieses Kraftstück erst einmal vollzogen, dann ist der Mensch »von all diesen historischen, sein tiefstes Wesen vergewaltigenden Einflüssen und Ablenkungen« befreit (eben darin liegt seine kompromißlose Freiheit, auch seine Freiheit von der aus dem »Für-sein« folgenden Verantwortung). »[D]as Suchen des Individuums (geht) nach sich selbst, nach einem Punkte der Festigkeit und Unzweideutigkeit.« Simmel bemerkte dazu:

Alle Verhältnisse zum anderen sind so schließlich nur Stationen des Weges, auf dem das Ich zu sich selber kommt: mag es sich den anderen im letzten Grunde gleichfühlen, weil es auf sich und seinen Kräften alleinstehend noch dieses stützenden Bewußtseins bedarf; sei es, daß es der Einsamkeit seiner Qualität gewachsen ist und die Vielen eigentlich nur da sind, damit jeder Einzelne an den Anderen seine Unvergleichbarkeit und die Individualität seiner Welt ermessen könne.[49]

Hat sich das Leben erst einmal von jeder vorgeformten, unveräußerbaren Verantwortung emanzipiert, ist es nicht mehr »für« jemanden oder etwas im besonderen, dann ist alles, was das Leben auszeichnen könnte, allein dem geschuldet, was ich mühsam durch meine eigene nicht bestimmte und festgelegte Arbeit zusammenflicke – dann wird alles in dem Augenblick ein abruptes Ende finden, wo die einzige hinter dem Leben stehende Kraft, »das Ich«, mein eigenes Selbst, aufhört zu sein. Die Einsamkeit des Lebens mündet in die Einsamkeit des Todes (die selbst deren Folge ist). Da das Leben den einzigen Sinn verloren hat, der ihm »rechtmäßig« gegeben ist – den des Für-Seins –, verliert auch der Tod seine Bedeutung. Sein Schrecken läßt sich nicht mit anderen teilen. Schließlich ist es meine durch und durch private, egozentrische und (ihrer Intention nach) selbstgenügsame Welt, die verschwinden wird. Im Nachdenken über die Leere, die sich mit meinem Tode auftun wird, vermag am meisten die Vorstellung zu erschrecken, daß am Ende dort, wo ich stand, kein gähnendes Loch im Universum klafft. Die Leere wird ebenso privat sein wie mein Leben und mein Tod ein Nicht-Ereignis. Es sei denn, ich verändere all dies und dränge die anderen ebenso entschieden *für mich zu sein*, wie ich mich weigerte, *für sie* zu sein, und ebenso unerschütterlich bejahend, wie ich abweisend war...

Es ist die *Einsamkeit* des Schreckens, die im Streben des Ichs nach privater Unsterblichkeit Linderung sucht.

Anmerkungen

1 Maurice Blanchot, *L'Entretien infini* (Paris 1969), S. 269f.

2 Maurice Merleau-Ponty, *Phenomenologie de la Perception*, zitiert nach Robert Jay Lifton, »On Death and Death Symbolism«, in: *The Phenomenon of Death: Faces of Mortality*, hg. v. Edith Wyschogrod (New York 1973), S. 93. Sigmund Freud, »Zeitgemäßes über Krieg und Tod«, in: *Studienausgabe* (Frankfurt am Main 1974) Bd. 9, S. 49; Edgar Morin, *L'homme et la Mort* (Paris 1970), S. 29f. Im Vorwort zur 2. Auflage des (zuerst 1951 veröffentlichten)

Buches behauptet Morin, das Wissen um den Tod sei ein weitaus entschiedenerer Bruch zwischen der menschlichen Daseinsweise und der tierischen Existenz als das Herstellen von Werkzeugen, das Gehirn oder die Sprache: all diese Charakteristika, die gewöhnlich als »spezifisch menschlich« herausgestellt werden, sind entweder Metaphern oder Ausweitungen der biologischen Evolution sowie jener Überlebensmechanismen, mit denen die Evolution die Tiergattungen ausgestattet hat. Dasselbe gilt nicht für unser Wissen vom Tod. »Was lehrt uns der Tod – d.h. die Weigerung zu sterben, die Mythen vom Überleben, der Auferstehung, der Unsterblichkeit – über die spezifisch menschliche und die allgemein biologische Natur? Gibt es in diesem Bruch irgendeine Kontinuität?« (S. 7f.)

Arthur Schopenhauer ist davon überzeugt, daß »schwerlich [...], auch ohne den Tod, philosophirt werden (würde)«. *Alle* Religionen und philosophischen Systeme (und, wie Schopenhauer hinzugesetzt hätte, gehörte dieses Wort zu seinem Begriffsvokabular, die gesamte *Kultur*) sind »also zunächst das von der reflektirenden Vernunft aus eigenen Mitteln hervorgebrachte Gegengift der Gewißheit des Todes«. (*Die Welt als Wille und Vorstellung*, Bd. II/2 (Zürcher Ausgabe), S. 543. Man könnte meinen, für Schopenhauer sei dies eben deshalb der Fall, weil »[m]an mit Einem Male, zu seiner Verwunderung da [ist], nachdem man zahllose Jahrtausende hindurch, nicht gewesen, und, nach einer kurzen Zeit, eben so lange wieder nicht zu seyn hat. – Das ist nimmermehr richtig, sagt das Herz...« *Parerga und Paralipomena*, Bd. II/1 (Zürcher Ausgabe), S. 307f.

3 Ernest Becker, *The Denial of Death* (New York 1973), S. 33, 7. Laut Becker ist die menschliche Existenz aufgrund der essentiellen Widersinnigkeit der menschlichen Lage zwangsläufig heroisch: sie ringt unaufhörlich darum, transzendieren zu können, was grundsätzlich nicht zu transzendieren ist. »In Wirklichkeit ist und war die Gesellschaft eben dies: ein symbolisches Handlungssystem, ein Gebilde von Rängen und Rollen, Sitten und Verhaltensregeln, die als Vehikel für das irdische Heldentum dienen sollten.« (S. 4) »Niemandem fällt es jedoch leicht, die Wahrheit über diesen Bedarf an Heroismus zuzugeben«; bei den meisten Menschen ist das Heroische »verhüllt, während sie demütig und klagend jene Rollen, welche die Gesellschaft für ihren Heroismus bereitstellt, erfüllen und versuchen innerhalb des Systems aufzusteigen: sie tragen die gewöhnliche Uniform – aber sie gestatten sich herauszustechen, freilich nur ein wenig und sehr vorsichtig, mit einem kleinen Band hier oder einem roten Ansteckssträußchen dort, keinesfalls aber zu sehr«. (S. 6) Innerhalb der Gesellschaft »schafft der Mensch sich eine kleine handhabbare Welt [...] Er billigt die kulturelle Programmierung, die seinen Blick auf das lenkt, was er anschauen soll [...] Der Mensch lernt, sich nicht zu exponieren, nicht aufzufallen, sich einzubetten in äußere Mächte sowohl konkreter Personen als auch kultureller Anforderungen. Die Folge ist, daß er am Ende glaubt, in einer vermeintlich unfehlbaren Umwelt zu existieren. Er braucht sich nicht zu fürchten, wenn seine Füße bereits tief im Schlamm stecken, sein zukünftiges Leben in einem fertigen Labyrinth vorgezeichnet ist.« (S. 49f.)

Das gemeinsame Verständnis des Todes, das wir dem Reigen neuzeitlicher Philosophen und Schriftsteller von Kierkegaard über Tolstoi bis zu Nietzsche und Sartre verdanken, hat Peter Koestenbaum treffend zusammengefaßt: »Der Tod ist keine Erfahrung, sondern entweder eine erdachte Antizipation oder ein beklagenswerter Verlust. In beiden Fällen ist der Tod eine einflußreiche Vorstellung die wir von uns selbst haben. Und es die Gewißheit unseres und des Todes aller anderen Menschen, die uns den Schlüssel zum Verständnis unserer menschlichen Natur liefert. [...] Der Tod – unser eigener und der anderer – erklärt sehr viel besser, was es heißt, ein Mensch zu sein (nach Sinn, Unsterblichkeit, Freiheit, Liebe, Individualität zu suchen) als psychologische Konzeptionen der Sexualität und Aggression, als der biologische Selbsterhaltungs- und Fortpflanzungstrieb, als utilitaristische Theorien des Glücks und der Sanktion, oder die religiösen Gebote des göttlichen Willens. *In der Antizipation unseres Todes enthüllt sich uns, wer wir sind.*« (*Is There an Answer to Death?* [Englewood Cliffs 1976], S. 7.)

4 Siehe Charles W. Wahl, »The Fear of Death«, in: *Death and Identity*, hg. v. Robert Fulton (New York 1965), S. 57. Wahl betont, unsere Gedanken über den Tod, ob nun emotional gefärbt oder objektiv, seien in der Regel Gedanken »zweiten Grades«, vermittelt durch die vorausgehende symbolische Tätigkeit. »Wenn wir den Tod heftig und beharrlich fürchten, fürchten wir häufig statt dessen einige der unbewußten, irrationalen, symbolischen Äquivalenzen des Todes.« (S. 66) Das Freudzitat stammt aus »Zeitgemäßes über Krieg und Tod«, in: *Studienausgabe* 9, S. 49.

5 Blaise Pascal, *Pensées*, übertragen und herausgegeben von E. Wasmuth, Heidelberg 1946, S. 205.

6 Sigmund Freud, *Jenseits des Lustprinzips*, Studienausgabe 3, S. 246–262.

7 Arthur Schopenhauer, von Freud selbst als eine seiner wichtigsten Inspirationsquellen anerkannt, schreibt: »Im Upanischad des Veda wird die *natürliche Lebensdauer* auf 100 Jahre angegeben. Ich glaube, mit Recht; weil ich bemerkt habe, daß nur Die, welche das 90. Jahr überschritten haben, der Euthanasie theilhaft werden, d.h. ohne alle Krankheit, auch ohne Apoplexie, ohne Zuckung, ohne Röcheln, ja bisweilen ohne zu erblassen, meistens sitzend, und zwar nach dem Essen, sterben, oder vielmehr gar nicht sterben, sondern nur zu leben aufhören. In jedem früheren Alter stirbt man bloß an Krankheiten, also vorzeitig.« (*Parerga und Paralipomena*, I/2 (Zürcher Ausgabe), S. 538.

8 Becker, *Die Dynamik des Todes*, S. 65. »Das Seltsamste und Abstoßendste« an der »fleischlichen Hülle« des Menschen ist, »daß sie blutet, daß sie altert und schließlich sterben muß« (S. 54). Charles Baudelaires *Les Fleurs du Mal* sind ein Meisterwerk, das sich diesem Entsetzen verdankt: ein verzweifelter und heroischer Versuch, die unauflösliche Verbindung von Leben und Tod unverhohlen zu betrachten. »O Zauber eines Nichts, voll Wahnsinn aufgeputzt!«, schreit Baudelaire gequält auf. Weibliche Schönheit die erhabenste Schöpfung des Lebens? »Ihr stolzen Liebchen, trotz des Puders und der Schminke/haucht Grabesdunst ihr aus!« – »Und doch wirst einstmals du dem grausen Schmutz hier gleichen/dem Kehricht ekelhaft/Du meiner

Augen Licht, du Sonne ohnegleichen, / Stern meiner Leidenschaft.« Darum »kann nichts sich mit dem Abgrund deines Bettes messen« und »Lethes Flut aus deinen Küssen rann«. Das Leben läßt sich nicht von seiner todbringenden Beimischung reinigen, und die Liebe vermag selbst in ihren sublimsten Augenblicken nicht, ihre Endlichkeit vergessen zu machen. – »Das Unsühnbare nagt mit blindem Wüten / An unsrer Seele schwachem Monument / und unterwühlt den Grund, wie die Termiten / Zerstören der Gebäude Fundament. / Das Unsühnbare nagt mit blindem Wüten.« (Zitiert nach der Übersetzung von Therese Robinson.)

9 Freud, *Jenseits des Lustprinzips*, S. 262 f.

10 Sigmund Freud, *Das Ich und das Es*, Studienausgabe 3, S. 307–314.

11 Erich Fromm, *The Anatomy of Human Destructiveness* (Harmondsworth 1977), S. 320 ff. [Dt: *Anatomie der menschlichen Destruktivität* (Hamburg 1977), S. 253 f.]

12 Man vergleiche etwa folgende kühne, programmatische Erklärungen: »Die Last der Sterblichkeit spiegelt sich in der Aufnahme, die dem Leben zuteil wird«; »Man könnte sagen, jede Gesellschaft läßt sich in gewisser Weise an ihrem System des Todes bemessen oder bewerten.« (Michel Vovelle, *La Mort et l'Occident: de 1300 à nos jours* (Paris 1983), S. 7f.

13 Joachim Whaley, *Mirrors of Mortality: Studies in the Social History of Death* (London 1981), S. 9. Edgar Morin gelangt von anderer Warte aus zu einem ähnlichen Schluß: »keine Gesellschaft, die unsere eingeschlossen, hat bislang einen uneingeschränkten Sieg gekannt – sei es der Unsterblichkeit oder eines entmystifizierten Bewußtsein des Todes, der Todesfurcht oder eines Triumphs über die Todesfurcht.« Da der Streit ständig unentschieden ausgeht, »kommt das Individuum nie zur Ruhe, es geht von dem Vergessen des Todes zur Furcht vor dem Tod über, und von jener Furcht zum Aufsuchen von Todesgefahren«. (*L'Homme et la mort*, S. 34; 73).

14 Vgl. Jean Baudrillard, *L'Echange symbolique et la mort* (Paris 1976), S. 195 ff. [Dt: Der symbolische Tausch und der Tod (München 1982), S. 200 ff.]

15 Ray S. Anderson, *Theology, Death and Dying* (Oxford 1986), S. 16.

16 Zitat aus der *Bhagavadgita* nach James R. Carse, *Death and Existence: a Conceptual Theory of Human Mortality* (New York 1980), S. 133.

17 Die engen Stammesbestrebungen des jüdischen Bundesverständnisses waren innerhalb des Judentums nicht unumstritten. Es gab eine untergründige, lange Zeit offiziell unterdrückte, philosophisch und intellektuell jedoch einflußreiche Strömung im Judentum, die viele Jahrhunderte lang auf dem universalen, gattungsweiten Wirken der jüdischen Vereinigung mit Gott bestanden hat. Diese von offizieller rabbinischer Seite als mystisch bezeichnete Strömung nahm nach der Vertreibung aus Spanien an Stärke zu. Sie verband die Vorstellungen der Diaspora und der Erlösung »mit der zentralen Frage nach dem Wesen des Weltalls« und betonte die universelle Bedeutung des jüdischen Exils. Es »gelang ihr ein System zu entwickeln, in dem das Exil des Volkes Israel zum Exil der ganzen Welt und die Erlösung ihres Volkes zu einer allgemeinen, kosmischen Erlösung wurde«. (Vgl. Gershom Scholem, *The Messianic Idea in Judaism* (London 1971), S. 43.) *Tikkun* – die Wieder-

herstellung der im Augenblick der Erschaffung der Welt zerbrochenen Gefäße – sollte ein kosmisches Ereignis sein. Das Exil der Juden galt als verdichtetes Symbol dafür, daß Gott aus der Welt des Exils vertrieben war, so daß das Ende des Exils ein Zeichen für »eine dauerhafte, segensreiche Vereinigung« zwischen *allen Geschöpfen* und Gott, für die endgültig wiederhergestellte kosmische Harmonie sein würde. (Vgl. Gershom Scholem, *Kabbalah* (New York 1974), S. 142 f.; 165.)

18 Franz Borkenau, »The Concept of Death«, in: *Death and Identity* hg. v. Robert Fulton (New York 1965), S. 48. Wir sollten festhalten, daß die hellenistische Tradition nicht ganz so einheitlich und eindeutig war, wir Borkenau meinte. Insbesondere in der sokratisch-platonischen Wiedergabe stellt sie sich als eine Vielzahl »kollektivistischer« Strategien dar (obwohl sie in der Tat einen nur für die Eliten geeigneten Kollektivismus entwirft). An die Stelle des ewige Seins der Hindus und der unsterblichen Gemeinschaft des auserwählten Volkes der Juden tritt in vielerlei Hinsichten die überzeitliche Wahrheit der Philosophen als ihr funktionales Äquivalent: das Sein der Ideen transzendiert die Lebensspanne des Einzelnen, und die Weisen genießen das Vorrecht, an jener Ewigkeit teilzuhaben.

19 *Hitler's Table Talk*, 1941–1944 (London 1988). Die zitierten, freimütigen, »aus dem Herzen gesprochenen« Betrachtungen bei Tisch lassen sich nicht als bloße Äußerungen von Hitlers persönlichem Irrsinn abtun. Der Ruf nach Selbstaufopferung, ja Selbstzerstörung, um der Unterstützung einer Sache willen, die höher und erhabener ist als das eigene Leben, ist an vielen Orten erschollen und gemeinhin mit derselben erschreckenden, unheilvollen und aufreizenden Auswirkung. Einen Fall aus der jüngsten Vergangenheit hat Hans Magnus Enzensberger prägnant dargestellt: »Was die Deutschen begeisterte, war nicht allein die Lizenz zum Töten, sondern mehr noch die Aussicht darauf, selbst getötet zu werden. Ebenso inbrünstig äußern heute Millionen von Arabern den Wunsch, für Saddam zu sterben. ›Unser Volk will das Gas Saddam Husseins riechen und sterben‹, äußerte sich Assad-el-Tamine, ein palästinensischer Moslemprediger in Jordanien. [...] Dieses Fortleben beweist, daß wir es nicht mit einer deutschen, nicht mit einer arabischen, sondern mit einer anthropologischen Tatsache zu tun haben.« Hans Magnus Enzensberger, »Hitlers Wiedergänger«, in: *Der Spiegel*, 4. Februar 1991, S. 26–28.

20 Otto Rank, *Erziehung und Weltanschauung: Kritik der psychologischen Erziehungs-Ideologie* (München 1933) S. 175.

21 Becker, *Die Dynamik des Todes*, S. 246.

22 Harry Redner, *In the Beginning was the Deed* (University of California Press 1982), S. 280.

23 Morin, *L'Homme et la Mort*, a. a. O., S. 273. Dasselbe meint Elias Canetti mit jenem Pascal abgelauschten, gelassenen Skeptizismus, gegen den sich die Kultur, will sie ihre Aufgabe erledigen, mit Händen und Füßen wehren muß: »Die ›Kultur‹ wird aus den Eitelkeiten ihrer Förderer zusammengebraut. Sie ist ein gefährlicher Liebestrank, der vom Tode ablenkt. Der reinste Ausdruck der Kultur ist ein äyptisches Grab, wo alles vergeblich herum-

steht, Geräte, Schmuck, Nahrung, Bilder, Skulptur, Gebete, und der Tote ist doch nicht am Leben.« *Die Provinz des Menschen*, (Frankfurt am Main 1976), S. 30.

24 Jorge Luis Borges, »Der Unsterbliche«, in: *Das Aleph* (Frankfurt am Main 1992), S. 11–28. Borges' Unsterbliche haben ihre Unsterblichkeit *erhalten* (da sie aus dem Fluß der Unsterblichkeit tranken) – und sie wußten es. Nach Ansicht von James P. Carse ist »der Tod, verstanden als Bruch, nicht dasjenige, was dem Leben seine Bedeutung raubt, sondern das, was die Sinnhaftigkeit des Lebens ermöglicht«. (*Death and Existence*, S. 9) Ich meine, daß dort, wo Carse eine Alternative und einen Gegensatz sieht, ein Zusammenhang (ja eine kausale Verbindung) existiert. Die Wahrnehmung des Todes ermöglicht die Sinnhaftigkeit des Lebens – macht sie unvermeidlich –, eben weil sie dem Leben zunächst jeden Sinn nimmt, und es so den Menschen überläßt, einen die Leere ausfüllenden Sinn zu erfinden.

25 Elias Canetti, *Masse und Macht* (Frankfurt am Main 1980), S. 276.

26 Ebd. S. 278, 277. Die Annahme scheint plausibel, daß es gerade diese unterdrückte Anwesenheit der wahren Bedeutung des Überlebens ist, welche die ohnehin beträchtliche Schwierigkeit erhöht, der wir im Gespräch mit Sterbenden begegnen.

27 Ebd. S. 526. Canetti meint weiter, die vom Überlebenden ausgehende Gefahr sei eher größer als kleiner geworden und habe ein völlig neues Niveau erreicht. Dank der neuen Technologie und der neuen zur Verfügung stehenden Mittel kann »ein einzelner Mensch mühelos einen guten Teil der Menschheit vernichten. Er kann sich dazu technischer Prozesse bedienen, die er selbst nicht versteht. Er kann aus vollkommener Verborgenheit heraus handeln; es ist nicht einmal nötig, daß er sich für seinen Akt in Gefahr begibt [...] Die Geschichte gewinnt plötzlich, von uns aus erinnert, ein harmlos behagliches Gesicht.« (S. 527) Gegen diese drohende Gefahr kann Canetti wenig Hoffnung aus früherer Erfahrung schöpfen: »Denn die einzige Lösung, die sich dem leidenschaftlichen Drange zu überleben bietet, eine schöpferische Einsamkeit, die sich die Unsterblichkeit verdient, ist ihrer Natur nach nur für wenige eine Lösung.« (S. 528) Sterblichkeit und ihr aufdringlicher Begleiter, das Überleben, sind die beiden Schlüssel zu Canettis Geschichtsweisheit: »Aus der Bemühung Einzelner, den Tod von sich abzuwenden, ist die ungeheuerliche Struktur der Macht entstanden. Unzählige Tode wurden für das Fortleben eines Einzelnen gefordert. Die Verwirrung, die daraus entstand, heißt Geschichte.« (Canetti, *Die Provinz des Menschen*, S. 304). In der Tat ist Geschichte größtenteils als Chronik der Überlebenden geschrieben worden, als Bericht über Schlachten, die Fürsten siegreich schlugen, damit sie, zumindest für eine kurze Zeit, ihre Rivalen im Kampf ums Überleben überdauern konnten. Dies ist der harte Kern allen Ruhms.

28 Vgl. Norman O. Brown, *Life against Death: The Psychoanalytical Meaning of History* (New York 1959), S. 118ff. Brown versucht Freuds Begriff des Ödipuskomplexes zu korrigieren, indem er ihn von seinem engen sexuellen Gehalt befreit, oder vielmehr, indem er die Rangordnung der Interpretation umkehrt und die sexuellen Aspekte der ödipalen Krise als Ableitungen oder

Manifestationen eines aktiv in Angriff genommenen Projekts darstellt, das in erster Linie Herrschaft und Kontrolle bezweckt.

29 Vgl. Philippe Ariès, *Studien zur Geschichte des Todes im Abendland* (München 1976), 1. Teil; ders., *L'homme devant la Mort* (Paris 1977); sowie Vovelle, *La Mort et l'Occident.*

30 Reinhold Niebuhr, *Moral Man and Immoral Society: A Study in Ethics and Politics* (New York 1948), S. 91. Niebuhr sieht in der Nation – der herausragendsten und wirkungsvollsten der »gemeinschaftsstiftenden Formen« – den »entscheidenden Ausdruck des persönlichen Egoismus« (S. 95). Canettis Bemerkung kommt hier wieder in den Sinn: »Wenn ihr nackt gegeneinander antreten müßtet, würde euch das Schlachten schwerer fallen. – Die mörderischen Uniformen.« (*Die Provinz des Menschen*, a. a. O., S. 20)

31 Régis Debray, *Le scribe: genèse du politique* (Paris 1980), S. 127. Debray beschäftigt sich vor allem mit einem sehr eindrücklichen Beispiel aus dem nach-revolutionären Frankreich. Wie viele Jahre später im kommunistischen »Vaterland der Menschheit« oder der amerikanischen »Hochburg der Freiheit« trat auch dort der Gruppenegoismus nie unter seinem eigenen Namen in Erscheinung. Statt dessen gab er sich als Fackelträger, Avantgarde, Fürsprecher oder Wohltäter all jener aus, die bloß darauf warteten, auf seinen Gipfel geführt zu werden. »Der Franzose hat das Privileg ein Volk zu repräsentieren, welches das VOLK verkörpert.«

32 Robert Jay Lifton, »On Death and Death Symbolism: the Hiroshima Desaster«, in: *The Phenomenon of Death: Faces of Mortality*, hg. v. Edith Wyschogrod (New York 1973), S. 173.

33 Aristoteles, *Nikomachische Ethik* 1166 a 2–4.

34 Max Scheler, *Wesen und Formen der Sympathie* (Bern 1973), S. 28.

35 Vgl. A. W. Price, *Love and Friendship in Plato and Aristotle* (Oxford 1989), S. 2ff.

36 Gregory Vlastos, *Platonic Studies* (Princeton 1981), S. 30f.

37 Emmanuel Levinas, *Autrement qu'être ou au-delà de l'essence* (La Haye 1978). [Dt. *Jenseits des Seins oder anders als Sein geschieht* (München / Freiburg 1992), S. 40, 46.]

38 Levinas, *Ethique et infini* (Paris 1982). [Dt. *Ethik und Unendliches* (Wien 1986) 72ff.]

39 Levinas, *Jenseits des Seins*, S. 52.

40 Levinas, *Jenseits des Seins*, S. 136. Das unbedingte Primat des Ethischen, seine unbeugsame, arrogante, widerspenstige Natur, die alle existentiellen, kognitiven, berechnenden Gründe mißachtet, ist natürlich ein Gedanke Sören Kierkegaards: Das Ethische »ruht immanent in sich, hat nichts außer sich, was sein Telos wäre, sondern ist selbst Telos für alles, was es außer sich hat, [...] (*Furcht und Zittern*, in der Übersetzung von Emmanuel Hirsch (Düsseldorf / Köln o. J.), S. 67.

41 Levinas, *Jenseits des Seins*, S. 199, 186. Derrida faßt den Gedankengang auf brillante Weise zusammen: »Unter der Solidarität, unter der Kameradschaft, vor allem *Mitsein*, das nur eine abgeleitete, modifizierte Form des ursprünglichen Verhältnisses zum Andern ist, visiert Levinas schon das Von-Ange-

sicht-zu-Angesicht und die Begegnung des Gesichts an. ›Unmittelbares Von-Angesicht-zu-Angesicht‹, ohne ›Kommunion‹.« Das »Zusammensein« im Sinne Levinas', so schließt Derrida, »geht der Gesellschaft, der Kollektivität, der Gemeinschaft voraus und über sie hinaus. Aber es ist ein solches Zusammensein nur, insofern es der Gesellschaft oder jeder strukturierten Vereinigung voraus oder über sie hinaus geht. ›Das Angesicht wird nur im Von-Angesicht-zu-Angesicht zum Gesicht‹. Aus diesem Grunde ist der Andere des Von-Angesicht-zu-Angesicht der einzige, der mir den Befehl erteilen kann, ›Du wirst keinen Mord begehen‹ – und meine Macht absolut einschränkt«. (Jacques Derrida, *Die Schrift und die Differenz* [Frankfurt am Main 1972], S. 139–159.

42 Levinas, *Jenseits des Seins*, S. 189.

43 Levinas, *Jenseits des Seins*, S. 194f. Zwischen dem radikalen Altruismus der Levinasschen Ethik und der einseitigen Verantwortung für die »dialogische« Beziehung zwischen Ich und Du bei Martin Buber wird man eine mehr als zufällige Ähnlichkeit feststellen. (Vgl. *Ich und Du* [1923]) Freilich ist der Dialog für Buber etwas, was hergestellt und aufrechterhalten werden muß, etwas, was auch gar nicht nicht zustande kommen kann, was in einem Monolog versandet, wenn es nicht zum Mittelpunkt des Interesses und der Bemühung gemacht wird. Nach Buber entsteht die Gemeinschaft zwischen Ich und Du im Dialog. Sie steht und fällt mit der Güte des Dialogs, muß erzeugt und bewahrt werden. Auch kann sich jeder aus dem Dialog zurückziehen. (Vgl. etwa Maurice Friedmans gründliche Studie des Buberschen Begriffes, *Martin Buber: Life and Work, The Early Years*, 1878–1923 [London 1982]. Was Levinas betrifft, so geht die Gemeinschaft dem Dialog voraus und ist die Bedingung seiner Möglichkeit. Im Dialog ist die Nähe des Von-Angesicht-zu-Angesicht bereits kompromittiert worden.

44 Levinas, *Jenseits des Seins*, S. 260.

45 Hans Peter Duerr, *Traumzeit: Über die Grenze zwischen Wildnis und Zivilisation* (Frankfurt am Main 1984), S. 145.

46 Levinas, *Jenseits des Seins*, S. 261.

47 Levinas, *Ethik und Unendliches*, S. 62.

48 Warum dies geschah (geschehen mußte?) und zwar allgemein, habe ich in meinem Aufsatz »The Social Manipulation of Morality: Moralizing Actors, Adiaphorizing Action«, in: *Theory, Culture & Society* 8 (1991) zu erklären versucht.

49 Georg Simmel, *Das Individuum und die Freiheit* (Frankfurt am Main 1993), S. 214, 216f.

II.
Sichern der Unsterblichkeit

Der Tod bedeutet anerkanntermaßen das Hinabsteigen in ein entpersonalisiertes Nichtsein. Dieses Nichtsein ist durch und durch *privat* und die Entpersonalisierung persönlich. Das Leben an sich geht mit dem Hinscheiden des Ichs nicht zu Ende – erst aus der vorgestellten Perspektive des weitergehenden Lebens kann und wird mein zukünftiges Nichtsein (wiederum als eine soziale Beziehung) erfaßt und gedacht werden. Diejenigen, die mich überleben, werden als Zuschauer bei der bevorstehenden Offenbarung meines Nichtseins anwesend sein. Ihr Blick wird mein Nichtsein konstituieren. Daher muß das Nichtsein (sofern dies überhaupt möglich sein sollte) in Beziehung zu ihnen geleugnet werden. Würde es in der Tat geleugnet, wäre die Urteilsfreiheit derer, die »danach« weiterleben, eingeschränkt. Ihre Verkündigung, das Ich sei ins Nichtsein hinabgestiegen, würde verhindert, zumindest ihrer Glaubwürdigkeit und Endgültigkeit beraubt. Im Verhalten, in den Gedanken, in der Existenz der Weiterlebenden kann die Anwesenheit-in-der-Welt für das Ich verlängert werden. Das *Kollektiv* hat die Macht, das Ableben des *Einzelnen* aufzuheben. Die Nachwelt (die schließlich per definitionem die Lebenszeit des Ichs überdauert) ist die Stätte, wo man getrost die Hoffnung, wenn nicht die Gewißheit auf Unsterblichkeit des Ichs oder zumindest auf eine seine Lebensspanne überschreitende Existenz niederlegen kann. An jener Stätte und mit Hilfe ihrer Bewohner wird über das »entpersonalisierte Nichtsein« entschieden. Oder anders gesagt, dort und nur dort besteht die Möglichkeit – aber eben nur die Möglichkeit –, das Nichtsein aufzuschieben oder für null und nichtig zu erklären.

Eine der frühesten und überraschendsten Entdeckungen der vergleichenden Ethnologie war die Erkenntnis, daß Bestattungsriten und ritualisierte Totengedenkfeiern allgemein verbreitet und sowohl geschichts- als auch kulturübergreifend sind. Die Forschung ist auf keine noch so einfache Form menschlichen Lebens gestoßen, die nicht bestimmte Muster in der Behandlung der Verstorbenen und ihrer posthumen Anwesenheit im Gedächtnis der Nachkommen ausgebildet hat. Tatsächlich erkannte man in den Mustern einen so hohen Grad an Allgemeinheit, daß die Entdeckung von Gräbern und Friedhöfen den Prähistorikern generell als Beleg dafür gilt, daß ein Zweig der Hominiden, deren Leben niemals direkt zu beobachten war, die Schwelle zur menschlichen Gattung überschritten hat.

In seiner klassischen, kulturübergreifenden Studie[1] führt Effie Bendann unter Bezugnahme auf umfassende ethnologische und historiographische Zeugnisse eine erstaunliche Menge von Totenbräuchen an – Begräbniszeremonien, Trauerriten, Leichenfeiern – sowie auf das Verhalten gestützte Belege für den ausdrücklichen oder latenten Glauben an ein Nachleben der Toten. In vielen Gesellschaften erhalten die Toten Nahrung, entweder als Grabbeigabe oder in regelmäßigen Abständen noch Monate oder Jahre nach ihrem Begräbnis. So wurden im vorchristlichen Rom jährlich (vom 13. bis zum 21. Februar) die *dies parentales* gefeiert. In diesen Tagen wurden den Toten frische Vorräte an Wasser, Milch, Honig und Öl gebracht.[2] Getreu den in ihrer Zeit vorherrschenden Anschauungen erklärte Bendann die Riten durch die *Ängste der Lebenden* und nicht durch die *Träume der zukünftigen Toten*: Die Gaben, so meint sie, seien hauptsächlich durch den Wunsch der Lebenden motiviert, die Geister daran zu hindern, ihr Leben heimzusuchen. Man will die Toten fernhalten, ihren Groll besänftigen und den Schaden abwenden, den die nicht beschwichtigten Toten anrichten könnten (»die Versöhnung des Geistes der Verstorbenen«). Es scheint jedoch, als passe diese Erklärung nicht gut zur nachfolgenden Auflistung der üppigen Gedenkfeiern.

Alle untersuchten Gesellschaften veranlassen ihre Mitglieder, sich in regelmäßigen Abständen, wenn nicht gar täglich, an kollektiven Erinnerungsgesten zu beteiligen, die anscheinend mehr für die Lebenden gedacht sind als für die Toten, deren Gedächtnis sie lebendig erhalten sollen. Vielleicht mag die Ritualisierung des Erinnerns eher einen geistigen Trost für die Lebenden bezweckt und erreicht haben statt des imaginären materiellen Trostes für die Toten. Der Vollzug von Gedenkriten wirkt sich beruhigend auf jene aus, die sie ausüben und sehen, daß alle anderen um sie herum dasselbe tun: was sie heute für ihre Vorgänger tun, werden ihre Nachfolger später für sie tun. Die Gedenkenden von heute werden, wenn ihre Zeit gekommen ist, erinnert werden. Die kollektive Erinnerung wird in der Zukunft, wie auch heute, das Leben des Einzelnen überdauern, und die zukünftigen Toten werden dann in den Herzen jener weiterleben, die noch nicht tot sind. Was wir für andere tun, werden andere für uns tun. Die Intensität und Sorgfalt, mit der dafür gesorgt wird, das kollektive Totengedächtnis zur festen Einrichtung zu machen, scheint in nicht unerheblichem Maße der Suche der Lebenden nach einem festen Halt für ihren Wunsch nach Unsterblichkeit zu dienen, wie sie auch eine Anlaufstelle für mögliche Bemühungen ist, diesen Wunsch zu erfüllen.

Gedenkriten proben die Nicht-Endgültigkeit des Todes. Zudem stellen sie die fortdauernde Existenz der Gemeinschaft als Gewähr dafür dar, daß sich die individuelle Vergänglichkeit zumindest für eine gewisse Zeit überwinden läßt. Sie trennen den Augenblick des körperlichen Todes vom Augenblick des *sozialen* Todes, machen diesen von jenem unabhängig und erheben nur den zweiten, den sozialen, Tod in den Rang der Endgültigkeit. Während sie dem Traum von der Unsterblichkeit Gestalt geben, stellen sie die drohende Sterblichkeit in den Dienst des gesellschaftlichen Zusammenhalts.

Unsterblichkeit als die große Zerstörerin der Gleichheit

Aus Bendanns Studie läßt sich eine weitere faszinierende Einsicht gewinnen. Gesellschaften waren sehr bemüht, ihre Mitglieder glauben zu machen, es gäbe soziale Garantien für die Unsterblichkeit. Weil es sich dabei um *soziale* Garantien handelte, unterstanden sie im Prinzip der gesellschaftlichen Verwaltung und Verteilung. (Und so war es in der Tat.) Das Versprechen der Unsterblichkeit wurde in den Händen der Gesellschaft zur wirkungsvollsten Disziplinierungsmaßnahme. Wie andere gesellschaftlich zugewiesene Belohnungen auch konnte Unsterblichkeit in größeren oder kleineren Mengen ausgeteilt werden, je nachdem, ob die Toten Werte für sich in Anspruch nehmen konnten, deren Dominanz die Gesellschaft sichern und fortsetzen wollte. Der Umfang der öffentlichen Trauer und die Intensität öffentlicher Gedenkbekundungen wurden ebenso zu einem symbolischen Ausdruck des relativen gesellschaftlichen Ranges wie zu den Hauptgewinnen im Spiel um Herrschaft. Dank der gesellschaftlichen Rituale waren alle Mitglieder unsterblich, aber einige waren deutlich unsterblicher als andere. Die Gesellschaft verhieß Unsterblichkeit, allerdings in Form von Zinsen für den anständigen Lebenswandel der Sterblichen. Die Gesellschaft ermuntert die *einzelnen*, sich Unsterblichkeit zu erwerben. Die politische Ökonomie der Unsterblichkeit erweist sich bei näherem Hinsehen nur als eine weitere Maßnahme zur gesellschaftlichen Schichtung, vielleicht als die erfolgreichste überhaupt.

> *In Saa ist das Begräbnis des einfachen Volkes äußerst schlicht; ein Mensch niederen Ranges wird sogleich begraben, ein gewöhnlicher Mann einen Tag nach seinem Tode. Ranghohe Personen werden erst nach Tagen beerdigt. Frauen sitzen um den Leichnam herum, klagen und versammeln sich, um einen letzten Blick auf den Verstorbenen zu werfen und am Leichenschmaus teilzunehmen [...].*
> *Hatte ein Mann keine bedeutende Stellung inne, so werfen seine Freunde Yamswurzeln und andere Nahrungsmittel auf das Dach des Verstorbenen, um seiner zu gedenken. Stirbt jedoch ein Häuptling, so zäunen*

sie [...] ein Stück Erde ein und legen sein Kanu, seine Gefäße und Waffen dort nieder; seine Freunde erweisen ihm weitere Ehren, indem sie den Zaun mit Blättern und Blumen schmücken.
In Savo werden die Leichen der einfachen Leute ins Meer geworfen, während die Häuptlinge bestattet werden.[3]

Das Muster wiederholt sich überall und zu allen Zeiten mit jener üppigen Formenvielfalt, die zugleich die grenzenlose Findigkeit wie auch die beständigen Ängste der Menschen bezeugt. Das gemeine Volk stirbt und hinterläßt wenig Spuren auf der Erde, nicht mehr als eine vorübergehende Narbe in den Gedanken und Herzen der Überlebenden. Man erwartet, daß sich die Lücke, die durch ihren Tod entstanden ist, schnell wieder schließen wird. Warum sollte die Welt wegen eines Ereignisses in Aufruhr geraten, das aus dem Gedächtnis verschwinden wird wie ein Fußabdruck im Sand? Begräbnisriten und Gedenkfeiern entpuppen sich als eine weitere Regelsammlung, in der die Ungleichheit der Menschen festgehalten und festgelegt wird. Je komplizierter, beeindruckender (ja kostspieliger) sie sind, desto größer ihre Kraft, das kollektive Gedächtnis zu fesseln, es zu zwingen, die persönliche Unsterblichkeit zu bestätigen und aufrechtzuerhalten. Indem er darum ringt, daß seine Leiche und sein Lebenszeugnis eine besondere Behandlung erfahren, mag der Einzelne sein gegenwärtiges – nur sterbliches – Privileg in die (hoffentlich) unsterbliche Zukunft hinüberretten. Um den Preis des Wohlverhaltens gegenüber ihrer Ordnung bietet die Gesellschaft den Individuen die nötigen Mittel, um die von ihnen persönlich nicht mehr zu beaufsichtigende und zu kontrollierende Zukunft zu binden. Was Giddens die Fähigkeit zur *Strukturierung* nennt, geht so über den Tod der handelnden Person hinaus. Dank solcher Mittel dürfen einige Menschen hoffen, »weniger sterblich« als andere zu sein. Einigen könnte es gelingen, die zukünftigen Urteile zu beeinflussen, so daß sie deren Ableben bestreiten. Die übrigen werden der Vergessenheit anheimfallen, weil sie anders als die ersten keinen Anspruch auf ein Weiterleben besitzen oder ihn verfehlt haben.

Aufgrund all dessen muß die Inbesitznahme der Zukunft auf ewig bestürzend vorläufig und unabgeschlossen bleiben. Schließlich ist die Zukunft die Stätte ebenderselben Ungewißheit, die in erster Linie den Anstoß zu ihrer Besiedelung gab. Der Leugnung des Nichtseins fehlt jegliche Festigkeit, solange sie ihren Halt in der Zukunft hat. Selbst wenn sie sich an zukünftige Überlebende richtete und durch den Wunsch veranlaßt würde, *deren* Urteile zu binden, könnte sie ihre scheinbare Substantialität (ja ihre Fähigkeit, zu trösten und die gegenwärtig Lebenden zu beruhigen) nur aus den Wurzeln herleiten, die fest in der »Stätte der Gewißheit« stecken – in der Vergangenheit. Paradoxerweise kann die Hoffnung, die Gegenwart zu transzendieren und in die Zukunft auszudehnen, nur dadurch einen Halt bekommen, daß der Vergangenheit Dauer verliehen wird.

Diese Hoffnung steckt hinter der beständigen Versuchung, die Vergangenheit zu retten, sie niemals dem Gedächtnis der Lebenden entgleiten zu lassen – als wollte man auf eine derart umwegige Weise die Unvergänglichkeit der Dinge beweisen; genauer gesagt, die Unvergänglichkeit *bestimmter* Dinge, die für *bestimmte* Menschen bedeutsam sind, und stellvertretend dadurch auch die Unvergänglichkeit der Leute, denen diese unvergänglichen Dinge wichtig sind. Der Drang nach einer differenzierenden Unsterblichkeit findet ihren Widerhall in einer parteigängerischen, notwendigerweise *selektiven* Rettung der Geschichte. Umgekehrt ernennt der Kampf gegen die ungleichen Unsterblichkeitschancen (die ungleichen Hoffnungen, die Zukunft zu binden) das Schreiben und Umschreiben der Geschichte zu seinem wichtigsten Schlachtfeld. (Dieser Kampf ist seinem Wesen nach jenem verwandt, der um eine gleichere Verteilung der posthumen Beachtung geführt wird und sich etwa in dem Bestreben zeigt, die Verwendung kunstvoller Grabskulpturen zu »demokratisieren« oder den Kult des gefallenen Soldaten einzuführen.) Der Streit um die Besiedelung der vorgestellten Zukunft wird auf dem Boden der vorgestellten Vergangenheit ausgefochten.

Lassen Sie mich den Punkt noch weiter zuspitzen: Unsterblichkeit ist letzten Endes eine *soziale Beziehung*. Der Versuch, Geschichte zu binden, mag nur deshalb erfolgreich auf die Berechtigung hoffen lassen, dasselbe mit der Zukunft tun zu dürfen, weil und insofern andere Menschen die dauerhafte Sichtbarkeit ihrer Vergangenheit nicht beweisen können (oder besser gesagt: »keine eigene Vergangenheit haben«). Die Unterschiede im posthumen Ruhm fordern einen unterschiedlichen Mangel an Geschichte. Lange und sorgfältig aufgestellte Ahnentafeln beziehen ihre Bedeutung daraus, daß sie die Sprößlinge alter und *bekannter* Familien vom gewöhnlichen Volk absetzen, das seine Vorfahren allenfalls über zwei oder drei Generationen zurückverfolgen kann. Adelige Familien mit ihren langen Überlebenszeugnissen stechen in einer Welt heraus, die von Menschen ohne Vergangenheit bevölkert wird. Die Existenz von Menschen mit langen Ahnentafeln *ist* tief verwurzelt und fest verankert *worden* – worauf sich leicht angesichts der oberflächlichen und flüchtigen Gegenwart all der anderen Menschen hinweisen läßt. Der vergangene Überlebenserfolg ist ein gutes Omen für die Sache der Unsterblichkeit. Aus ähnlichen Gründen kann sich der Glanz eines neu erworbenen Vermögens nie mit der Herrlichkeit alter, ererbter Reichtümer messen, jenes dünstet den beißenden Geruch der Sterblichkeit aus, den diese auf ihrem langen Marsch durch vergangene Zeitalter zerstreut, ausgetrieben und abgewaschen zu haben beanspruchen.

Private Wege zur Unsterblichkeit

Der Unterschied, der entscheidende Unterschied – buchstäblich einer von Leben und Tod, ist der Unterschied zwischen der *Dauerhaftigkeit* und der *Vergänglichkeit* von Dingen, die in Besitz genommen oder ausgeführt werden können. Dauerhafte Dinge sind nicht für den Verbrauch bestimmt, ja ausdrücklich davon ausgenommen. Ihre »Verwendung« für andere Zwecke als die des Zurschaustellens und eines ersatzhaften, bloß symbolischen Genusses gilt als Zerstörung und im Gegensatz zur Vernichtung anderer Gegenstände als ein Verbrechen. In seiner bemerkenswerten und erhellenden Studie über Abfallproduktion und Manipulation sagt Michael Thompson, »im Idealfall halten dauerhafte Güter ewig« – sie kommen der Unsterblichkeit so nah, wie Dingen dies überhaupt vergönnt ist, sie stehen für Unsterblichkeit. Der springende Punkt ist jedoch, daß

> *jene Leute an der Spitze die Macht haben, Dinge dauerhaft und vergänglich zu machen, somit können sie sicherstellen, daß ihre eigenen Objekte immer dauerhaft sind und daß die der anderen immer vergänglich sind. Sie sind wie ein Footballteam, dessen Mittelstürmer zufällig auch der Schiedsrichter ist; sie können nicht verlieren.*[4]

Wie dauerhaft sie auch sein mögen und wie fest und verbindlich ihr privilegierter Status der Dauerhaftigkeit gegründet sein mag, bestimmte Dinge sind nun einmal bewegliche Güter: Sie existieren unabhängig von ihren Besitzern, können ihnen genommen und auf andere übertragen werden. Dies ist gewissermaßen die primäre Leistung des Marktes. Neue Vermögen lassen sich dazu verwenden, den Inhabern ererbter Reichtümer die Zeichen ihrer Unsterblichkeit zu rauben: ihre Schlösser und ihren Schmuck. Der Schmuck führt nun stellvertretend Unsterblichkeit mit sich: sein Erwerb verleiht den neuen Eigentümern stellvertretend Unsterblichkeit. Man erklärt ihn für *unsterblich* schön (oder wird ihm die Schönheit der Unsterblichkeit zugesprochen?). Anders als Ahnentafeln sind Kostbarkeiten bewegliche Güter – so können sie in den Dienst einer flexiblen Schichtung, einer mobilen Hierarchie, gestellt werden: einer Reise nach Jerusalem, bei der jeder die Chance hat, eine Schlacht zu gewinnen, in der die meisten verlieren. Aus dem kostbaren, dem Zahn der Zeit widerstehenden Metall der Abstammung werden Amulette und Talismane der Unsterblichkeit geschmiedet, geeignet für den Handel und den persönlichen Erwerb. Die Aristokratie mag ihr Monopol auf Unsterblichkeit verloren haben, die Jagd nach dem Staat ihres vergangenen Glanzes ist jedoch eine posthume Ehrung des erstaunlichen Erfolges, den ihre Zauberformel für Transzendenz verbuchen konnte.

Da der bevorzugte Zugang zur Unsterblichkeit auf der Vergangenheit gründet, die »kein heute lebendes Wesen ändern kann«, oder auf der gegenwärtigen Macht des Reichtums, der selbst die Vergangenheit zur Ware macht, hängen zukünftige Möglichkeiten in der einen oder anderen Weise letztlich von der gegenwärtigen Vormachtstellung ab: das heißt, von der Fähigkeit, die öffentliche Aufmerksamkeit zu lenken. Der Spieleinsatz, der die Hoffnung auf Unsterblichkeit trägt, muß die Gewißheit haben, einen zentralen Ort in der Kartographie des lebenden Universums einzunehmen – einen herausragenden, nicht-zu-verpassenden Ort, einen Ort, der ein brennendes (»unsterbliches«!) Interesse auf sich zieht und von vielen als passender Schauplatz öffentlicher Verherrlichung akzeptiert wird. Um bei der Sicherung der Unsterblichkeit als ein wichtiges Werkzeug fungieren zu können, müssen Altertümer zunächst verehrungswürdig gemacht werden. Um den Fürsten, Generälen und Premierministern Unsterblichkeit zu garantieren, muß Geschichte in erster Linie als eine Geschichte von Dynastien, Schlachten und Gesetzgebungen geschrieben werden. Die zukünftige Unsterblichkeit wird aus den Aufzeichnungen der Gegenwart erwachsen. Die Unsterblichen von morgen müssen sich zuerst der Archive von heute bemächtigen.

Letztendlich ist es die gegenwärtige, gesellschaftlich anerkannte Unterscheidung von Dingen und Eigenschaften in *dauerhafte* und *vergängliche*, die die möglichen Wege zur Unsterblichkeit verzeichnet (d. h. darüber befindet, wie sich der persönliche Hunger nach unterscheidender Unsterblichkeit stillen läßt). Wir haben das Bedürfnis, noch zu unseren Lebzeiten zu wissen, wie es um unsere posthume Anwesenheit in der Welt bestellt sein wird, und deshalb brauchen wir eine glaubwürdige und vertrauenswürdige Versicherung unserer Zeitgenossen. Garantien weisen diese Eigenschaften dann und nur dann auf, wenn sie sich auf die Autorität eines der beiden maßgebenden Typen stützen können. Dabei kann es sich um ein Versprechen handeln, dessen Urheber in der Gesellschaft als Experten »für die Zukunftsschau« gelten oder allgemeiner als »Kenner des geschichtlichen Wirkens«. In den meisten Fällen sind solche Leute Geschichtserzähler und -schreiber. Schließlich ist die Geschichte (als Erzählung mit einer Zuhörerschaft, als Text mit einer Leserschaft) genau der Ort, wo sich ein posthumes Leben, falls es so etwas geben soll, abspielen wird. Eine weitere Möglichkeit (vor allem im Zeitalter der Massendemokratie) liegt darin, der Autorität der Zahl zu vertrauen – der Macht großer Zahlen, zukünftigen Ereignissen ihren Stempel aufzudrücken, die Geschichte zu zwingen, mit ihnen zu rechnen und sie zur Kenntnis zu nehmen. Je massiver der heutige Bekanntheitsgrad, um so geringer die Wahrscheinlichkeit, daß er spurlos verschwinden wird, und die Art von Information, die in populären Ratespielen wie »Trivial Pursuit« unters Volk gebracht wird, trägt beträchtlich zur Glaubwürdigkeit einer solchen Erwartung bei. Welche der beiden Autoritäten auch am Werk ist, der Zweck ist jedenfalls erfüllt: das Versprechen der Unsterblichkeit (obgleich stets vorläufig und vorbehaltlich) wird dann gewährt, wenn es von Bedeutung ist – d.h. zu Lebzeiten sterblicher Wesen.

So hören wir wiederholt, dieser oder jener Zeitgenosse »habe Geschichte gemacht«. Einige »machen Geschichte«, ohne dafür etwas zu tun, indem sie lediglich in eine Stellung aufrükken, deren Inhaber in jenen »offiziellen Zeugnissen« festgehalten werden, die den Stoff für die historischen Erzählungen liefern. Jeder Premierminister oder Heeresführer »macht« in diesem Sinne »Geschichte«, obwohl natürlich die Frage der Solidität ihres geschichtlichen Fortlebens, des Glanzes ihrer posthumen Existenz – des Umfangs der von künftigen historischen Erzählungen bewilligten Aufnahme – offenbleibt, denn dies hängt von der Amtsführung des Betreffenden ab. Ein Premierminister wird dann erwarten dürfen, auf eine beeindruckendere Weise als die meisten seiner Amtskollegen in die Geschichte einzugehen, wenn er beispielsweise zum »dienstältesten« Oberhaupt der Regierung wird oder in Zeiten eines besonders blühenden Wohlstands oder eines besonders katastrophalen Wirtschaftszusammenbruchs regiert. Auf eine andere Weise, aber nach denselben Regeln, »machen« Fußball- und Tennisspieler, Popsänger, Mörder, Maler, Weingutbesitzer, Erfinder, Filmschauspieler und Wissenschaftler »Geschichte«. Hier wie auch in einer Reihe von Fällen, in denen die Gesellschaft sich für das Versprechen persönlicher Unsterblichkeit verbürgt, wird dasselbe Muster verfolgt. Erstens muß der Tätigkeit selbst eine dauerhafte Bedeutung und somit ein »Platz in der Geschichte« zugesprochen werden. Zweitens muß, soll die Unsterblichkeit sicherer und die posthume Existenz prominenter sein, eine besondere Vortrefflichkeit in der Ausführung der betreffenden Tätigkeit vorliegen. Die Vorzüglichkeit wird normalerweise in formalen oder halbformalen Verfahren bewertet, etwa durch die Académie française, die ihren Mitgliedern den Titel eines Unsterblichen verleiht, oder durch regelmäßige Wettkämpfe um die Schachweltmeisterschaft, die Olympischen Spiele oder Einrichtungen für das Aufstellen oder Brechen von Rekorden.

Unsterbliche Gedanken, unsterbliche Denker

Von Marx haben wir gelernt, daß die herrschenden Ideen die Ideen der herrschenden Klasse sind. Freilich begnügt die herrschende Klasse sich nicht damit, daß die Herrschaft der Ideen mit ihrer Klassenherrschaft zeitlich zusammenfällt: Darüber hinaus versucht sie (vielleicht beharrlicher als alles andere) sicherzustellen, daß die Herrschaft ihrer Ideen ihre eigene irdische Herrschaft überdauert, damit diese als unsterblich in die Annalen eingeht und ihre Unsterblichkeit noch in ferner Zukunft bewahrt. Daß dem tatsächlich so ist, wenn das unbekannte und seinem Wesen nach ungewisse *Noch-Nicht* schließlich eingetroffen sein wird, kann sich auf ein vernünftiges Kriterium der Gewißheit berufen, nämlich auf die Hoffnung, daß die Werte, um deren Förderung und Bewahrung die Herrschaft gekämpft hat, ewig sind. Weil es den ewigen Werten dient, »transzendiert« das Leben der Herrschenden »das bloß Gewöhnliche«. Die *Biographien* der Herrschenden werden *Geschichte*. Im Gegensatz zum Leben der gewöhnlichen Sterblichen, die, wenn überhaupt, bloß durch die *Statistik*, also entpersonalisiert und »demographiert«, in die Geschichte eingehen, hält man das Leben der Herrschenden für wert, sorgfältig verzeichnet, studiert, abgehandelt und gelehrt, interpretiert und uminterpretiert zu werden. Sie werden dem Schicksal der vergänglichen Gegenstände entgehen, die einmal konsumiert und verbraucht, aus dem Blick (und damit aus der einzig zählenden Form von Existenz) verschwinden und sich, vielleicht für immer, in die anonyme Gestaltlosigkeit der Dunkelheit auflösen.

Diese Aussicht auf Unsterblichkeit hängt ganz und gar davon ab, ob zukünftige Generationen die Bedeutung jener Taten und Tugenden anerkennen, die von der herrschenden Klasse zur Untermauerung ihres Herrschaftsanspruchs vorgewiesen werden. Derartige Aussichten lassen sich wiederum nur durch die Bemühung vergrößern, die Zukunft zu binden – und das ist, wie in anderen Fällen auch, im wesentlichen allein durch ein kollektives Unterfangen möglich. Sollen Mitglieder der herrschenden Klasse in der Lage sein, ihr persönliches Angebot auf Unsterblichkeit mit Aussicht auf Erfolg zu machen, dann muß die zukunftsbindende Vorherrschaft der Klasse gesichert sein, denn nur so gelingt es ihren Mitgliedern, die ihnen zur Verfügung stehenden Einsätze im Spiel des Bietens zur Geltung zu bringen. Fahrende Ritter mögen miteinander um einen herausragenderen Platz unter den Unsterblichen wetteifern, indem sie sich durch persönliche Kühnheit und Mut hervortun, die Möglichkeit, sich einen Platz im unsterblichen Gedächtnis der Nachwelt zu sichern, hängt jedoch nicht von ihnen ab. Die Verbindung zwischen ihren persönlichen Taten und ihrer Unsterblichkeit wird nicht individuell, sondern kollektiv hergestellt. Nur solange wie die Ideen der Kriegerklasse ihre Vorherrschaft behaupten, nur solange Geschichte, Dichtung und Musik die Mühen der Schlacht für den vorzüglichsten Gegenstand epischer oder lyrischer Werke halten, wird die Verbindung Bestand haben.

Es gibt eine Kategorie von Menschen, die dem Anschein nach »für die Unsterblichkeit« gemacht sind, sind sie es doch, die zwischen den persönlichen Leistungen und ihrer öffentlichen Erinnerung so vermitteln, daß niemand seinen Traum von Unsterblichkeit ohne ihren Beistand erfüllen kann. Dies ist die Kategorie der professionellen Unsterblichkeitsmakler; jener, die die dauerhaft wertvollen Münzen prägen, deren Vorräte verwalten und den für die Dauer auserkorenen Lebensläufen das Wertetikett der Unsterblichkeit anheften. Régis Debray schrieb:

> *Es gibt die Denkwürdigen und die für die Erinnerung Vorgeschlagenen. Die Vergänglichkeit der Herrschaft und ihre Vergessenheit. Jene, die ihre Namen im goldenen Buch hinterlassen, und jene, die auf Papier, Ton oder Papyrus die Namen der ersteren schreiben.*
> *Es gibt die Helden und die Künstler der Macht. Jene stellen etwas dar, diese strukturieren. Diese verschwiegene Sphinx ist es, die sich nach und nach Schreiber, Sänger, Sophist, Kleriker, Gelehrter, Intellektueller genannt hat ...*[5]

Eine *verschwiegene* Sphinx, schreibt Debray. Man könnte sagen: eine unsichtbare. Zu Anfang, anonym und gesichtslos. Ein bloßes Werkzeug, für den Abfallhaufen bestimmt, sobald es seine Schuldigkeit getan hat; nichts was dem dauerhaften Glanz des vollendeten Produkts das Wasser reichen könnte. Das Produkt wird stolz aufgestellt, damit alle es bewundern können. Es wird in Museen und Kunstgalerien für die Nachwelt aufbewahrt. Wer aber wird sich der Werkzeuge erinnern? Ein Werkzeug zwischen Produkte zu legen (etwa die tonverkrustete Scheibe und das Messer des Töpfers zwischen die exquisit geformten und elegant inkrustierten Vasen), bietet die sicherste Gewähr dafür, die Schmutzwirkung zu erzielen, das Ärgernis eines Dinges, »das am falschen Ort« ist. (Alle Künstler, deren Wunsch es war, *épater le bourgeois*, bedienten sich dieses Mittels mit Vorliebe: Sie brauchten lediglich den Betrachter an den Handwerker hinter der Kunst zu erinnern.)

Doch der »Schmutz« an der Sache besitzt nun einmal eine große, wahrhaft magische Kraft. Es kann auch nicht anders sein, schuf er doch das Dauerhafte aus dem Vergänglichen und verlieh dem Flüchtigen Bestand. Wie die Künstler, die durch ihre Kunst dem bearbeiteten, vergänglichen Rohmaterial die Unsterblichkeit der Form zukommen lassen, so weist der Schreiber sterblichen Geschöpfen Unsterblichkeit zu, stattet Ereignisse und Taten mit der fortdauernden Eigenschaft einer erinnernswerten und erinnerten Tradition aus. Der Schmutzeffekt ist daher nur ein Ergebnis des Streits um die Oberherrschaft und eine Umkehrung der echten Machthierarchie. Es ist nur eine Frage der Zeit, bis die Wahrheit hervortritt und die wirklichen Lenker und Verwalter der Unsterblichkeit aus der Vergessenheit auftauchen, in die sie durch die Verachtung ihrer mächtigen Auftraggeber gestürzt sind. Es wird ein wenig länger dauern, bevor die Schreiber zu Intellektuellen werden (man ist versucht zu sagen, zu Schreibern *für sich* [dt. i. Orig.]), bevor jene, die die Unsterblichkeit der Großen und Mächtigen verwalten, sie für ihre eigenen Leistungen, für ihre eigene, nur von ihnen durchführbare Arbeit einklagen – und damit für sich selbst. Die Gedanken sind es, die unsterblich sind, und es ist der Text, der sie dazu macht, es ist der Schreiber des Textes, der das Vergängliche ins Dauerhafte verwandelt.

So erhebt hinter der Zeitlosigkeit all der anderen Dinge – der heroischen Taten, der langen Ahnentafeln, der Heldenstücke der Herren – die eine Macht ihr Haupt, die über die Fähigkeit verfügt, sie zeitlos zu machen und in diesem Zustand zu erhalten: der überzeitliche Geist, die Voraussetzung und wahre Heimstatt der zeitlosen *Tradition* und *Kontinuität* des Seins. Von Platons unsterblichen Ideen bis zu Husserls enthistorisierter Subjektivität strebten Philosophen danach, das anhaltende Gespräch der miteinander Sprechenden zu einer Entität zu formen, die dauerhafter als das Leben der Gesprächspartner ist, damit andere, spätere, nach ihrem Tode kommende Gesprächsteilnehmer sich von ihnen angesprochen fühlen müssen, wie auch sie von ihren Vorgängern angesprochen und genötigt wurden, ihnen in ihren eigenen Gesprächen zu entgegnen. Auf diese Weise wird die Ewigkeit des Gesprächs, die Unsterblichkeit der es aufzeichnenden Schriften, Wirklichkeit werden. Durch die Dauerhaftigkeit der Texte gelingt es der ihrerseits von der bewahrten Vergangenheit erfüllten Gegenwart, die Zukunft zu binden. Nachdem das anhaltende Gespräch die Zeit gebändigt hat und so unbesorgt auf ihr reiten kann, statt von ihren Hufen zertreten zu werden, überwindet es Entfernungen, die für »gewöhnliche« Männer und Frauen unüberbrückbar sind. Es hebt seine Teilnehmer aus der Menge der gewöhnlichen – historisch gesprochen, unwissenden oder stumpfen – Sterblichen heraus; es formuliert die nur von den Erwählten (oder Selbsterwählten) erfüllbaren Prüfungsbedingungen für das Eingehen in die Unsterblichkeit. Das Gespräch spielt tadellos die Rolle, die von jeder erfolgreichen Unsterblichkeitspolitik erwartet wird: Es etabliert Unsterblichkeit als gesellschaftliche Relation, als Motor der Schichtung und als Prinzip des Einschlusses, das seine Kraft der Praxis des Ausschlusses verdankt.

Die »künstliche« Natur der Unsterblichkeit, die Tatsache, daß sie feste Wurzeln in der Gegenwart hat, ist Platons Scharfsichtigkeit nicht entgangen:

> *Das War und Wirdsein sind Formen der entstandenen Zeit, obwohl wir mit Unrecht, ohne dies zu bedenken, diesem dem ewigen Sein beilegen. Denn wir sagen ja von ihm: »es war, ist und wird sein«, während ihm nach der wahren Redeweise allein das »es ist« zukommt, wogegen man die Ausdrücke »es war« und »es wird sein« lediglich von dem in der Zeit fortschreitenden Werden gebrauchen darf. (Timaios 37e–38a)*

»Ideen« (bei Platon finden sich die Worte *eidos*, *ousia*, *genos*, *physis*, die unterschiedlich als »Idee«, »Form« »Wesenheit« übersetzt werden)[6] sind ewig und dauerhaft (Dauerhaftigkeit ist die »empirische«, greifbare, nicht ganz so verwirrende Gestalt, in der »Ewigkeit« vom Verstand gedacht werden kann): Sie unterliegen nicht dem Fluß der Zeit, sie heben die Unterscheidung zwischen Vergangenheit und Zukunft auf (jene geistige Verarbeitung der Erfahrung des Alterns, des Todes und neuer Geburt) und *machen* die Ewigkeit zu einer unendlich ausgedehnten *Gegenwart*. Die Idee ist »in« den Dingen, so daß sie nicht als bedeutungslos für all das abgetan werden kann, was das Leben erfüllt und sein Interesse erweckt. Die Idee ist das entscheidende, schöpferische, kausale und determinierende »Innere« der Dinge. Gleichzeitig *besteht* sie *für sich*, ist unabhängig und sich selbst genügend, nicht bloß »ein Bestandteil« der Dinge, wodurch sie an deren Vergänglichkeit und Zeitlichkeit teilhätte. Da die Zeit aufgehoben ist, »sind« Ideen (Wesenheiten, Formen) auf eine ganz andere Weise als Dinge. Das Wesen ist »absolut und in vollkommener Weise das, was es ist, unabhängig von allem anderen, unveränderlich und göttlich« – und dank dieser Eigenschaft »wirklicher als die sich verändernden Tiere und die Dinge um uns herum«. Die Sinne sind klarerweise nicht in der Lage, etwas Absolutes, Vollkommenes und der Veränderung Enthobenes zu erfassen. Alles, was die Sinne wahrnehmen, ist proteisch und vergänglich. Ideen können daher nur durch ein von den Sinnen verschiedenes *Denken* begriffen werden. Was die Sinne hervorbringen, erleidet dasselbe Schicksal wie die Gegenstände der Sinneswahrnehmung. Es ist zwangsläufig unzuverlässig, zeitlich und nicht mehr als eine bloße *Meinung*. Das Denken hingegen badet in der Sonne der Dauerhaftigkeit und Beständigkeit, in der »höheren Wirklichkeit« der Ideen, Formen und Wesen; es erzeugt *Wissen*. (Platon verwendet in seinem Höhlengleichnis auf sehr wirkungsvolle Weise die Sonnen-Metapher: die Helligkeit des Sonnenlichts blendet so stark, daß gewöhnliche Augen nicht in die Sonne blicken können.) »Meinung ist veränderlich, fehlbar, irrational und das Ergebnis von Überredung; Wissen ist beständig, unfehlbar, rational, genau und deutlich.«[7] Anders als Meinungen, die in den Fluß des Alltäglichen eingetaucht und auf ewig an die Höhle gefesselt sind, wo sie nur den Tanz der veränderlichen und flüchtigen Schatten sehen können, richten sich die Gedanken auf Ideen, sie bezeugen die Begegnung mit dem Unsterblichen. Ideen sind ewig – und so auch die Gedanken und die Denker.

Ein Wissen, das der Versenkung in zeitlose Ideen entspringt, ist eine Ahnung der Ewigkeit. Es wäscht die Verunreinigung ab, jene Alltäglichkeit,[8] die alles Dauerhafte verschleißt und zur Auflösung verurteilt. Keine andere menschliche Tätigkeit ist dazu imstande, da jede das unauslöschliche Brandmal des Vergänglichen trägt. Die Sorge für den Körper, die Gymnastik »hat es doch ganz mit dem Werdenden und Vergänglichen zu tun, denn sie führt Aufsicht über Wachstum und Verfall des Leibes«, während »die Künste doch insgesamt unedel« sind. Nur die »Umlenkung der Seele, welche aus einem gleichsam nächtlichen Tage zu dem wahren Tage des Seienden jene Auffahrt antritt, [wollen] wir eben die wahre Philosophie nennen.« (521 c–e) »Ohne alle Wahrnehmung, nur mittels des Wortes und Gedanken (zielt er) auf das selbst was jedes ist«, und unter der Voraussetzung, daß »er nicht eher abläßt, bis er, was das Gute selbst ist, mit der Erkenntnis gefaßt hat«, kann der Philosoph am »Ziele alles Erkennbaren« anlangen, während all die anderen, die gewöhnlichen Sterblichen, am entgegengesetzten Ende ankommen – am »Ziel alles Sichtbaren« (532 a–b). An jenem Ende sind die »Meinungen der Vielen« zu Hause. »Die Hörbegierigen und Schaulustigen [...] lieben doch die schönen Töne und Farben und Gestalten und alles, was aus dergleichen gearbeitet ist, die Natur des Schönen selbst aber ist ihre Seele unfähig zu sehen und zu lieben.« Nur »wenige« »vermögen dem Schönen selbst zu nahen und es für sich zu betrachten«. Diese »wenigen« sind die Philosophen.[9]

Diese Aussagen sind keineswegs nur erkenntnistheoretischer Natur. Es sind auch Behauptungen über politische Philosophie und vor allem über praktische Politik. Zur Zeit Platons war Unsterblichkeit das Los und nur das Los der Herrschenden. Nun sehen sich die Regenten einer Herausforderung gegenüber. Um ihre Unsterblichkeit zu rechtfertigen, müssen sie Beglaubigungsschreiben vorlegen. Sie müssen beweisen, daß sie das Reich des Dauerhaften betreten und unmittelbar das wahrhafte und ewige Sein der Ideen geschaut haben. Sie müssen ihren Anspruch auf Unsterblichkeit auf eine Weise begründen, die nur die Philosophen seit altersher meisterten. In diesem Spiel haben die Regierenden geringe Gewinnchancen. Insofern als die Regierenden das Urbild der Unsterblichkeit aufstellten (und allein in Besitz nahmen), insofern als Herrschaft und Unsterblichkeit zu Synonymen erklärt worden sind, sollten eigentlich die Weisen, die wenigen, die sich mit dem Ewigen beschäftigen, Herrscher sein.

> *Da nun die Philosophen die sind, welche das sich immer gleiche und auf dieselbe Weise verhaltende fassen können, die aber dies nicht können, sondern immer unter dem vielen und auf allerlei Weise sich verhaltenden umher irren, nicht Philosophen sind, welche von beiden demzufolge müssen Führer des Staates sein?*
> *Die Philosophen [...] müßten regieren [...] [E]s (kommt) einigen von Natur zu, sowohl mit der Philosophie sich zu befassen, als auch im Staat Anführer zu sein, den übrigen aber sowohl jene unberührt zu lassen, als auch hier dem anführenden zu folgen.*
> *Denkmäler aber und Opfer wird ihnen der Staat, wenn auch die Pythia damit einverstanden ist, öffentlich darbringen als guten Dämonen, wo nicht doch als seligen und göttlichen Menschen.*[10]

Die nachfolgende, zweieinhalbtausendjährige Geschichte der *scribes* und ihr beharrlicher Aufstieg zur Figur des Intellektuellen ließe sich in der Tat als lange Fußnote zu Platons *Staat* betrachten. Die Bibliotheken füllenden Bücher, die im Laufe der Jahrhunderte geschrieben wurden, um das Recht der großen Geister auf persönliche Unsterblichkeit und Leitung der Sterblichen zu untermauern, verpackten Platons ursprüngliches Angebot in stets neue und zeitgemäße Worte, fügten seiner Substanz jedoch praktisch nichts Neues hinzu. Die Intellektuellen sind es, die die Geschichte schrieben und sie so zur Tradition und »unserem Erbe« formten. Platons Vermächtnis ist die bedeutendste kollektive Tradition und das wichtigste kollektive Erbe der Schriftsteller. Es erstaunt daher nicht, daß wir lernten, die philosophische Revolution in Athen für den wahren Beginn »unserer Zivilisation« zu halten, für unser – europäisches, abendländisches – gemeinsames (und *grundlegendes*) Erbe.

Die Welt des Geistes (und nur sie ist in der Öffenlichkeit vernehmbar, ist die Öffentlichkeit) hält beharrlich daran fest, so wie sich die katholische Kirche, aus nahezu den gleichen Gründen, an das Edikt des Konstantin klammert.

Platons *Staat* hat sich als das einflußreichste und kulturschaffendste Werk erwiesen, das je geschrieben wurde. Die Leistung des Autors ist wahrhaft erstaunlich. Gleichsam im Alleingang wurde der Rahmen für alle späteren Diskurse abgesteckt, für die eine »Meta-Erzählung«, die alle Wechselfälle der Geschichte überlebte und wahrscheinlich nie ihren Reiz und ihre bindende Kraft verlieren wird, handelt es sich doch um eine die *raison d'être* aller Geschichten und aller Erzähler bildende Meta-Erzählung. Das Band zwischen Unsterblichkeit, Macht und Wissen, das zugleich die Legitimation und stets erneute Durchführung des Diskurses bildet, ist diese *raison d'être*. Und Platon war es, der dieses Band knüpfte. Die Philosophen bewarben sich um das Recht zu regieren; und die Bewerbung wurde mit dem Hinweis gerechtfertigt, nur dem Philosophen sei das Ewige zugänglich. Die eigene Hoffnung des Philosophen auf Unsterblichkeit wurde mit dem kühn und kompromißlos beanspruchten Monopol auf jenen Zugang fest begründet. Infolgedessen trat sowohl eine ontologische als auch eine gesellschaftliche Teilung auf. Gesellschaftlich verlief die Trennlinie zwischen den »Vielen« mit ihren »Meinungen« und »den Wenigen« mit ihrer »Kenntnis des Ewigen«, ontologisch zwischen dem Vergänglichen und Dauerhaften, zwischen Dingen und Ideen, Fertigkeiten und Künsten. Nachdem beide Seiten entgegengesetzten Polen zugewiesen wurden (»das Ziel alles Sichtbaren« versus »das Ziel alles Erkennbaren), war es unwahrscheinlich, daß die Trennung von den Betroffenen überbrückt werden konnte, war die Reise doch nur in eine Richtung erlaubt.

So sollte Jahrhunderte lang der Stoff aussehen, aus dem die Intellektuellen ihr Gebot auf Unsterblichkeit machten. Jahrhunderte mußten jedoch vergehen, bevor die gesellschaftlichen Bedingungen auftauchten, die diesem Gebot die Möglichkeit gaben, sich endgültig durchzusetzen.

Innerhalb der griechischen Tradition bildeten sich das Königtum und die Philosophie als die zwei Hauptstrategien heraus, den Tod zu überdauern. Sie brachte die beiden wichtigsten Angebote auf Unsterblichkeit hervor, die beiden am häufigsten eingeschlagenen Wege, um die Zukunft so zu binden, daß sie die Gegenwart bewahren mußte. (Alle anderen von Sterblichen praktizierten oder von Theoretikern der Unsterblichkeit empfohlenen Strategien, die posthume Existenz zu sichern, waren lediglich metaphorische Variationen, schwache Widerspiegelungen dieser beiden.) Könige und Philosophen wurden auf diese Weise sowohl zu Verbündeten als auch zu Gegnern. Sie konnten ihre Kräfte vereinigen, damit der Sieg für beide Seiten wahrscheinlicher wurde. Und sie konnten gezwungen sein, sich gegenseitig das Recht streitig zu machen, sobald sie spürten, daß die begehrten Güter knapp wurden.

Bei ihrem Angebot auf Unsterblichkeit stießen Könige und Philosophen selten auf den Widerstand anderer. Pascal bemerkte, daß nur jene dazu neigten, über den Tod (und damit über die Unsterblichkeit) nachzudenken, die nicht täglich um ihr Überleben kämpfen, nicht im Schweiße ihres Angesichts ihr tägliches Brot verdienen und mit Mühe ihre Kinder großziehen mußten. »Die Ewigkeit«, meinte Paul Valéry, »beschäftigt nur diejenigen, die zu viel Zeit haben«. Ewigkeit »ist eine Form des Müßiggangs«.[11] Die Möchte-Gern-Unsterblichen waren zu ihren Lebzeiten normalerweise Angehörige der begüterten Klassen. Schon dieser gemeinsame Zug unterscheidet sie vom Rest der Gesellschaft. Der Hoffnung auf Unsterblichkeit gingen irdische Privilegien voraus; ohne diese wäre jene unbegründet. Sie läßt sich nur solange aufrechterhalten, wie die Privilegien fortbestehen. Sollten persönliche Bewerbungen um Unsterblichkeit irgendwelche Erfolgsaussichten haben, dann nur, weil die Klasse der Bewerber während ihres zeitlichen Aufenthalts in der materiellen und körperlichen Welt von der Vergänglichkeit des Irdischen getrennt ist.

Die Einsamkeit der Unsterblichkeit

Es liegt trivialerweise auf der Hand, daß die Theorien über den Anspruch auf Unsterblichkeit von jenen ausgearbeitet wurden, die gewohnheitsmäßig darüber theoretisieren, was für andere in der Regel eine Sache der unreflektierten Praxis ist: von den philosophischen Mittelstürmern in der Mannschaft der Unsterblichen. Die Kultur, die den Geschmack und die Urteilskraft (d.h. die Fähigkeit, zwischen dem Beständigen und Zeitlichen, dem wahrhaft Dauerhaften und dem bloß Vergänglichen zu unterscheiden) in den Rang des höchsten Kennzeichens der Menschheit erhoben hat, war bei weitem die am häufigsten und erfolgreichsten angewandte Theorie dieser Art. Pierre Bourdieu schrieb dazu folgenden scharfsinnigen und bissigen Kommentar:

> *Die Negation des niederen, groben, vulgären, wohlfeilen, sklavischen, mit einem Wort: natürlichen Genusses, diese Negation, in der sich das Heilige der Kultur verdichtet, beinhaltet zugleich die Affirmation der Überlegenheit derjenigen, die sich sublimierte, raffinierte, interesselose, zweckfreie, distinguierte, dem Profanen auf ewig untersagte Vergnügen zu verschaffen wissen.*
> *[...] [seit Kant gründete die »gelehrte Ästhetik« in dem Gegensatz] zwischen »Sinnen-Geschmack« und »Reflexions-Geschmack«, zwischen leichtem, auf Sinnenlust verkürztem sinnlichen Vergnügen, und reinem, von Lust gereinigtem Vergnügen, das wie geschaffen scheint zur Symbolisierung moralischer Vollkommenheit und zu einem Gradmesser für die Befähigung zur Sublimation, Auszeichnung des wahren Menschen als Menschen. Die aus dieser magischen Trennung erwachsende Kultur gewinnt sakrale Geltung. Und in der Tat: die Gegenstände, Personen und Situationen, welche die kulturelle Weihe erhalten, erfahren eine an Transsubstantiation gemahnende ontologische Erhöhung.*[12]

Dem Sinnlichen zu entsagen (es als vulgär – unwürdig und ekelhaft – neu zu definieren) heißt, den Anspruch auf eine solche Transsubstantiation zu erheben: Es ist die Absichtserklärung, das flüchtige, mit der vergänglichen Welt der Sinnlichkeit so fest verbundene Leben in persönliche Unsterblichkeit zu verwandeln. »Dauerhaft« ist alles, was vor der zersetzenden, auflösenden Auswirkung des Konsums sicher ist, dasjenige, was *nicht für die Konsumption bestimmt* ist, *keinen* Gebrauchswert hat, keinem denkbaren Zweck dient und weder verschlungen noch zerstört werden kann, um irgendeine Begierde zu befriedigen. Das Dauerhafte nimmt nicht ab, wenn es genossen wird. Wenn es »konsumiert« wird, dann so, daß diese Art der Konsumption in scharfem Gegensatz zu jedem »gewöhnlichen« Verbrauch steht, denn statt dadurch verringert zu werden, nimmt die Gesamtmenge des Dauerhaften zu. Das Begehren, das das Dauerhafte wertvoll macht, ist gerade der Wunsch, es zu bewahren und unversehrt zu erhalten. Die Tätigkeiten, die diesem Begehren entsprechen, sind kein Null-Summen-Spiel. Der Wert dauerhafter Dinge nimmt tatsächlich in ihrem Verlauf zu. Es ist, als würde gleichsam durch ansteckende Magie das durch den Nicht-Gebrauch *verewigte* Erhabene auf jene »abfärben«, die mit ihm in Verbindung treten, und es ihnen ermöglichen, am Glanz der Unsterblichkeit teilzuhaben.

Definitionen tun nicht das, was sie vorgeben: Sie stellen keinen Gegensatz als Symmetrie zwischen zwei gleichwertigen Entitäten her – vielmehr schneiden sie Teilmengen aus der Gesamtmenge heraus, weil sich diese angeblich durch eine Einmaligkeit und einen höheren Wert unterscheiden, den die Restmenge nicht besitzt. Wie Roland Barthes schreibt, besteht die Opposition (»das Trennmesser des Wertes«) »*immer und überall* zwischen der *Ausnahme und der Regel*«.[13] Wenn Sterblichkeit und Vergänglichkeit *die Norm* unter den Menschen sind, dann kann Dauerhaftigkeit nur als eine *Ausnahme* erlangt werden. Ihre praktische Erlangung ist ein heldenhaftes Bravourstück. Sie wird nicht einfach durch Individualisierung sichergestellt, obgleich die Hoffnung auf Dauerhaftigkeit ohne sie nicht ernsthaft gehegt werden kann. Es kann kein Zweifel daran bestehen, daß persönliche Unsterblichkeit nicht das Los aller Individuen ist. Fürsten wie Weise können nicht an ihrer zukünftigen Unsterblichkeit arbeiten, ohne ihr persönliches Leben aus der grauen, anonymen Masse ihrer Zeitgenossen herausragen zu lassen. Sie müssen durch den Kontrast ihrer Individualisierung zur Kollektivierung der anderen, sich in einer gesichtslosen Masse verlierenden Menschen jene Gräben aufwerfen, erweitern und vertiefen, die sie von den »gewöhnlichen Sterblichen« trennen.

Wie Edgar Morin gezeigt hat,

> *gründet die erhabene Individualität eines Königs darauf, daß die Individualität der übrigen geleugnet wird. Die Allgemeinheit des königlichen Bewußtseins ist nur dadurch möglich, daß ihre Gegebenheit im Bewußtsein der anderen geleugnet wird. Die Kultur des Herren erhebt sich ausschließlich auf der Nicht-Kultur des Knechtes. Die Geschichte der Individualität ist in der Tat von der grausamen Entindividualisierung des Anderen durchzogen…*
>
> *Im Extremfall erheischt die absolute Bejahung der eigenen Individualität die absolute Zerstörung anderer.*[14]

Man könnte sagen, dies sei der ständige und unwandelbare *soziale* Aspekt einer Selbstentfremdung, die aus dem Streben nach Unsterblichkeit resultiert. Dieser nach außen gekehrte Aspekt spiegelt sich im inneren Kampf des Selbst gegen alles wider, was seine Sterblichkeit durch die Verbindung zu jenen Teilen des sozialen Lebens unleugbar verrät, die bereits als vergänglich verworfen wurden: zum Gewöhnlichen, Pöbelhaften, Abscheulichen, Niedrigen, Gesichtslosen und Gemeinen. Wie Simmel einmal bemerkte, neigen »tiefe Naturen« dazu, sich von allen weltlichen Inhalten, von allem, was an den konkreten Lebensinhalten flüchtig und zufällig ist, loszusagen.

Sich um Unsterblichkeit zu bewerben heißt, allem und jedem den Krieg zu erklären, was in der »reinen Gegenwart« verankert ist, im materiellen Sein der Welt. Eine solche Aufgabe ist alles andere als leicht zu bewältigen. Wie radikal man sich auch gebärden mag, eine vollkommene Entfernung vom Irdischen ist unmöglich. Selbst der hochfliegendsten Spiritualität gelingt es nicht völlig, jeder Berührung mit dem Diesseits zu entfliehen – und sei es bloß, weil sie mit jedem erfolgreichen Ringen um Transzendenz wirkliche – greifbare, sichtbare – Spuren in der Welt hinterläßt.

Wie wir bereits sahen, müssen die Anwärter auf Unsterblichkeit die dauerhaften Spuren ihrer Mühen als Eintrittskarte vorweisen: Taten, die sich aufgrund ihrer Gewichtigkeit in der gemeinsamen Tradition ablagern, oder Gegenstände, die aufgrund ihres Zaubers Kunst und somit dauerhaft genannt werden, oder auch Gedanken, deren Originalität zur Gründung einer sie propagierenden Orthodoxie führen. »Aber diese Erzeugnisse von Lebensprozessen«, so Simmel, »haben das Eigentümliche, daß sie im Augenblick ihres Entstehens schon einen festen Bestand haben... Sie zeigen eine eigene Logik und Gesetzlichkeit,..., in einer gewissen Abgelöstheit und Selbständigkeit gegenüber der seelischen Dynamik, die sie schuf.«[15] Würden diese »Erzeugnisse« nicht jene nachweisbare Festigkeit erwerben, wären sie nicht in der Lage, den Anspruch auf Unsterblichkeit zu unterstützen.

Doch in dem Augenblick, wo sie festgelegt worden sind, werden sie auch per definitionem *objektiv*. Als objektivierte (vergegenständlichte) Formen treten sie dem Unsterblichkeitsspekulanten als ein weiterer Teil jener vergänglichen, festgelegten und starren Wirklichkeit gegenüber, die es zu transzendieren gilt, damit Unsterblichkeit denjenigen zugesprochen werden kann, die das Meisterstück vollbringen. Das Angebot auf Unsterblichkeit scheint daher unheilbar von schizoiden Tendenzen befallen zu sein. Otto Rank schrieb überzeugend von der »neurotischen Natur« der schöpferischen Kraft, davon, daß der »Impuls zur Verewigung« fortwährend durch die zu enge Berührung mit sterblichen Dingen gehemmt wird, ohne die er keine Erfüllung fände. Er konstatiert eine »zwiespältigen Haltung« des Künstlers angesichts der herrschenden Kunstideologie, die er einerseits benötigt, um seine persönliche Kreativität zu rechtfertigen, gegen die er aber andererseits auch mit der ganzen Kraft seiner Persönlichkeit opponiert. Wenn der persönliche Wille zur Kunst angesichts der Tatsache, daß schöpferische Individuen stets nach Unsterblichkeit streben, als persönlicher Drang nach Unsterblichkeit verstanden werden muß,[16] dann sollten wir in der Regel erwarten, daß der Künstler hoffnungslos von Konflikten heimgesucht wird und sein Verhalten zwischen Einmischung und Flucht, zwischen der Suche nach Beherrschung der Lebensprozesse und der Zuflucht des Elfenbeinturms wechselt.

Dies ist ein weiterer, vielleicht der primäre, Grund für das notorisch stürmische, nahezu schizophrene Auf und Ab, mit dem Denker und Schriftsteller sich in die politische Praxis und soziale Wirklichkeit einmischen und sich von ihr distanzieren. Die aufstrebenden Nutznießer der verewigten Vernunft können sich die soziale Bestätigung (gewissermaßen die einzige Grundlage) dieser Verewigung nicht ohne Zusammenarbeit mit den Fachleuten der Macht sichern. Wissen diese doch, wie sich Privilegien durch Gewalt und den Glanz von Recht und Ordnung schützen lassen. Die Unsterblichkeitsanwärter sind genötigt, sich selbst um solche Machtpositionen oder um das Wohlwollen jener, die sie innehaben, zu bewerben. Freilich ist die Ordnung, deren sie sich auf die eine oder andere dieser Weisen bemächtigen müssen, eine durch und durch irdische Angelegenheit. Die Wächter der Ordnung vermögen nur das zu bewahren, was sie zuerst »objektiviert« haben, wodurch dessen Wert als wichtigster Motor der individuellen Selbstbejahung und Transzendenz gemindert wird.

Schärfer als jeder andere hat Adorno dieses Dilemma (wenn auch in einer bereits vermittelten, dem zugrundeliegenden Paradox entrückten Form, und gewiß nicht frei von ideologischer Selbsttäuschung) herausgearbeitet, als er schrieb: »daß sie [die Kultur] Schaden nehme, wenn sie geplant und verwaltet wird; daß aber, wenn sie sich selbst überlassen bleibt, alles Kulturelle nicht nur die Möglichkeit der Wirkung, sondern die Existenz zu verlieren droht«. Diese Abhängigkeit ist tragisch, da »sie [die Kultur] das Höhere und Reinere sein [möchte], das, was nicht angetastet, nicht nach irgendwelchen taktischen oder technischen Erwägungen zurechtgestutzt ward [...] Kultur sei die Manifestation reinen Menschenwesens, ohne Rücksicht auf Funktionszusammenhänge in der Gesellschaft«; »zunächst wird man das Simple festhalten müssen, daß das spezifisch Kulturelle eben das der nackten Notdurft des Lebens Enthobene ist«. Kultur ist »das, was über das System der Selbsterhaltung der Gattung hinausgeht« – das heißt über all das, womit sich die Herrschenden beschäftigen, über die Dinge, die allein in ihren Zuständigkeitsbereich fallen. Die Regierenden sind daher in ausgezeichneter Weise praktisch ausgerichtet und mithin natürliche Feinde der Kunst und ihres »Unpraktischseins«, das »ihrer bloßen Existenz« eingedrückt ist.[17] Den Kulturschaffenden bleibt folglich nichts anderes übrig, als den Schutz »der sakrosankten Irrationalität von Kultur« jenen Mächten anzuvertrauen, die zur Zerstörung alles Irrationalen entschlossen sind. Sie sind gezwungen, den der Selbsterhaltung der Gattung sich widmenden Mächten die Aufgabe zu übertragen, über die diesseitigen Fundamente des Jenseits, über die vergänglichen Garantien für das Dauerhafte zu wachen – für das, was »über die Selbsterhaltung hinausgeht«. Kulturschaffende können sich nicht der Zusammenarbeit mit Kräften entziehen, die an ebenderselben Unsterblichkeit nagen, die sie bewahren sollen.

Damit freilich ist in den Augen Adornos und seines Mitautors Horkheimer weder das ganze Dilemma bezeichnet noch sein tragischster Aspekt benannt.[18] »Die Geschichte jener alten Religionen und Schulen wie die der modernen Parteien und Revolutionen hingegen vermag zu lehren, daß der Preis fürs Überleben das praktische Mitmachen, die Verwandlung der Idee in Herrschaft ist.« Aber lohnt es sich, den Preis zu zahlen? Betrachtet man die Entwicklung, die dem Kampf der Ideen ums Überleben folgt, etwa von der Içâ-Upanishad bis zum Vedantismus, von den ungehobelten und allgemein verspotteten Kynikern bis zu den würdevollen und allgemein geachteten Stoikern, oder von Johannes dem Täufer und seiner hochmütigen Einsamkeit bis zum heiligen Paulus, dem äußerst erfolgreichen Anführer einer Massengefolgschaft – so stößt man immer auf denselben Vorgang: dem Überlebenserfolg »haftet [...] etwas vom Verrat an jugendlichem Radikalismus, an revolutionärer Opposition gegen die herrschende Wirklichkeit an«. Gewinnen die Ideen jenen organisatorischen Rückhalt, der für eine wirksame Bewerbung um die Herrschaft notwendig ist, so nur, weil sie auf dem Weg dorthin viel von ihrer ursprünglichen Kraft eingebüßt haben. Sie mußten Kompromisse schließen. Sie mußten alles ablegen, was sie für den weltlichen Geschmack und den gesunden Menschenverstand ihrer Anhänger ungenießbar, unverdaulich und abstoßend machen könnte – derjenigen, die wie Platons allegorische Höhlenbewohner nie bereit sind, unmittelbar in die Sonne zu schauen. Man möchte sagen, im Endeffekt bedeutet dies, daß die Ideen »das Unsterbliche« in ihnen um des irdischen, zeitlichen Überlebens willen preisgeben müssen, für das sie im Namen der Unsterblichkeit kämpfen... Damit sie in diesem letzten Sinne unsterblich sind – damit sie die irdischen Kämpfe überleben –, können die Ideen eine nach der anderen gezwungen sein, jedes Stückchen Radikalität aufzugeben, all jene Elemente der Transzendenz, die Unsterblichkeit überhaupt erst lohnens- und begehrenswert machen.

In der Tat ein Teufelskreis, dem, wie Adorno und Horkheimer betrübt einräumten, nicht leicht zu entfliehen ist – ja, aus dem es möglicherweise gar kein Entkommen gibt. Niemand kann ihm entrinnen, während er ernsthaft auf Transzendenz hofft. Selbst »die Kompromißlosen« konnten nicht derart kompromißlos sein. Insofern die »Geschichte [von ihnen] Kunde gibt, entbehrten sie nicht jeder Art organisierter Gefolgschaft, sonst wären noch nicht einmal die Namen bis zur Gegenwart gelangt«. Gewiß, »die Idee und der einzelne gelten ihnen mehr als die Verwaltung und das Kollektiv« und daher waren ihre theoretischen Systeme nicht »so straff und zentralisiert«. (Eine straffe Theorie ist nichts anderes als die logische Folge zentralisierter Organisationen.) Sie konnten oder wollten keinen »soliden Bau einer nach unten abgeschlossenen Hierarchie« errichten. Gleichwohl haben sie ihre Ablehnung des weltlichen und Vergänglichen nicht bis zum äußersten betrieben. Hätten sie es getan, würden wir nichts von ihnen wissen, und ihre Ideen wären mit ihnen gestorben.

Transzendenz ist eine schlüpfrige Angelegenheit. Der Same für ihre Niederlage ist bereits fest in ihrem Trieb nach Selbstbehauptung angelegt. Ihre Strategie – die einzig denkbare Strategie – ist von Widersprüchen geplagt. Und so auch das Leben ihrer Träger, jener Denker, die das »es ist« transzendieren und im Geiste die Kette sterblicher Geschöpfe in die Unsterblichkeit der menschlichen Geschichte umformen. An jeder Ecke lauern Gefahren. Selbst ein »Zufallsgespräch« mag »schon ein Stück Verrat« sein. »Kein Gedanke ist immun gegen seine Kommunikation, und es genügt bereits, ihn an falscher Stelle und in falschem Einverständnis zu sagen, um seine Wahrheit zu unterhöhlen.« Beide praktischen Einstellungen zum Weltlichen – die einzig vorstellbaren – sind falsch: »Herablassung und sich nicht besser dünken sind das gleiche.« Daher das tragische Paradox: »Für den Intellektuellen ist unverbrüchliche Einsamkeit die einzige Gestalt, in der er Solidarität etwa noch zu bewähren vermag.« Um der Erlangung und Bewahrung solcher Einsamkeit willen sollte man auf »die Suche nach dem Unabgegriffenen, vom allgemeinen Begriffsschema noch nicht erfaßten« gehen, denn darin liegt »die letzte Chance für den Gedanken« – und die wahre Autonomie: »Wer ein Unikum anbietet, das niemand kaufen will, vertritt, selbst gegen seinen Willen, die Freiheit vom Tausch.« Aus diesem Grund »[wird] vom Denkenden heute nicht weniger verlangt, als daß er in jedem Augenblick in den Sachen und außer den Sachen sein soll – der Gestus Münchhausens, der sich an dem Zopf aus dem Sumpf zieht, wird zum Schema einer jeden Erkenntnis [...] Und dann kommen noch die angestellten Philosophen und machen uns zum Vorwurf, daß wir keinen festen Standpunkt hätten.«[19] Darf Platons *Staat* als Prototyp des richtungsweisenden Mythos vom Intellektuellen als kollektivem Sprachrohr des Transzendenten und Ewigen betrachtet werden, so kann Adornos gequälte Selbstprüfung wohl als Prototyp jener Zwangslagen gelten, mit denen Intellektuelle immer dann konfrontiert sind, wenn sie versuchen, ihre Bewerbung durch praktische Tätigkeit zu unterstreichen.

Unsterblichkeit als Zuflucht

Das Dilemma ist einfach, wenn auch deshalb nicht weniger beunruhigend und quälend. Da sie einer Gesellschaft ausgesetzt sind, die sich, ist sie erst einmal vom mörderischen Streben nach Selbsterhaltung befreit, vor allem der täglichen Jagd nach weltlichen, hochgradig hinfälligen Vergnügungen hingibt und daher kaum Zeit für das Transzendente und Ewige erübrigen kann, haben die Intellektuellen, die Calvinisten unserer Zeit, keinerlei Möglichkeit, anhand ihrer irdischen Erfolge zu überprüfen, ob sie »auserwählt sind«, weshalb sie mehr noch als ihre einstigen Urbilder von Ungewißheit gepeinigt werden. Zwischen dem Irdischen und dem Himmlischen klafft ein gähnender Abgrund. Es besteht wenig Aussicht, daß jenes von diesem gelenkt wird oder es widerspiegelt. Die Umrisse des Himmlischen sind nicht in den entfliehenden Bildern des Irdischen zu entziffern. Andererseits hat das Himmlische nun keinen Herrn mehr, von dem zu hoffen wäre, daß er die irdischen Urteile aufhöbe. Niemand bezweifelt, daß das Ewige ebenso wie das Vergängliche von Menschen gemacht und verwaltet wird. Es ist daher ein riskantes, viel Mut und Verwegenheit heischendes und dennoch keine Gemütsruhe bescherendes Unterfangen, die Urteilssprüche der irdischen Gerichtshöfe des Ruhmes im Vertrauen auf das zeitlose Tribunal der Unsterblichkeit zu mißachten. Vorausgesetzt, irdische Gerichte können, wie Adorno erklärte, nicht ohne weiteres gezwungen werden, sich den vom Tribunal der Ewigkeit erlassenen Gesetzen zu beugen, so bleibt nur eine Strategie übrig: Für das Himmelstribunal müssen solche Richtlinien festgesetzt werden, die bewußt und unverhohlen für jeden irdischen Gerichtshof unannehmbar sind. Nur so wäre die verrückte Hoffnung möglich, sie könnten dem erstickenden Zugriff irdischer Urteilssprüche entzogen bleiben. Bestünde nicht doch die Möglichkeit, daß der ewige Gedanke sein Königreich behält, wenn er sich mit der Tatsache aussöhnt, daß es nicht von dieser Welt ist?

Genau diese Strategie verfolgte die künstlerische Avantgarde – und allgemeiner die zahllosen Strömungen der *l'art-pour-l'art*-Bewegung – rückhaltlos, aber letztlich ohne Erfolg. Teils aus programmatischen Gründen, teils unbewußt trieb die Bewegung das Dilemma auf die Spitze. Einerseits wollte sie die Öffentlichkeit zwingen, die Gegenwart des Kulturschöpfers wahrzunehmen, wollte sie spürbar, hörbar, gewichtig machen – und als solche anerkannt wissen. Andererseits durfte sie nicht zulassen, daß diese Gegenwart von der öffentlichen Anerkennung abhing und den Launen des öffentlichen Beifalls ausgesetzt war. Um Enttäuschungen zuvorzukommen, war es nötig, den öffentlichen Geschmack als Autoritätsquelle zu leugnen und zu entmachten. Dazu bedurfte es eines künstlerischen Angebots, das die Öffentlichkeit einfach ablehnen mußte. (Nur ein völlig ungenießbares und schlichtweg unannehmbares Angebot war verständlicherweise in der Lage, *Tatsachen* zu schaffen, die sich triumphierend als Beweis für das *quod erat demonstrandum* präsentieren ließen.) Allein durch dieses Verfahren ist es denkbar, über allen Zweifel erhaben *in* und dennoch kategorisch *nicht von* dieser Welt zu sein; nur so läßt sich eine Niederlage zum höchsten Zeichen des Sieges erklären; nur so die letzte Bestätigung, für die Unsterblichkeit »auserwählt zu sein«, auf die Ablehnung durch die sterbliche Welt stützen; und nur auf diese Weise konnte das Exil als Zufluchtsort dienen, um die gesellschaftliche Randexistenz in die *Avantgarde*, den Halt für die Zukunft und Ewigkeit, umzutaufen.

Sicherlich war dies kein Programm, um sich von jeglicher Verbindung mit der Welt loszusagen. Die Avantgarde-Strategie bedurfte, und zwar dringend, der Welt, als dasjenige, was schmäht und geschmäht wird, als stetige, zuverlässige Quelle der kraftspendenden Selbstopferung. Man brauchte den Bürger, um jemanden zu schockieren. Das »*Ça t'épate, hein?*« war schließlich der einzige noch übriggebliebene Berührungspunkt zwischen den ewigen Werten und ihren irdischen Manifestationen. Denn legte der Schrecken des Bürgers nicht sehr beredt

Zeugnis von der tatsächlichen Ewigkeit der Werte ab? Die Avantgarde-Künstler waren keine Einsiedler. Sie waren auf ein Publikum angewiesen, das sie erschrecken, verhöhnen und demütigen konnten. Einige rationalisierten diese Notwendigkeit: Die Demütigung des Publikums sei kein Zweck an sich, sondern ein Mittel, um die unglücklichen Opfer aus ihrem erniedrigenden Banausentum zu erretten, sofern eine Rettung noch möglich war. Die Erniedrigung geschah zum Wohle des Opfers: wer das Licht sehen wollte, mußte zunächst bekennen, daß er in der Finsternis lebte.

Lautete so die Theorie, dann schien die Praxis allerdings nicht dem verkündeten Ziel zu entsprechen. Nichts fürchtete die Avantgarde mehr als die Aussicht, der Bürger (ein Synonym für den *Ungebildeten* [vulgar] und den Spießer) könne aufhören, sich schockiert und erschreckt zu fühlen, ja sogar eine Art nachempfundenes Vergnügen an diesen ihm zum Leid gedachten Opferungen finden und mit dem Künstler über den Wert seiner Schöpfung *übereinstimmen*. Eine derartige Übereinstimmung, sollte sie stattfinden, würde den als ewig erhofften Wert nur mit dem erniedrigenden Prädikat der Weltlichkeit versehen. Die Avantgarde tat alles in ihrer Macht liegende, um den Augenblick der Bekehrung hinauszuschieben: Sie wollte zu ihren Bedingungen akzeptiert werden, aber jede Akzeptanz bezeugte – per definitionem –, daß es nicht ihre Bedingungen waren. Hätten es jemals die ihrigen sein können? Wenn ja, dann gäbe es keine Akzeptanz.

Die Praxis der Avantgarde stellte sämtliche Grundregeln der Kriegskunst auf den Kopf. Sobald ein Territorium erobert worden war, rückten die siegreichen Truppen ab. Jeder Sieg war das Signal für den Rückzug. Die Schwierigkeit lag freilich darin, daß sich der Bürger, im Gegensatz zu seinem von der avantgardistischen Propaganda gezeichneten Bild, aus dem einen oder anderen Grund als minder »schockierbar« erwies. Und schwerer wog noch, daß das Schockpotential der unverfrorensten Ausbrüche sehr bald Abnutzungserscheinungen zeigte. Die entscheidende Wunderwaffe des Bürgers – der

Markt mit seiner erschreckenden Fähigkeit, alles und jedes, und sei es noch so anstößig und ungenießbar, zu absorbieren, zu assimilieren, zu verdauen und jeden potentiellen Schuldposten in einen tatsächlichen Vermögenswert zu verwandeln – entpuppte sich als eine Kraft, die den avantgardischen *Provokateuren* und ihren Fähigkeiten, Ärgernis zu erregen, weit überlegen war. Neue, stets ausgeklügeltere Sturmangriffe mußten mit zunehmender Schnelligkeit geplant werden. Die Opferungen hatten immer funktions*loser*, bedeutungs*loser*, zweck*loser*, nutz*loser* zu sein (da doch Funktionalität, Zweck und Nützlichkeit erklärtermaßen im Brennpunkt der Interessen gewöhnlicher Sterblicher stehen). Es galt, den Markt herauszufordern, Gegenstände und Akte, die nie zuvor als künstlerische Schöpfungen betrachtet wurden, als zeitlose, mit Kunstwerken assozierte Werte zu akzeptieren. Der Markt nahm sie jedoch mit erstaunlich wenig Nachhilfe auf, so daß die neuen Akte immer absonderlicher und die neuen Gegenstände immer fremdartiger und widersinniger werden mußten. Die Avantgarde mochte so schnell laufen, wie sie konnte, die Späher des Markts liefen schneller. Sie hatten das letzte und entscheidende Wort: Sie schlugen den Herausforderer auf seinem eigenen Spielfeld und münzten den Angriff auf die Macht des Marktes in eine heiß begehrte Ware um. »Bizarr«, »ungewöhnlich«, »umstritten«, »schockierend«, »empörend« – sind zu den beliebtesten Worten von Werbetexten geworden und ausgesprochen verkaufsfördernd. Schon bald wurde offenbar, daß die Avantgarde auf verlorenem Posten stand. Wie Peter Bürger ein paar Jahre nach Marcel Duchamps bilderstürmerischer (und ihrer Intention nach höchster) Geste der Freiheit formulierte:

> *Wenn heute ein Künstler ein Ofenrohr signiert und ausstellt, denunziert er damit keineswegs mehr den Kunstmarkt, sondern fügt sich ihm ein.*
> *Da inzwischen der Protest der historischen Avantgarde gegen die Institution Kunst als Kunst rezipierbar geworden ist, verfällt die Protestgeste der Neoavantgarde der Inauthentizität.*[20]

Der unheilvolle Hang von Siegen, sich in Niederlagen zu verkehren, zog zwei tiefgreifende Zweifel an den die Entwicklungsfähigkeit der avantgardistischen Strategie schürenden Folgen nach sich. Die erste Konsequenz war, um nochmals Bürger zu zitieren, daß »die historischen Avantgardebewegungen die Institution Kunst nicht [haben] zerstören können, wohl aber haben sie die Möglichkeit zerstört, daß eine bestimmte Kunstrichtung mit dem Anspruch allgemeiner Gültigkeit auftreten kann«[21] – und dies geschah nicht bloß unabsichtlich, sondern im Widerspruch zu den virtuellen und wirklichen Intentionen der Bewegung. Indem die Avantgarde die Echtheitsnachweise aller neuen Kunstobjekte in dem Augenblick untergrub, wo sie als solche akzeptiert wurden, entzog sie am Ende dem entscheidenden Kriterium der Akzeptanz den Boden, indem sie dem allgemeinen Konsens die Autorität absprach, über den Wert einer Sache zu befinden. Provokation sollte ein Verfahren zur Bekräftigung des Überirdischen, der Universalität, der Dauerhaftigkeit und der Zeitlosigkeit kultureller Schöpfung sein; statt dessen erwies sie sich als Vernichtungswaffe. Niemand konnte nunmehr ernsthaft auf irgendeinen der Werte Anspruch erheben, um derentwillen der Kampf ursprünglich geführt wurde. Die Künstler der Avantgarde machten die Durchführbarkeit ihrer *individuellen* Bestrebungen *kollektiv* null und nichtig. Das Dauerhafte ist – zumindest auf unbestimmte Dauer – vergänglich geworden.

Eine andere Folge war die allmähliche, doch unaufhaltsame Selbstvernichtung der Kunst: Sie verdankte sich der bedrükkenden Furcht vor Entweihung, die um so besessener wurde, je mehr sich die erhofften Reinigungsgesten eine nach der anderen als verbrecherische Zusammenarbeit mit den befleckenden Kräften herausstellten. Wie weit kann jemand bei seiner verzweifelten Suche nach einem sicheren Zufluchtsort gehen, bevor er sich gezwungen sieht, vor der verlockenden Sicherheit der Nicht-Existenz zu kapitulieren? Nur was nie geschaffen wurde, läßt sich nicht stehlen, nur was nicht existiert, ist vor Besudelung und Korruption geschützt. Daher schicken die

Künstler ausradierte Zeichnungen befreundeter Künstler an die Galerien; stopfen sie mit einer Wagenladung von Schund voll; laden Kritiker zur privaten Besichtigung einer leeren Galerie ein; bohren ein Loch in den Boden und entziehen es durch eine Abdeckung den Blicken; oder sie verpacken eine Brücke mit einer Plastikplane. (»Nun, ist sie eingewickelt, nun ist sie nicht mehr!«) Allerdings war auch diesen Maßnahmen ein zweifelhafter Erfolg beschieden. Bislang hat es sehr wenig gegeben, woraus der Markt keinen Profit schlagen konnte. Wenn Tertullian einst verkündete, »Credo, quia absurdum est«, so scheint, wie die Avantgarde am eigenen Leibe erfahren mußte, der Grundsatz des Marktes zu lauten: »Ich verkaufe, weil es völlig sinnlos ist.« Die Interesselosigkeit läßt sich nicht endlos weitertreiben. Die äußerste Grenze für den Maler ist die leere Leinwand (besser noch, gar keine), für den Schriftsteller die leere Buchseite und für den Komponisten die Stille. Der Kampf um ewige Existenz endet mit einer Einübung ins Nicht-Sein. Unsterblichkeit, sollte sie jemals erreichbar sein, weist all die bestürzenden Eigenschaften auf, die das Vergängliche und die Zeitlichkeit so abstoßend machten und zur Flucht in das Ewige trieben. Der Traum von der Transzendenz scheint selbst-widersprüchlich zu sein, jedenfalls wenn er durch diese Strategie verfolgt wird.

Die Philosophie, der ursprüngliche Aktienmarkt der Unsterblichkeit, scheint auf ihre Weise – und mit ähnlichem Ergebnis – die Strategie der Avantgarde übernommen zu haben. Im Laufe der Zeit entfernte sie sich so weit von der Geschäftigkeit weltlicher Interessen, daß sie sich nur selbst Gegenstand sein konnte. Sie verortete das Absolute in dem, was ihr noch blieb: Sie kann nur noch zerlegen, was sie selbst zusammengesetzt hat, und es erneut zusammenzusetzen, so daß der Prozeß des Zerlegens, die einzig erkennbare Form der Dauerhaftigkeit, ununterbrochen weitergehen kann. Das Programm des Dekonstruktivismus ist das philosophische Gegenstück zur mürrischen Behauptung der Neo-Avantgarde, die Flachheit der Leinwand sei für die Malerei das einzig angemessene Sujet. Beispiele dafür gibt es in Hülle und Fülle. Sie nehmen beständig zu und lassen sich überall finden. Vielleicht ist das folgende Zitat Roland Barthes' ein ebenso gutes Beispiel wie jedes andere:

> Text heißt Gewebe; aber während man dieses Gewebe bisher immer als ein Produkt, einen fertigen Schleier aufgefaßt hat, hinter dem sich, mehr oder weniger verborgen, der Sinn (die Wahrheit, aufhält, betonen wir jetzt bei dem Gewebe die generative Vorstellung, daß der Text durch ein ständiges Flechten entsteht und sich selbst bearbeitet; in diesem Gewebe – dieser Textur – verloren, löst sich das Subjekt auf wie eine Spinne, die selbst in die konstruktiven Sekretionen ihres Netzes aufginge. Wenn wir Freude an Neologismen hätten, können wir die Texttheorie als eine Hyphologie definieren (hyphos ist das Gewebe und das Spinnnetz).[22]

Der Wunsch, die Sterblichkeit des Subjekts zu transzendieren, gipfelt, zum Äußerstens getrieben, in der Zerstörung (»Auflösung«) des Subjekts. Unsterblichkeit ist nicht gesichert worden. Freilich wiegt dies nun, da sich das Leben als Täuschung oder Schein erwiesen hat, nicht mehr schwer. Nach Jahrhunderten der Qualen, nachdem alle Hoffnungen der Moderne ihren Bankrott angemeldet haben, sind wir aufgefordert, uns im postmodernen Nirwana zu entspannen.

Das prekäre Überleben der Unsterblichkeit

1925 verkündete Paul Valéry mit einer Mischung aus falscher Bescheidenheit und unverkennbarem Stolz:

> Wer von niemanden ersetzt werden kann – weil er anders als alle *anderen* ist –, der erfüllt kein unleugbares Bedürfnis. So entdecken wir im Volk der Intellektueller diese beiden bemerkenswerten Klassen: *Intellektuelle, die einem Zweck dienen, und Intellektuelle, die keinem Zweck dienen.*[23]

Diese Äußerung war höchst ironisch. Valéry schien kaum daran zu zweifeln, daß »kein Zweck« der edelste Zweck überhaupt sei und daß die Bezeichnung von etwas als »zwecklos« nur die Gewöhnlichkeit derjenigen belegte, die solche Kategorien verwandten. Zur zweiten Klasse des »Volks der Intellektuellen« gehörten freie und selbstbestimmte Menschen, die vom und für das Denken lebten. Sie hatten mit allen anderen keinerlei Ähnlichkeit, waren *sensu stricto* unersetzbare Individuen, die Adornos Ideal von der »unverbrüchlichen Einsamkeit« so nah wie möglich kamen. Ihr Tun schien jenen, die in den Vergänglichkeiten des Alltags versanken, »keinen Zweck« zu haben, nutzte es doch in keinem erkennbaren Sinn der Selbsterhaltung. Die Intellektuellen transzendierten die Borniertheit der vergänglichen und verworrenen täglichen Sorgen und streckten, über deren Köpfe hinweg, die Hand nach jenem Ganzen aus, das ewig war und eine Mitte hatte. Sie »dienten« nicht irgendeiner Sache – da ja im Gegenteil alles davon überzeugt oder dazu genötigt werden sollte, jenem ewigen Ganzen zu dienen, für das sie einstanden.

Schließlich war dies die Epoche, in der es nur eine Frage der Zeit und der Entschlossenheit zu sein schien, bis das Absolute erreicht war. Transzendenz – so lautete das Glaubensbekenntnis – hänge von der Bereitschaft des Denkers zur Askese und Selbstaufgabe ab. Oder wie Ignazio Silone es formulierte, »wer sein Leben nicht nach den Umständen, seinem *Milieu*, seinem Vermögen und den materiellen Bedingungen einrichtet [...] wer ohne Rücksicht auf die Folgen für Gerechtigkeit und Wahrheit eintritt, der ist kein Atheist, da er im Ewigen wohnt und das Ewige in ihm«.[24] Es war auch die Zeit, als Jules Benda in *La Trahison des clercs* die nur allzu offensichtliche Tatsache feststellen konnte, daß die Intellektuellen, *les clercs*, Menschen seien, die sich mit Dingen beschäftigen, »die ihrer Natur nach keine praktischen Zwecke verfolgen«, Menschen, die statt dessen »ihre Freude daraus schöpfen, daß sie Kunst, Wissenschaft, oder metaphysische Spekulation treiben, kurz gesagt, aus dem Besitz überzeitlicher Güter, so daß sie in gewisser Weise sagen ›mein Reich ist nicht von dieser Welt‹«.[25]

1943 bemerkte Paul Valéry mit finsterer Demut und kaum einer Spur von Stolz: »Das Weltall war ein Ganzes und hatte eine Mitte. Es gibt kein Ganzes, keine Mitte mehr. Gleichwohl spricht man weiter vom Weltall.«[26] In der Stimme, die einst mit ruhigem und würdevollem Vertrauen sprach, wird ein eigensinniger Widerstand vernehmbar. Aber immerhin Widerstand und deshalb auch Hoffnung. Die Aufgabe der Intellektuellen ist um vieles verwickelter und gefahrvoller geworden. Erfüllt ist sie allerdings nicht, und sie darf nie aufgegeben werden. Schließlich war die Welt zu keiner Zeit ein gastfreundlicher Ort für die »nutzlosen« Sucher nach Transzendenz.

Ein halbes Jahrhundert später nennt Bernard-Henry Lévy, der einzige Franzose, der den Mantel der Intellektuellen noch mit Genuß trägt (und sei es nur, um in der passenden Kleidung das Ende der intellektuellen Ära auszurufen), die Intellektuellen »eine ausgestorbene Spezies«. Er verkündet den Tod des Intellektuellen »als einer Art Prophet des Allgemeinen«. Zu einer Zeit, »wo niemand mehr an den Sinn der Geschichte glaubt«, sei mit diesem Tod zu rechnen gewesen.[27] Lévy ist nicht der einzige, der Grabreden verfaßt. Tatsächlich ist in unseren Tagen, wo sich die Intellektuellen in Journalisten verwandelten, das Aufsetzen von Grabinschriften zu einem sehr beliebten Genre geworden. So meint Luc Ferry: »Die Funktion des heutigen Intellektuellen besteht darin, die Gesellschaft, in der er lebt, zu verstehen und nicht die große Maschine für die Sinnproduktion zu bauen.« Und Edgar Morin schreibt: »Vor allem aber müssen wir vom Thron des Höchsten Weltenrichters herabsteigen.«[28] Und warum? Weil es keinen Bedarf für die Einsichten und Prophezeiungen gibt, die sich von einem solchen Thron aus verkünden ließen. In der Tat hat die Gesellschaft, die »zu verstehen unsere Funktion« ist, keine Verwendung oder keine Zeit für die Geschichte oder das Weltall.

Diese Gesellschaft hat, wie Valéry meinte, bis zum äußersten die Tendenz unserer Zivilisation ausgereizt,

> *»die Struktur und Eigenschaften einer Maschine [anzunehmen] [...] Ihre Präzision, die ihrem Wesen entspricht, kann keine Vagheit oder Launen der Seele dulden. Außergewöhnliche Situationen laufen dem reibungslosen Funktionieren zuwider. Die Maschine kann niemanden dulden, dessen Pflichten und Umstände nicht genau angegeben sind. [...] Die Maschine kann und will einzig und allein Fachleute anerkennen.»*[29]

Oder wie Adorno lieber sagte, »die Departementalisierung des Geistes ist ein Mittel, diesen dort abzuschaffen, wo er nicht ex officio, im Auftrag, betrieben wird«. Was so beschrieben wurde, ist nicht bloß das Los der langen und erfolglosen philosophischen Erkundung des Absoluten: »...ja der Bereich des Privaten insgesamt wird verschlungen von einer rätselhaften Geschäftigkeit, die alle Züge des Kommerziellen trägt, ohne daß es eigentlich dabei etwas zu handeln gibt«, so daß »beinahe verdächtig (ist), wer nichts ›will‹«. Nachdem die instrumentelle Vernunft und die Geschäftsgrundsätze auf der ganzen Linie gesiegt haben und nichts von ihren zudringlichen Einmischungen unberührt bleibt, verliert die einsame Rebellion ihren Gehalt. Was als heroischer Widerstandsakt gedacht war, gleicht eher einer possenhaften Farce. Es gibt keine Beschäftigungen mehr im Leben, die als Schnittfläche mit der intellektuellen Suche nach dem Transzendenten und Absoluten dienen könnten. Folglich scheint die intellektuelle Auseinandersetzung mit dem Ewigen sowohl müßig als auch lächerlich zu sein, zweifellos aber ungerechtfertigt. Unter solchen Umständen wird die Aufgabe, »unverbrüchliche Einsamkeit« aufrechtzuerhalten, von Stunde zu Stunde schwieriger, und wer allem zum Trotz darauf beharrt, sieht sich von Zweifeln geplagt:

> *So groß ist die Macht der fortschreitenden Organisation des Gedankens, daß sie jene, die sich draußen halten wollen, zur Eitelkeit des Ressentiments, zur Geschwätzigkeit der Selbstanpreisung, schließlich die Unterlegenen zur Hochstapelei treibt. [...] Zwischen der Lust an der Leere und der Lüge von der Fülle läßt der herrschende Stand des Geistes kein Drittes zu.*[30]

In einem zuerst 1977 veröffentlichten Interview[31] mit Alessandro Fontana und Pasquale Pasquino verfaßte Foucault nichts Geringeres als eine Grabrede auf den sogenannten »universalen« Intellektuellen, den er vom »spezifischen« Intellektuellen unterscheiden wollte, von dem Intellektuellen, »der gelernt hat, nicht im Modus des ›Universalen‹, ›Exemplarischen‹ und des ›Für-alle-Wahren-und-Gerechten‹ zu arbeiten, sondern innerhalb »eines spezifischen Bereichs«, »an den genauen Punkten«, die ihm seine Lebens- oder Arbeitsbedingungen nahegelegen. Der nun verstorbene »universelle Intellektuelle« war laut Foucault in erster Linie ein *Schriftsteller*, was immer er auch sonst von Beruf war. Die »Tätigkeit des Schriftstellers« steht jedoch »nicht mehr im Brennpunkt der Dinge«. Die Bühne wurde von den »spezifischen Intellektuellen« erobert, die in der Hauptsache *Fachkräfte* sind – Beamte oder Psychiater, Ärzte oder Sozialarbeiter, Labortechniker oder Soziologen – unabhängig davon, ob sie schreiben oder nicht, und unangesehen dessen, was sie schreiben mögen. Der universale Intellektuelle war zudem ein Abkömmling »des Rechtsgelehrten oder jedenfalls eines Mannes, der sich auf die Allgemeingültigkeit gerechter Gesetze berief«. Der spezifische Intellektuelle ist hingegen »von ganz anderer Statur« – er ist ein *Experte*. Wenn er in der Öffentlichkeit das Wort ergreift, dann »im Namen einer »fachgebundenen« wissenschaftlichen Wahrheit. Der *universale* Intellektuelle ist, wie Foucault erklärt, in jeder Hinsicht ausgestorben, und der *spezifische* Intellektuelle hat den Sieg davon getragen.

Wie dem auch sei, die eigentlich interessante Frage ist: Wie verbucht der spezifische Intellektuelle Pluspunkte im Hinblick auf Unsterblichkeit? Läßt sich die Arbeit des Intellektuellen unter anderem immer noch als persönliche Bewerbung um Transzendenz und Unsterblichkeit betrachten? Die Arbeit des »spezifischen Intellektuellen« ist größtenteils verbürokratisiert worden. Wozu Bürokratien auch sonst gut sein mögen, zumindest sind sie für ihre Neigung berüchtigt, alles unpersönlich zu gestalten.[32] Die Individualität ist der Hauptfeind jeder Organisation, was kaum überrascht, da sie die vertraute Routine stört, auf der ihre fortdauernde Existenz beruht. Jenes Moment von Unvorhersagbarkeit, das Individualität zwangsläufig in eine programmierte und koordinierte Tätigkeit einführt, ist nicht leicht mit der zentralen Befehlsstruktur, dem Fundament der Routine, zu vereinbaren. Daher zieht es eine Organisation vor, sich als eine Menge von Rollen, nicht von Personen, zu betrachten und so zu handeln. Die Rollen sind es, die für Beständigkeit sorgen – wohingegen Personen auswechselbar und disponibel sind: für die Persönlichkeit wahrhaft ein Widerspruch in sich. Eine Organisation gehorcht demselben Muster wie die Gattung. Sie perpetuiert sich durch eine Abfolge zeitlicher Agenten und stellt ihre eigene Dauerhaftigkeit sicher, indem sie jedes ihrer Mitglieder vergänglich macht. Die Sterblichkeit ihrer Mitglieder ist die Bedingung für ihr eigenes Überleben. Jede Organisation wacht daher eifersüchtig über ihr Recht zu entscheiden, wann und aus welchem Grund das Leben ihrer Mitglieder in der Organisation beendet werden kann und sollte. »Spezifische Intellektuelle« sind auf Organisationen angewiesen, wenn sie forschen, lehren oder veröffentlichen wollen. Sehr oft ist es der Fall, daß ihr Leben als Intellektuelle zugleich mit ihrem Leben in der Organisation endet. Ihre persönliche Berühmtheit mag zu Zeiten groß und furchteinflößend sein, dennoch wurzelt sie nicht in ihrer eigenen, unveräußerlichen Leistung, sondern ist vielmehr ein schwacher Abglanz ihrer Stellung innerhalb der Organisation. Manchmal verliert sie sich spurlos, sobald ihre Funktion in der Organisation erloschen ist. Bestenfalls können die »intellektuellen Funktionäre« darauf vertrauen, daß die Erinnerung an sie in den Aktenschränken der Organisation aufbewahrt wird (wenn sie Glück haben auch in der mündlichen Überlieferung). Diese Art der Dauer gleicht freilich den Familienalben und den äußerst vergänglichen Lebenserinnerungen der eigenen Nachkommen. Wie ihr familiäres Gegenstück kann sie daher nicht mehr Punkte auf der Allgemeinheitsskala verbuchen, als ihre lokale Beschränktheit erlaubt.

Man sollte daher erwarten, daß die »spezifischen Intellektuellen« immer wieder versucht sind, aus ihrer Fachgebundenheit auszubrechen. Zu diesem Zweck könnten sie probieren, den Nachteil in einen Vorteil umzumünzen: Um sich ihrer persönlichen Unsterblichkeit stärker zu versichern, könnten sie dieselbe persönlichskeitsraubende Rollenbestimmung einsetzen, die sie in ihrem Leben in der Organisation als so einschränkend und erstickend erfuhren. Die Stellung, die ihnen durch die vereinte Wirkung der öffentlich anerkannten Bedeutung der sie beschäftigenden Organisation und des ihnen von der Organisation verliehenen Zugehörigkeitsstatus zukommt, läßt sich in ein Anrecht auf einen persönlichen Anteil an der öffentlichen Beachtung umformen: Aus dem unpersönlichen Metall lassen sich die Münzen der persönlichen Einzigartigkeit und Bedeutung prägen. Wie Michel de Certeau feststellte,

> *verwandelt sich Kompetenz in der Gestalt des Experten in gesellschaftliche Autorität. [...] Der Experte ergreift das Wort aufgrund der* Stellung, *die er durch sein Fachgebiet errungen hat... [Seine Autorität] ist nicht länger Ausfluß seines Wissens, sondern eine Funktion der sozio-ökonomischen Ordnung.*[33]

Verläßt der spezifische Intellektuelle den lähmenden, aber sicheren Schutz der heimischen Organisation und tritt in die stürmischen, lärmenden und überfüllten Weiten des Marktplatzes hinaus (überschreitet er also sein strikt begrenztes Expertentum und handelt in eigener Verantwortung, nicht als abgesandtes Sprachrohr der Organisation), dann ist er ganz auf sich allein gestellt. Nach allem, was wir über den Zusammenbruch des Allgemeinen und über das schnell dahinschwindende Interesse an Transzendenz gehört haben, würden wir nicht erwarten, im Marktplatz einen gastfreundlichen Ort für jene Bewerbungen um Unsterblichkeit zu entdecken, die in der vergangenen Geistesgeschichte entwickelt wurden (also aus einer Zeit stammen, in der Intellektuelle noch »universal« waren). Bedeutsamer ist jedoch die Tatsache, daß die *agora* kein städtischer Ort mehr ist, keine Heimstatt für brodelnde, ungehindert umherwirbelnde Massen. Wie in der restlichen Welt geben Organisationen und Spezialisten auch hier den Ton an.

In seinem Buch *Extraterritorial* erörtert George Steiner das Verschwinden eines klassischen, in der Literatur beheimateten Modells von Kultur, das auf drei Säulen ruhte – Privatsphäre, Stille und Muße. Diese verwitterten Säulen verstauben nun in den nostalgischen Museen, die uns zum Besuch der Vergangenheit einladen. Das klassische Modell von Kultur hat jegliche

Stütze verloren. Erstaunt es daher, daß mit der Aufsplitterung des Wissens die Halbbildung den Platz einer umfassenden Bildung eingenommen hat, daß die Fähigkeit zu lesen auf einfache Texte beschränkt und ganz allgemein »der Umfang des gebildeten Gedankenaustausches geschrumpft« ist? »Eine Gesellschaft mit wenig Privatbibliotheken und einer sich rapide vermindernden Leserschaft [...] kann eine Gesellschaft mit zahlreichen Bildwänden, Arenen und Schauspielhäusern sein.« All diese tiefgreifenden Veränderungen haben, wie Steiner feststellte, zu einer

> *Wandlung im Status, im begrifflichen Inhalt und in der zugehörigen Mythologie der persönlichen Identität und des Todes (geführt). [...] Der Tropus der »Unsterblichkeit« gründet zusammen mit dem lebendigen Echo nachschaffenden Lesens eine klassische Kultur. Doch in diesem Sinne beschwören wir die »Unsterblichkeit« nicht mehr, oder wenn wir es tun, dann mit bewußt altertümlicher Ausdrucksweise und ironischer Feierlichkeit. Der in der Kunst und dem Denken der Klassik fast axiomatische Grundsatz, das gegenwärtige Dasein oder seinen Inhalt der geringen Chance literarischen oder intellektuellen Nachruhmes zum Opfer zu bringen, scheint dem modernen Menschen auf die Nerven zu gehen. Der Mehrzahl junger Menschen würde dergleichen wie heuchlerisches falsches Pathos und scheinheilige Verewigung elitärer Idole vorkommen.*

Wie Zuschauen das Lesen und Bildschirme das Buch so hat Bekanntheit Unsterblichkeit abgelöst. »Die audio-visuellen Mittel der Massenmedien sind auf maximalen Eindruck und sofortiges Vergessen berechnet.«[34]

Man sollte nicht leichthin annehmen, das sofortige Veralten würde den Verlockungen des maximalen Eindrucks Abbruch tun. »Im Blickpunkt zu stehen« ist eine, vielleicht die einzige Möglichkeit, ein Individuum zu sein. Auf großen historischen Gemälden stehen oder sitzen die Führer oder Befehlshaber in der Regel im Vordergrund und sind so gemalt, daß sie sogleich ins Auge fallen. Sie *haben Gesichter* – sehr individuelle und wiedererkennbare Gesichter, mit einem eigentümlichen und unnachahmlichen Schwung der Lippen, der Nasen und Augen, mit ihrer eigenen Art zu lächeln und die Stirn zu runzeln, sie haben Falten, Unschönheiten und dergleichen mehr.

In scharfem Gegensatz dazu sind die anderen (die Gefolgschaft, die Bewunderer, die Zuschauer, die Soldaten – kurz »das Volk«) gesichtslos: weil sie keine identifizierbaren Züge tragen, sind die verschwommenen Gestalten im Hintergrund ununterscheidbar und unverhohlen austauschbar. Sie stellen keine Ansammlung von Individuen dar, sondern sind die *Massen*. Ihr Dasein als Masse dient einem Zweck: Es läßt die Individualität jener, die im Vordergrund stehen, um so deutlicher aufscheinen. Die Gesichtslosigkeit der Vielen verleiht den Gesichtern der Wenigen Bedeutung.

In unserem Zeitalter der *Mediokrität* (man sollte meinen, dieser Ausdruck ist absichtlich so doppeldeutig geprägt worden), das die Herrschaft der Universität und der großen Verlagshäuser abgelöst hat, haben die Massenmedien, wie Debray meint, ein Angebot unterbreitet, das von den Intellektuellen kaum abzulehnen ist. Und zwar zum einen, weil das Auftreten der Massenmedien die traditionellen »klassischen« Vehikel der Transzendenz obsolet und bemitleidenswert unwirksam gemacht hat, und zum anderen, weil es recht attraktiv ist. »Gewöhnlich ist es für Akademiker weniger anstrengend, die Laien auf ihre Seite zu ziehen als ihre Kollegen [...] Dazu bedarf es keiner Schulen, keiner Fragestellung, keiner begrifflichen Prägnanz.« Zweifellos drohen die Massenmedien, wie Steiner warnt, mit sofortigem Vergessen. Dafür garantieren sie freilich sofortige Bekanntheit (die sich selbst schmeichelnd und vor allem Zuversicht einflößend »Ruhm« genannt wird) – sie verheißen den kürzesten Weg zur Berühmtheit, die, wenn auch ersatzhaft, wenigstens eine Weile (Warhols »fünfzehn Minuten« lang) die Angst vor der Sterblichkeit zu beschwichtigen vermag. »Jeder«, behauptet Debray, »fürchtet insgeheim, er existiere nicht – da er ja in der Tat so lange nicht existiert, wie seine Existenzberechtigung nicht von anderen anerkannt wird. Wir existieren nur insofern, als andere von uns reden – uns loben, zitieren, kritisieren, verleumden, schmähen usw. Die Massenmedien lassen gerade die anderen sprechen. »Seriöse Zeitschriften« finden vielleicht einige tausend gebildete Leser, die über das

Gesagte nachdenken, während die Massenmedien die Möglichkeit bieten, im Munde einer zwei Millionen starken Armee von Fernsehzuschauern zu sein. Die Medien kreieren Moden – modische Themen, modische Drehbücher – und stutzen die Schauspieler entsprechend zurecht. Bei der Inszenierung kommt es nicht auf den »Wahrheitswert«, sondern auf den »Schau-Wert« an.[35] Nicht (nur) darauf, was, sondern von wem es gesagt wird. Schließlich hat die Gunst des Publikums das letzte Wort. Und die Programmleiter der Medien sind vor allem Experten in der Gunstförderung (jedenfalls sollten sie es sein!).

Zehn Jahre sind ein langer Zeitraum in der anhaltenden *Jetztzeit* (Dt.im Orig.) der Postmoderne. Es hat den Anschein, als habe Debray, der aus der Perspektive eines frühen Stadiums des *Zeitalters der Mediokrität* schrieb, die verheerenden Folgen des Wandels stark unterschätzt, und zwar nicht nur dessen Auswirkung auf den Aktienmarkt intellektueller Eitelkeiten, sondern auch auf die Substanz intellektueller Strategien. »Wenn öffentliche Äußerungen von Intellektuellen heute oftmals so wirkungslos sind«, schreibt Pierre Enckell, »dann vielleicht deshalb, weil sie die Regel befolgen: ein-Gedanke-pro-Minute.« »Eine Formel, ping! Eine Entgegnung, pong! Das sind Turniere, keine Streitgespräche. Die Zeit zum Nachdenken ist nahezu null, was man braucht, sind Reflexe. Was zählt, ist die Anwesenheit, und dies geht zu Lasten der Tiefe des Gedankens.« Wie könnte es auch anders sein, wenn schon der »Glück hat, der schnell im Scheinwerferlicht ›J'accuse!‹ ausrufen darf«, – während »Emile Zolas ganze Beweisführung verschwendet gewesen wäre«.[36] Pierre Billard stimmte ihm zu: »Heutzutage liegt die Universität in Trümmern, und die Bildung ist in die Flucht geschlagen worden. *La grande presse* ist den Massenmedien gewichen, die die Werte des Wissens und der Bildung durch die Wert der Kommunikation ersetzt haben. Daher erleben wir »den zweiten Tod von Jean-Paul Sartre«: »Der Intellektuelle wird nicht mehr an der Redlichkeit seiner Ideen gemessen, sondern am Echo seiner Einmischungen.«[37] Auch George Steiner schlug, als er erneut die Gesellschaft der

Bildschirme besuchte, denselben Ton an: »Wir finden uns in einem kosmischen Spielsalon, umgeben von nichts als rhetorischen, mehr oder weniger amüsanten, mehr oder weniger tiefsinnigen Spielen.«[38]

Bekanntheit statt Unsterblichkeit

Wie alle Aspekte des Lebens liegt nun auch das Sichern der Unsterblichkeit in den Händen der *Experten*. Allerdings handelt es sich bei den neuen Experten nicht weniger als bei den Aspiranten um Individuen. Es mangelt ihnen an der massiven und unhinterfragbaren Unterstützung einer so mächtigen Körperschaft wie der Kirche, die es mühelos und wirkungsvoll verstand, ihr Machtmonopol in die Endgültigkeit ihrer Urteilssprüche umzuformen. Wie die Aspiranten konkurrieren die Experten um eine gesellschaftliche Stütze für ihren Aufstieg. Sie kennen Sieg und Niederlage. Ihr Einfluß auf die öffentliche Beachtung ist unsicher – d.h. zeitweilig, widerrufbar und vorbehaltlich. Ihre Dienstleistungen für die Unsterblichkeit sind selbst sterblich. Die von ihnen versprochene Dauer ist auch nur vergänglich und nutzt sich, wie alles Vergängliche, im Verlauf ihres Gebrauchs schnell ab.

Mode ist der Name für *vergängliche Dauerhaftigkeit*. Sie bezieht ihre Macht und überwältigende Wirkung daraus, daß sie sich, *solange sie anhält*, mit dem Putz der Dauerhaftigkeit schmückt – eine nahezu unwiderlegbare »Natürlichkeit«, Allgemeinheit und einen anerkannten Exklusivitätsanspruch zur Schau stellt. Im Gegensatz zur wirklich *dauerhaften* Dauerhaftigkeit fehlt es ihr an den generationenübergreifenden Mechanismen der Selbstreproduktion, weshalb sie das Fehlen sozialer Fundamente durch die Intensivierung stammesartiger Bündnisse wettmacht. Mode ist immer interesselos und in Eile: Sie hat keine Zeit zu verlieren. Daher kann sie es sich nicht leisten, »vorausschauend« zu denken. Ihre Anstrengungen müssen überstürzt und ungehemmt sein, sie muß sämtliche

Register ziehen: ihre Reize müssen betäubend, schrill und hysterisch sein. Schließlich besteht ihr Halt allein in der öffentlichen Beachtung, die sie auf sich zu lenken vermag. Steht sie allerdings erst einmal im Brennpunkt des Marktwettbewerbs, dann wird die Beachtung – die selbst in den besten Zeiten wankelmütig ist – durch gegenläufige Verführungen erschüttert. Man darf nicht zulassen, daß die Aufmerksamkeit einen eindringlichen Blick auf irgend etwas wirft, und keinesfalls darf sie verharren. Einmal in Beschlag genommen, muß die Beachtung festgehalten werden. Allein diese vergängliche Intensität des Halts, die mit demselben vergänglichen Erfolg die echte Dauerhaftigkeit vertritt, vermag Feinfühligkeit und heitere Gelassenheit des Auftretens zu gewähren.

Was ihre Bewerbung um Unsterblichkeit betrifft, so erscheint Mode als *Ruhm* (oder besser als Bekanntheit). Auf einem Markt, wo sich konkurrierende Handelsagenten in großer Zahl tummeln, ist Ruhm, wie Adorno zeigte, nichts Zufälliges mehr, und noch weniger etwas nicht Erstrebtes, etwas, das sich unerwartet aus »objektiven«, allen konkurrierenden Schöpfungen zuteil werdenden Prüfungen ergibt. »Er ist ganz zur Funktion bezahlter Propagandastellen geworden und mißt sich an der Investition, die [...] riskiert wird.« Der zeitgenössische Nachfahre der Unsterblichkeitsaspiranten »setzt seine Hoffnung nicht mehr auf die Nachwelt«, sondern auf »bezahlte Claqueure«. Diese Rolle müssen die von ihm angeheuerten Agenten des Literatur- oder Showgewerbes, die Kunstgalerien und Werbetexter spielen. Schriftsteller und Künstler brauchen Agenten, denn:

> *»Man nimmt das Bekanntwerden und damit gewissermaßen auch das Nachleben – denn was hätte in der durchorganisierten Gesellschaft Chance erinnert zu werden, was nicht schon bekannt wäre – in eigene Regie und kauft sich wie ehedem bei der Kirche so nun bei den Lakaien der Trusts die Anwartschaft auf Unsterblichkeit. Aber es ist kein Segen daran. Wie willkürliches Gedächtnis und spurlose Vergessenheit stets zusammengehörten, so führt die geplante Verfügung über Ruhm und Andenken unweigerlich ins Nichts, dessen Vorgeschmack schon am hektischen Wesen aller Zelebrität sich wahrnehmen läßt. Den Berühm-*

ten ist nicht wohl zumute. Sie machen sich zu Markenartikeln, sich selber fremd und unverständlich, als lebende Bilder ihrer selbst wie Tote. In der prätentiösen Sorge um ihren Nimbus vergeuden sie die sachliche Energie, die einzig fortzubestehen vermöchte. Die unmenschliche Gleichgültigkeit und Verachtung, die gefallenen Größen der Kulturindustrie sogleich zuteil wird, enthüllt die Wahrheit über ihren Ruhm, ohne daß doch jene, die daran teilzuhaben verschmähen, bessere Hoffnung auf die Nachwelt hegen dürften.[39]

Tatsächlich »fallen« die heutigen Kulturidole in der Regel auf eine weitaus undramatischere Weise in »Ungnade«, als Adorno meinte. Die Produzenten des Ruhms beherrschen schon seit langem die Kunst, selbst den Sturz in einen Ruhmestitel zu verwandeln. Ja der Sturz mag die öffentliche Aufmerksamkeit noch mehr fesseln als ein plötzlicher Aufstieg, da der Fallende, anders als die neugeborene Berühmtheit, bereits sein Recht bekräftigt hat, von der Öffentlichkeit wahrgenommen zu werden. Es ist nichts Ungewöhnliches, daß die Ungnade, die nicht weniger sorgfältig inszeniert wird als der ursprüngliche Aufstieg zum Ruhm, als Mittel verwendet wird, um den verblassenden oder alternden Stars frisches Blut in die Adern zu pumpen oder vielmehr um die nachlassende Aufmerksamkeit des Publikums wieder zu verstärken. Potentiell besitzt der Sturz einen enormen Schau-Wert, und alles, was diesen Wert hat, wird schwerlich der Aufmerksamkeit der Ruhmesfabrikanten entgehen.

In den meisten Fällen »stürzen« die Berühmtheiten nicht, sie verblassen vielmehr, erschöpfen und verflüchtigen sich oder geraten auf andere Weise *nach und nach* aus dem Blick. Gerade der Umstand, daß sich ihr Verschwinden so langsam abspielt, daß es weder Beachtung erregt noch bemerkbar ist, macht ihre gestern noch so überwältigend erscheinende Dauerhaftigkeit von Anfang an vergänglich. Große Berühmtheiten werden weder zu *früheren* Berühmtheiten noch zu *kleineren* Lichtern. Unter Verwendung von Michael Thompsons dreiteiligem Schema können wir sagen, das vorgetäuschte Dauerhafte wird in den Bereich des Abfalls abgeschoben, in jene »dritte« und kulturell rechtlose Kategorie, die der gesellschaftliche Anspruch, der darauf abgerichtet ist, seinen Blick von ihr abzuwenden und sie geflissentlich zu »übersehen«, als nicht-existent behandelt. Diese Verlagerung, deren genaues Eintreten angesichts der sozio-kulturellen Rolle des Abfalls gleichfalls unbemerkt bleibt, ist es, die letztlich die vormalige Vergänglichkeit des angeblich Dauerhaften bestätigt: Anders als wirklich Dauerhaftes schwindet der Ruhm im Laufe der Konsumption.

Man mag daraus schließen, daß Bekanntheit, wie alle auf dem Markt umgesetzten beständigen Werte und alle von Experten verwalteten Übersetzungen ewiger *Fragen* in pragmatisch bewältigbare *Probleme* keine zeitgenössische Darstellung der Unsterblichkeit oder der von ihr erzeugten Belange ist. Vielmehr signalisiert sie die fortgeschrittene *Dekonstruktion der Unsterblichkeit.* Die Suche nach Ruhm bezieht ihren Inhalt aus dem Jahrtausende alten Traum von der Unsterblichkeit, ihre Form hingegen erhält sie von einem Markt, der nur das augenblickliche Kundenpotential als einzigen Wertmaßstab anerkennt, und ihr Schicksal ruht in den Händen von Werbe- und Marktstrategen. Als eine mögliche Version der Bewerbung um Unsterblichkeit ist sie daher nicht weniger selbstzerstörerisch als alle anderen von uns untersuchten Formen, allerdings auf eine entschiedenere, definitivere (man möchte sagen »äußerste«) Weise. Wenn du nicht zu ihnen gehören kannst, bekämpfe sie. Wenn sich die Hoffnungen auf wahre Dauerhaftigkeit Stück für Stück zerschlagen, dann laßt uns nach Vergänglichkeit streben. Laßt es uns aber so spektakulär und lustvoll tun, daß der Verlust – solange es dauert – nicht beweint wird...

Anmerkungen

1 Effie Bendann, *Death Customs; An Analytical Study of Burial Rites* (London 1969).

2 Bendann, *Death Customs*, S. 152ff. Bendann beruft sich hier auf die Autori-

tät W. Warde Fowlers, *The Roman Festivals of the Period of the Republic* (London 1899). In unserer Zeit haben Blumen symbolisch die Rolle jener irdischeren Gaben übernommen.

3 Bendann, *Death Customs*, S. 197. Die bereits bei den Begräbnisriten deutlich gewordenen Rangunterschiede machen sich noch lange, nachdem die Leichen begraben oder auf andere Weise beseitigt wurden, bemerkbar. In Melanesien »wird der Geist eines herausragenden Mannes verehrt und als sehr mächtig betrachtet, da er weiterhin über die Kräfte des Verstorbenen verfügt. Die Geister unbedeutender Menschen werden hingegen mit derselben Gleichgültigkeit wie zu deren Lebzeiten betrachtet. [...] Es ist aufschlußreich, daß die Vornehmen, denen eine Erdbestattung gewährt wurde, zu Erdgeistern, das gemeine Volk aber, das dem Meer übergeben wurde, zu Meergeistern werden.« In Neu-Guinea werden den sterblichen Überresten bedeutender Persönlichkeiten in regelmäßigen Abständen neue Kräfte zugeführt, um so ihr Weiterleben zu sichern: »die Schädel und Knochen der Häuptlinge, ihrer Frauen und anderer Familienmitglieder« werden dadurch erhalten, daß »sie alle fünfzehn oder zwanzig Jahre bei großen Festen in Schweineblut getaucht werden« (S. 264). (James Frazer interpretierte solche und ähnliche Riten unserer Ansicht nach falsch, da er sie für eine Einrichtung hielt, den Geist des toten Häuptlings zu besänftigen, und nicht für eine Möglichkeit, das Verlangen der lebenden Häuptlinge nach Unsterblichkeit zu befriedigen.)

4 Michael Thompson, *Rubbish Theory: The Creation and Destruction of Value* (London 1979), S. 113, 9. [Dt. Die Theorie des Abfalls (Stuttgart 1981), S. 154, 24.] Anders als die vergänglichen laufen die dauerhaften Dinge nicht Gefahr, verbraucht zu werden. Und darüber hinaus genießen sie den besonderen Schutz, niemals in die dritte Kategorie von Gegenständen zu fallen – in die des Abfalls. Thompson widerspricht scharf der berühmten Bemerkung von Lord Chesterfield, daß »Schmutz eine Sache am falschen Ort sei«, und meint statt dessen, daß »manche, und vielleicht alle Ordnungen hierarchisch sind – nicht alles, was sich am falschen Ort befindet, ist Abfall; das hängt von dem Mißverhältnis zwischen Ort und Wert ab. Der alte Meisterdruck im Fenster eines Trödelladens mag sich am falschen Ort befinden, aber er ist ganz gewiß kein Abfall.« (S. 117 [172])

5 Régis Debray, *Le Scribe: genèse du politique* (Paris 1980), S. 12.

6 Vgl. A. Wedberg, »The Theory of Ideas«, in: *Plato: A Collection of Critical Essays*, Bd. 1, *Metaphysics and Epistemology*, hg. v. Gregory Vlastos (London 1972), S. 31 ff.

7 R. Robinson und J. D. Denniston, »The Philosophical Economy of the Theory of Ideas«, in: *Metaphysics and Epistemology*, hg. v. Vlastos, S. 9 f.

8 »Ich suche einen anderen Fluß«, sagt der sterbende Reiter in Borges' Erzählung *Der Unsterbliche*, »den geheimen Fluß, der die Menschen vom Tode reinigt.« Er bricht gut ausgerüstet zu seiner Reise auf, mit einem Troß von Sklaven, Verpflegung und Soldaten, die das Unternehmen vor den Gefahren der Wildnis schützen sollen. »Dann begannen die Desertionen; bald darauf die Meutereien.« Je näher er dem geheimen Fluß der Unsterblichkeit kommt,

desto größer wird die Einsamkeit des Suchenden. Als er endlich die Ufer des Flußes erreicht, ist er allein. Einsamkeit ist der Preis für die Unsterblichkeit, ein Preis, den die Sklaven und bewaffneten Reiter nicht zu zahlen bereit sind. Borges fand eine wirklich wunderbare Metapher, um Platons Bilderwelt zu vermitteln: Ideen so klar wie das Wasser eines Flusses, der durch die Anwesenheit von Menschen nicht getrübt werden kann, und wie Wasser so erfrischend, verjüngend, stärkend. (Vgl. Jorge Luis Borges, »Der Unsterbliche«, in: *Das Aleph*, Frankfurt am Main 1992), S. 12f.

9 *Platon, Politeia*, 521c–e, 532a–b, 476b (in der Übersetzung von Friedrich Schleiermacher).

10 Platon, *Politeia*, 484b, 474b–c, 540b–c. Platons freimütige Lösung für die verwickelte Beziehung zwischen Königen und Philosophen ist in der Neuzeit in subtilerer Form wieder aufgegriffen worden. Es galt, eine pragmatischere Lösung für dieses heikle und reichlich Sprengstoff enthaltende Problem zu finden. So fordert Kants Darstellung des Problems keine bedingungslose Kapitulation seitens der Könige. Er lädt statt dessen ein, über eine für beide Seiten vorteilhafte Arbeitsteilung zu verhandeln: »*Volksaufklärung* ist die öffentliche Belehrung des Volks von seinen Pflichten und Rechten in Ansehung des Staates, dem es angehöret. Weil es hier nur natürliche und aus dem gemeinen Menschenverstande hervorgehende Rechte betrifft, so sind die natürlichen Verkündiger und Ausleger derselben im Volk nicht die vom Staat bestellte, amtsmäßige, sondern freie Rechtslehrer, d. i., die Philosophen, welche eben um dieser Freiheit willen, die sie sich erlauben, dem Staate, der immer nur herrschen will, anstößig sind, und werden unter dem Namen *Aufklärer*, als für den Staat gefährliche Leute verschrien; obzwar ihre Stimme nicht *vertraulich* ans Volk (als welches davon und von ihren Schriften wenig oder gar keine Notiz nimmt), sondern *ehrerbietig* an den Staat gerichtet, und dieser jenes sein rechtliches Bedürfnis zu beherzigen angeflehet wird.« Immanuel Kant, *Der Streit der Fakultäten*, Werkausgabe XI (hg. v. W. Weischedel), S. 362f.

11 Paul Valéry, *Mauvaises pensées et autres* (Paris 1943), S. 104.

12 Pierre Bourdieu, *Der feine Unterschied* (Frankfurt am Main 1982), S. 27, 26.

13 Roland Barthes, *Die Lust am Text* (Frankfurt am Main 1974), S. 62. Barthes illustriert diese These, indem er darauf verweist, wie in der gegenwärtigen Welt der Gegensatz zwischen »neu« und alt« aufgestellt wird: »Das Neue ist keine Mode, es ist ein Wert, die Grundlage jeder Kritik; unsere Wertung der Welt hängt nicht mehr, wenigstens nicht mehr direkt wie bei Nietzsche, vom Gegensatz zwischen dem *Vornehmen* und dem *Pöbelhaften* ab, sondern vom Gegensatz zwischen dem Alten und dem Neuen [...] Um der Entfremdung der gegenwärtigen Gesellschaft entgehen zu können, haben wir nur ein Mittel: *die Flucht nach vorn*« (ebd. S. 40). Die Definition ist eine Möglichkeit, dem Gewöhnlichen, dem Ungeliebten oder Verworfenen zu entkommen. Wir sollten festhalten, daß sie diesem Zweck genau deshalb dienen kann, weil sie Selbst-Definition ist, weil sie den Definierenden der Menge und dem Gewöhnlichen entrückt – und zwar als die Ausnahme, das Einmalige, das *Verschiedene*.

14 Edgar Morin, *L'Homme et la mort* (Paris 1979), S. 50, 65. Der Unterschied zwischen den wenigen, für die Unsterblichkeit Auserwählten, und den vielen, zur Vergänglichkeit Verdammten, muß durch das tägliche Zurschaustellen der trennenden Kluft zwischen Individuen und gesichtsloser Masse wiederholt werden (sehr wahrscheinlich ist es allein diese Wiederholung, die dem Unterschied Realität verleiht). »Die Herren sind«, wie Morin deutlich macht, »immer von Untermenschen umgeben: Sklaven, Possenreißern, Schmeichlern, Wucherern, Dirnen [...] jenen lächerlichen, sterblichen Wesen, die durch ihr Satellitendasein den Glanz der Sonne erhöhen.« (S. 65)

15 Georg Simmel, *Der Konflikt der modernen Kultur* (München und Leipzig 1918, S. 5f. Wie es gewöhnlich bei der Entfremdung geschieht, werden die Überreste des erfolgreichen Dranges nach individueller Unsterblichkeit zu den schwerwiegendsten Hindernissen für alle weiteren Erfolge.)

16 Vgl. Otto Rank, *Der Künstler und andere Beiträge zur Psychoanalyse des dichterischen Schaffens* (Leipzig 1925) sowie Ludwig Levinsohns Vorwort zur englischen Übersetzung: *Art and Artist: Creative Urge and personality Development* (New York 1968).

17 Theodor W. Adorno; »Kultur und Verwaltung«, *Soziologische Schriften* B. 1 (Frankfurt am Main 1979), S. 122–131.

18 Vgl. Theodor W. Adorno/Max Horkheimer, *Die Dialektik der Aufklärung* (Frankfurt am Main 1971), S. 189–192. Adorno griff diese Gedanken in noch zugespitzterer Form wieder auf, als er über seinen fehlgeschlagenen Versuch, nach seiner Rückkehr aus dem amerikanischen Exil wieder in die politische Praxis einzusteigen, nachdachte. Er sagte darüber: »Keine durchsichtige Beziehung waltet zwischen den Interessen des Ichs und dem Kollektiv, dem es sich überantwortet. Das Ich muß sich durchstreichen, damit es der Gnadenwahl des Kollektivs teilhaftig werde. [...] Das Gefühl neuer Geborgenheit wird bezahlt mit dem Opfer autonomen Denkens. Trügend der Trost, im Zusammenhang kollektiver Aktion werde besser gedacht: Denken, als bloßes Instrument von Aktionen, stumpft ab, wie die instrumentelle Vernunft insgesamt. [...] Demgegenüber ist der kompromißlos kritisch Denkende, der weder sein Bewußtsein überschreibt, noch zum Handeln sich terrorisieren läßt, in Wahrheit der, welcher nicht abläßt. [...] Offenes Denken weist über sich hinaus.« »Resignation«, in: *Kritik*. Kleine *Schriften zur Gesellschaft* (Frankfurt am Main 1971), S. 149f.

19 Theodor W. Adorno, *Minima Moralia. Reflexionen aus dem beschädigten Leben* (Frankfurt am Main 1951), S. 21f., 82, 91. Diese Gedanken entsprangen, wie der Untertitel des Buches erklärt, der Erfahrung eines *beschädigten* Lebens; eines Lebens, in dessen Verlauf die Nichtigkeit aller Anstrengungen überreichlich bewiesen wurde und das der Phantasie wenig zurückließ; der Erfahrung eines Lebens, in dem sich die anerkannte Weisheit der angeblich narrensicheren Rezepte für Transzendenz immer wieder als trügerisch herausstellte und in dem die von ihnen empfohlenen Praktiken enttäuschten. Mit anderen Worten, ein Leben, das seinen Träger zwang, über Schritte nachzudenken, die andere »ebenso wie er« durchlaufen, ohne sich aller-

dings – oder nur sehr selten – zu fragen, warum sie auf deren Wirksamkeit vertrauen. Dies war kein Leben eines gewöhnlichen Intellektuellen, sondern wie Adorno selbstbewußt wiederholt, das eines Intellektuellen *in der Emigration.* Diese Intellektuellen sind »beschädigt«. Sie leben »in einer Umwelt, die ihnen unverständlich bleiben muß. Sie erleben eine Isolation, die »um so schlimmer (wird), je mehr feste und politisch kontrollierte Gruppen sich formieren« – eine instinktive Verteidigungsreaktion von Individuen, die sich einer feindlichen, sie ablehnenden und ihnen diese Ablehnung zum Vorwurf machenden Umwelt ausgesetzt sehen. Die Opfer lernen schnell, daß »man sich vor allem hüten soll, Mächtige zu suchen, von denen man ›etwas zu erwarten hat‹«, gefährlich sind aber auch die »Spiegelbilder der Macht, Lakaien, Schmeichler und Schnorrer«, weben sie doch an den täuschenden Hoffnungen auf einen sicheren Hafen, der keinen Anker hielte, und auf eine Bestimmung, die nirgendwohin führt. Selbst »das Vorleben des Emigranten wird bekanntlich annulliert. [...] selbst das Vergangene ist nicht mehr sicher vor der Gegenwart, die es nochmals dem Vergessen weiht, indem sie es erinnert.« Solche schmerzlichen, aber ernüchternden Erfahrungen können nur in den »extraterritorialen Verhältnissen der Emigration gedeihen«. Was sie offenbaren oder nahelegen, ist, daß »der abgetakelte und wenig wasserdichte Begriff der austérité in der Emigration noch das annehmbarste Rettungsboot [scheint]. Nur den wenigsten freilich steht es in gediegener Ausführung zur Verfügung. Den meisten, die es besteigen, droht es den Hungertod an oder den Wahnsinn« (S. 32ff, S. 52f.).

20 Peter Bürger, *Theorie der Avantgarde* (Frankfurt am Main 1974), S. 71. Zweifellos eine scharfsinnige Beobachtung, obwohl fraglich bleibt, ob tatsächlich der Wunsch, »Kunst in die Lebenspraxis zurückzuführen« (wie Bürger meint, S. 29), für das vom ihm gezeichnete Ergebnis verantwortlich war oder nicht vielmehr der überragende, wenn auch häufig unbewußte Trieb, die Verunglimpfung dieser Praxis als Sprungbrett oder als Katapult für die eigene Erhöhung zu verwenden.

In der *Nachschrift zum »Namen der Rose«* (München 1986) schreibt Umberto Eco von der selbstzerstörerischen Tendenz des avantgardistischen Unternehmens: die Avantgarde »zerstört die Figur, annulliert sie, gelangt zum Abstrakten, zum Informellen, zur weißen Leinwand, zur zerrissenen Leinwand, zur verbrannten Leinwand; in der Architektur ist das Ende die Minimalbedingung des Curtain Wall, das Bauwerk als glatte Stele, das reine Parallelepiped, in der Literatur die Zerstörung des Redeflusses bis hin zur Collage à la Burroughs, bis hin zum Verstummen oder zur leeren Seite, in der Musik der Übergang von der Atonalität zum Lärm, zum bloßen Geräusch oder zum totalen Schweigen (in diesem Sinne ist der frühe Cage ein Moderner). Es kommt jedoch der Moment, da die Avantgarde (also die Moderne) nicht mehr weitergehen kann...« (S. 78) Das Unterfangen, Verbindungen zum Vergänglichen abzubrechen, hat das Dauerhafte zerstört.

21 Peter Bürger, *Theorie der Avantgarde*, S. 122.

22 Barthes, *Die Lust am Text*, S. 94. Im Laufe der Jahre füllte Elias Canetti seine Tagebücher mit abfälligen Bemerkungen über eine Philosophie, die es für

ihren Auftrag hielt, die Welt dadurch zu verbessern, daß sie sie von allem Weltlichen reinigte. Hier eine bezeichnende Kostprobe: »Was mich an den Philosophen am meisten abstößt, ist der *Entleerungsprozeß* ihres Denkens. Je häufiger und geschickter sie ihre Grundworte anwenden, um so weniger bleibt von der Welt um sie übrig. Sie sind wie Barbaren in einem hohen, geräumigen Haus voll von wunderbaren Werken. Sie stehen in Hemdsärmeln da und werfen methodisch und unbeirrbar alles zum Fenster hinaus, Sessel, Bilder, Teller, Tiere, Kinder, bis nichts übrig ist als ganz leere Räume. Manchmal kommen zuletzt die Türen und Fenster nachgeflogen. Das nackte Haus bleibt stehen. Sie bilden sich ein, daß es um diese Verwüstungen *besser* steht [...] Diese Oxforder Philosophen schaben und schaben, bis nichts mehr übrig bleibt. Ich habe viel von ihnen gelernt; ich weiß jetzt, daß es besser ist, mit dem Schaben nie zu beginnen.« (*Die Provinz des Menschen*, S. 141, 185.)

23 Paul Valéry, »Propos sur l'intelligence« in: *Œuvres I*, (Pléiade 1957). Hier zitiert nach der englischen Ausgabe »Remarks on Intelligence« in: *History and Politics* (New York 1962). Was als »nutzlos« gilt, wird selbstverständlich dadurch bestimmt, was die gegenwärtige Lebensform als nützlich, d. h., als für sie wichtig, definiert. Und die gegenwärtige Lebensform hat kaum eine Verwendung für Dauerhaftes, geschweige denn für Unsterbliches. »Lebt wohl ihr unendlich langsamen Mühen: drei Jahrhunderte für eine Kathedrale [...] Lebt wohl, Gemälde, die ihr das letzte Ergebnis einer langen Anhäufung transparenter Arbeiten ward [...] Leb wohl Vervollkommnung der Sprache [...] Wir fühlen uns nun *dem Augenblick verpflichtet*, der Schockwirkung und dem Kontrast und sind nahezu gezwungen, alles zu ergreifen, was uns ein zufälliger Reiz durch den Kopf schießen läßt, der genau das nahelegt. Wir suchen und schätzen die *Skizze*, die *Studie*, den *Rohentwurf*. Der Begriff der *Vollendung* ist nahezu verschwunden.« (S. 76 f.)

24 Ignazio Silone, *Le pain et le vin* (Paris 1939), S. 26.

25 Zitiert nach R. M. Alberes, *L'Aventure intellectuelle du XXe siècle, 1900–1950* (Paris 1950), S. 287.

26 Valéry, *Mauvaises pensées et autres*, a. a. O., S. 16.

27 Zitiert nach Pierre Billard, »Inventaire avant liquidation«, in: *Le Point* (18. März 1991), S. 38; sowie Philippe Petit, »Expliquez-vous, Bernard-Henry Lévy!«, in: *L'événement du jeudi* (28. Februar 1991), S. 74.

28 Edgar Morin, »Intellectuels: l'adieu aux rêves«, in: *L'Express* vom 8. März 1991, S. 50. Gewiß waren nicht alle Teilnehmer an der Diskussion, aus der die oben angeführten Behauptungen stammen, ohne Zögern bereit, die praktischen Konsequenzen aus der Diagnose der Niederlage zu ziehen. Dies gilt insbesondere für Morin selbst, den Veteranen vieler intellektueller Kampagnen: »Unsere Gesellschaften werden zunehmend von Experten und Ökonokraten beherrscht. Aber ein Spezialist kann nur auf seinem Gebiet Sachkundigkeit anbieten. Dabei ist es, wenn wir an die gegenwärtige Krise denken, unerläßlich, die Analysen zu seiner Gesamtansicht der Weltsituation zusammenzufügen, sie in einen planetarischen Zusammenhang zu stellen und über das unmittelbar Gegebene hinauszugehen.« Doch dann räumt Mo-

rin unsicher und entschuldigend ein: »Eine unmögliche Mission? Nun ja, aber sie ist notwendig.«

29 Valéry, »Remarks on Intelligence«, a.a.O., S. 81.

30 Adorno, *Minima Moralia*, a.a.O., S. 15–22, S. 81 f.

31 »Intervista a Michel Foucault«, in: Michel Foucault, *Microfisica del Potere* (Turin 1977).

32 Abraham Maslow sagte einmal über die Wissenschaft, die nach gängiger Meinung ein wahres Muster an Kreativität ist, sie könne, falls sie bürokratisch durchorganisiert wird, »der Abwehr dienen. Sie kann primär eine Sicherheitsphilosophie sein, ein Absicherungssystem, ein kompliziertes Mittel, Angst zu vermeiden und Probleme zu beseitigen. Im Extremfall kann sie dazu dienen, dem Leben aus dem Weg zu gehen, sich selbst sozusagen von der Welt abzuriegeln. Sie kann – wenigstens in den Händen mancher Leute – zu einer sozialen Institution mit primär defensiven, erhaltenden Funktionen werden, die mehr auf Ordnung und Stabilisierung als Entdeckungen und Erneuerung bedacht sind [...] Die Bürokraten können effektiv zu geheimen Feinden des Genies werden, wie es die Kritiker so oft gegenüber den Dichtern, die kirchlichen Würdenträger so oft gegenüber den Mystikern und Sehern waren, auf die sich ihre Kirche doch ursprünglich gründet.« (*The Psychology of Science* [New York 1966], S. 33; [Dt.: *Die Psychologie der Wissenschaft* (München 1977), S. 57].)

33 Michel de Certeau, *The practice of everyday life* (Berkeley 1984), S. 7, 8.

34 George Steiner, *Extraterritorial: Papers on Literature and the Language Revolution* (Harmondsworth 1975), S. 168, 174. [Dt.: *Exterritorial: Schriften zur Literatur und Sprachrevolution* (Frankfurt am Main 1974), S. 231, 232, 239.]

35 Régis Debray, *Le Pouvoir intellectuel en France* (Paris 1979), S. 97, 168, 98.

36 Pierre Enckell, »De la longue controverse à la polemique-minute«, in: *L'Evénement de jeudi*, 28. Februar 1991.

37 Billard, »Inventaire avant liquidation«, ebd.

38 Interview von Jean-François Duval mit George Steiner in *Le Monde* vom 11. Januar 1991. Steiner betont, daß die von den »Virtuosen der Leere« angebotene Antwort nicht die einzig mögliche im »kosmischen Spielsalon« ist. Noch ließe sich von der »wirklichen Gegenwart« sprechen, die länger anhält als selbst das amüsanteste und tiefsinnigste Spiel. »Wirkliche Gegenwart nenne ich das, was hinter dem Werk existiert; das, was da ist, dem Wort innewohnt und von keinem Wörterbuch, keiner Grammatik ergründbar ist.« Aufgrund dieses »aktiven Geheimnisses« sind wir nichts, wenn nicht »Schatten der Substanz«.

39 Adorno, *Minima Moralia*, S. 127.

III.
Die egoistische Gattung

Niemand hat je so höhnisch und bitter über die unaufhebbare Nichtigkeit des Lebens geschrieben und sich so vehement vor allen gegenteiligen Illusionen gehütet wie Arthur Schopenhauer – und wahrscheinlich wird es auch in Zukunft niemand tun. Das Dasein, sagt Schopenhauer uns, ist leer und ohne jeden Zweck. Welch inneren, vorgefertigten oder vorgegebenen Zweck könnte es auch haben – wenn »das Sterben allerdings als der eigentliche Zweck des Lebens anzusehen« ist?[1] Betrachtet man das Leben instrumentell, als »Mittel zu einem Zweck«, dann wird es nur durch den Tod gerechtfertigt, da dieser der einzig offenbare »natürliche« und unvermeidliche Bestimmungsort des Lebens ist. Darüber hinaus hat das Leben keinerlei Sinn.

> *Diese Nichtigkeit findet ihren Ausdruck an der ganzen Form des Daseyns, an der Unendlichkeit der Zeit und des Raumes, gegenüber der Endlichkeit des Individuums in Beiden; an der dauerlosen Gegenwart, als der alleinigen Daseynsweise der Wirklichkeit; an der Abhängigkeit und Relativität aller Dinge; am steten Werden ohne Seyn; am steten Wünschen ohne Befriedigung. […] Die* Zeit *und die* Vergänglichkeit *aller Dinge in ihr und mittelst ihrer ist bloß die Form, unter welche dem Willen zum Leben, […] die* Nichtigkeit *seines Strebens sich offenbart. – Die* Zeit *ist Das, vermöge dessen Alles jeden Augenblick unter unsern Händen zu Nichts wird; – wodurch es allen wahren Werth verliert. […]*
> *Was* gewesen *ist, das* ist *nicht mehr; ist eben so wenig wie Das, was* nie *gewesen ist. Aber Alles, was ist, ist im nächsten Augenblick schon gewesen.*[2]

Wenn dies die entscheidenden Tatsachen des Lebens sind, dann liegt der Schluß nahe, »daß das Leben keinen *wahren ächten Gehalt* hat, sondern bloß durch Bedürfniß und Illusion in *Bewegung* erhalten wird.« Für sich genommen, so sollte man meinen, ist die Unglücksbotschaft nicht so niederschmetternd, gäbe es nicht auch die vorherbestimmte Flüchtigkeit des Lebens, die Tatsache, daß beim Menschen »alles zweifelhaft ist, nicht nur die Lösung, sondern sogar das Problem«[3]. Daher muß jede Vorstellung davon, worin diese Bedürfnisse bestehen, wie auch die Trennungslinie zwischen Bedürfnissen und Illusionen zum Verzweifeln schwach und unüberzeugend bleiben. Alles, was man »auf ewig« über den Menschen wird sagen können, ist, daß er *unterbestimmt* bleiben muß.

Wir können diesen Sachverhalt jedoch auch vom anderen Ende her betrachten. Wir können sagen, das Leben sei den Männern und Frauen als ein leerer Behälter angeboten worden, der darauf wartet, von seinen Trägern mit Inhalt gefüllt zu werden, auf daß das Leben »einen Sinn erhalten« mag. Die Aufgabe ist enorm. Sie übersteigt die Geistes- und Willenskräfte jedes menschlichen Wesens. Da das persönliche Leben nur allzu offensichtlich und unwiderruflich ein Ende haben muß; da alles, was es heute ausfüllt, morgen zu einem *ist-gewesen* wird, sehnen Individuen sich nach etwas Nichtindividuellem, nach etwas, was stärker und beständiger als das Individuelle ist; nach etwas, was der Vergänglichkeit des bloß Individuellen zu entrinnen vermag, das Leben des einzelnen in seinen Dienst nimmt und ihm dadurch einen Sinn einflößt. Anscheinend ist nur der Gedanke an einen Herrn in der Lage, jenen, die ihm dienen, Bedeutung zu verleihen. Nur als Dienende können sich menschliche Wesen im Glanze der Ewigkeit sonnen.

Schopenhauer wiederholt zu jeder Gelegenheit, was uns in erster Linie in diese mißliche Lage versetzte: Natur selbst und der gattungszentrierte Egoismus, der sich darin niederschlägt, daß die Gruppe am Leben erhalten wird, indem ihr Überleben vom Überleben ihrer einzelnen Mitglieder abgekoppelt wird: d. h., indem alle ihre Mitglieder *entbehrlich* gemacht werden. Die Natur schreibt den Mitgliedern der menschlichen Gattung nur eine Aufgabe vor, die sie individuell erfüllen müssen (oder vielmehr – paarweise –, damit sie sich ja nicht vom Leben der Gemeinschaft absondern). Sie sollen sich fortpflanzen, begatten, schwanger werden und gebären. Doch die Natur hat es versäumt, ihnen andere als rein technische Mittel für die Erfüllung dieser Aufgabe bereitzustellen. Um sich vermehren zu können, müssen Menschen zunächst am Leben bleiben – und da sie *menschliche, denkende, sich-der-Sterblichkeit-bewußte* Wesen sind, müssen sie einen entsprechenden *Wunsch* haben. Und sie müssen *einen Zweck haben*, um es zu wünschen. Aber die egoistische Gattung hat es unterlassen, für Wunsch und Zweck Sorge zu tragen.

Schopenhauer räumt ein, daß die Natur den Menschen eine Medizin gegen Verzweiflung gegeben hat: ihren eingepflanzten Glückstrieb. Dieses Heilmittel erweist sich jedoch, wie Schopenhauer eilends hinzusetzt, in dem Moment, wo es angewandt wird, als Täuschung. In den meisten Fällen führt es zu einer Katastrophe: »Es giebt nur *einen* angeborenen Irrthum, und es ist der, daß wir da sind, um glücklich zu sein.« Er ist *angeboren*, weil wir von Natur aus so beschaffen sind, daß wir unaufhörlich nach Glück streben, und dennoch ein *Irrtum*, weil alle konkreten Träume vom Glück nichts anderes als der Wunsch sind, uns des gegenwärtigen Leidens zu entledigen. Demgemäß

> *liegt Glück stets in der Zukunft, oder auch in der Vergangenheit, und die Gegenwart ist einer kleinen dunkeln Wolke zu vergleichen, welche der Wind über die besonnte Fläche treibt: vor ihr und hinter ihr ist Alles hell, nur sie selbst wirft stets einen Schatten. Sie ist demnach allezeit ungenügend, die Zukunft aber ungewiß, die Vergangenheit unwiederbringlich.*

Die Kirschen in Nachbars Garten sind *immer* süßer; Befriedigung ist stets dort zu finden, wo wir nicht sind. Die Jagd nach dem Glück muß ihrem Wesen nach enttäuschen, sie muß einen Schmerz hervorrufen, der, bleibt er ungezügelt und unkontrolliert, überzulaufen und in Aggression zu münden droht. Daß aber die Vergeblichkeit der Jagd die Entdeckung der letztendlichen Absurdität des Lebens nur beschleunigt und somit die Fortsetzung des Lebens selbst gefährdet, ist der weitaus unglückseligere Umstand. Um dies zu verhindern, muß die Erfindungsgabe der Gesellschaft die Leere ausfüllen und jene Aufgabe, für die die Natur nicht sorgte, übernehmen. Und sie verweigert sich dieser Anforderung nicht. Alle religiösen und philosophischen Systeme sagt Schopenhauer, sind »zunächst das von der reflektierenden Vernunft aus eigenen Mitteln hervorgebrachte Gegengift der Gewißheit des Todes«.[4]

Die Absichten der egoistischen *Gattung* (des Produktes der *Natur*) sind daher nicht ohne Vermittlung der egoistischen *Gesellschaften* (der Produkte des *Menschen*) ausführbar. Die Fortpflanzung der Gattung ist eine Natur-, keine Kulturtatsache. Für sich genommen hat sie keinerlei Bedeutung. Sie vermag die Vorstellungskraft nicht zu beflügeln, (es sei denn als sexuelle Phantasie), keine Gefühle zu erwecken (außer sexuelle Begierde) und nicht zu Taten anzustacheln (es sei denn zu Verführungsakten). Sollen all diese unentbehrlichen, von der Natur im Alleingang nicht zu bewerkstelligenden Dinge erledigt und so jener Lebensprozeß aufrechterhalten werden, ohne den die scheinbaren Absichten der Natur keine Aussicht auf Erfüllung haben, dann heißt es, die Hingabe an die Unsterblichkeit der Gattung in die kleinere Münze der Loyalität zur Gruppe und ihrer Sache umzuwechseln. Eine bedachtsam vorgehende Kultur, nimmt Schopenhauer an, (ohne darüber notwendigerweise viele Wort zu verlieren), arbeitet Hand in Hand mit der Natur, um deren unbekümmerten Despotismus zu sichern.

Schopenhauer spricht von Religion und Philosophie. Zu seiner Zeit mögen diese beiden tatsächlich die einzigen »Gegengifte der Gewißheit des Todes« gewesen sein, die von den unglücklichen Opfern des Gattungsegoismus erfunden wurden und mit denen sie experimentierten. Schopenhauer schrieb lange vor dem Heraufziehen der Massenpolitik und der Massenideologien, jedenfalls lange vor der Zeit »der Ideologie um der Ideologie willen« – lange bevor jene, die für die geistige Einheit der Gemeinschaft zuständig waren, erkannten, daß Ideologien ein moderner, zweckmäßiger Ersatz für Religion sind. Genau besehen wurden Schopenhauers bittere Reflexionen durch das spektakuläre Versagen der Religion als Lieferant eines wirksamen Gegengiftes veranlaßt, wie auch durch den noch offensichtlicheren Bankrott der hochfliegenden Hoffnungen der Philosophen, sie könnten die religiösen Begründungen für den Sinn des Lebens verdrängen und statt dessen ihre eigenen, vernunftgestützten, verfeinerten Überlegungen anbieten. Die Findigkeit und der Scharfsinn der egoistischen Gattung sollten jedoch schon bald selbst eine so machtvolle Vorstellungskraft wie diejenige Schopenhauers in den Schatten stellen, ihrer spotten und sie überraschen.

Kultur übernimmt die Regie

Es hängt nicht allein von der Entschlossenheit, dem Einfallsreichtum und der Klarsichtigkeit seiner Propheten, Gesetzgeber, Prediger und Hüter ab, wie wirksam ein religiöses Gegengift gegen den Tod ist (d.h. wie sehr ein religiös begründeter Lebenssinn zu überzeugen vermag). Eine entscheidende Rolle spielt vielmehr, von welcher Art die Gesellschaft ist, an die es sich richtet und wie die in ihr vorherrschenden Erfahrungen der Menschen beschaffen sind. Bis zum Aufstieg jenes Gesellschaftstypus und jener Art von menschlicher Erfahrung, die wir »modern« nennen, fügte sich die Zeitlosigkeit der religiösen Botschaft über weite Strecken der Geschichte gut in die gleichbleibende, sich stets wiederholende Routine des Lebens ein.

Kontinuität war die primäre Erfahrung in einer Welt, die plötzliche Veränderung nur in Gestalt von Kriegen und Seuchen kannte. Unter dergleichen Umständen war ein Wandel kein Übergang zu Gegebenheiten, die vorher nicht existiert hatten. Er glich keinem Schritt ins Unbekannte, sondern einer zeitweiligen Unterbrechung, einem Abschnitt in Nietzsches Wiederkehr des Immergleichen, einer kurzer Störung im ruhigen Fluß des sich selbst Gleichbleibenden. Die *Veränderung* in der

Routine war das wahrhaft Vergängliche – nicht mehr als ein Kräuseln auf der ruhigen Oberfläche des Meeres, eine zeitweilige Störung, ein vorübergehendes Abweichen vom dem Ort, den die Dinge eingenommen haben, einnehmen sollten und wieder einnehmen werden. Hätte sich die Zukunft genannte Ungewißheit in der Unbeständigkeit der Gegenwart abgezeichnet, dann hätte sich jene Welt als eine Welt der »Ordnung« betrachtet; aber sie tat es nicht. Erst nachdem sie vom Baume des Unerwarteten und Unbekannten genossen haben, werden spätere Generationen sie im Rückblick und mit spärlich verhüllter und wehmütiger Sehnsucht so nennen können. Doch bis dahin muß es für alle nachdenkenden, nicht den Vorteil der späten Einsicht besitzenden Menschen offensichtlich gewesen sein, daß die ihnen bekannte Welt ein für alle Mal geschaffen worden war und die ihr verliehene Gestalt feststand. (Aus eben diesem Grund war der Gedanke der Ordnung undenkbar; denn sollte dieser Gedanke jemals als eine *Beschreibung* fungieren können, dann mußte Ordnung zunächst als eine *Aufgabe* wahrgenommen werden.)

Die Zeitlosigkeit der Welt machte die Zeitlosigkeit der menschlichen Seele verständlich. Der irdische Aufenthalt war kein Zeitausschnitt (denn noch galt Zeit nicht als linear und war weit entfernt davon, vom Raum unabhängig zu werden). Ähnlich wie die Welt, in der er sich abspielte, war der Aufenthalt auf Erden geschichtslos. Entscheidender für unser Problem ist allerdings die Tatsache, daß die Zeitlosigkeit nicht zu Fragen über den Sinn des Lebens Anlaß gab, denn das Offensichtliche (das Unbezweifelbare, Alternativlose) ist weder bedeutungsvoll noch bedeutungslos, vielmehr ist es außerhalb des Bereichs der Bedeutungen angesiedelt. Niemand verlangt, daß sich das Offensichtliche rechtfertigen soll, wie auch niemand den Drang verspürt, es zu rechtfertigen.

Erst wir, die Modernen, glauben – wiederum nicht ohne späte Einsicht und mit mehr als einem Anflug von Nostalgie –, daß in früheren Zeiten, als alles blieb, wie es war, jeder den ihm zugewiesenen Platz kannte und eine Veränderung nahezu ausgeschlossen war, »die Religion dem Leben einen Sinn gab«. Bei näherer Untersuchung zeigt sich freilich, daß in jenen fernen (imaginierten?) Zeiten der religiöse Glaube nur die Art von Erfahrung bekräftigte, die *eine Beschäftigung mit Sinn witzlos machte*. Das Leben liegt nicht in den Händen der Lebenden. Leben ist *keine Aufgabe*. Es *war* einfach – wie der Rest der Welt, der nur dann, wenn er aus dem sich selbst Gleichbleibenden aufgeschreckt wurde, Gegenstand einer von Angst genährten Überprüfung wurde. Religiöse Autoritäten durften sich mit kurz angebundenen Ermahnungen begnügen, von der Art wie ungeduldige Eltern sie häufig von sich geben: »Tu es, weil ich es dir gesagt habe.« Tatsächlich wissen wir gar nicht, daß Religion das Leben »sinnvoll« gestaltet hat. Sie war eher eine Entscheidung, die Frage nach dem Sinn des Lebens von der Tagesordnung *menschlicher* Belange zu streichen. Oder genau gesagt: Die Religion konnte sich so lange behaupten, wie jene Tagesordnung (falls es etwas dergleichen gab) nicht unter anderem die Frage nach dem Sinn des Lebens einschloß.

Die Vorstellung vom Sinn des Lebens (der Gedanke, daß Leben eine Bedeutung *hat* und in der Hauptsache eine Bedeutung *braucht*) kann möglicherweise erst dann Gestalt annehmen, wenn diese Bedeutung (die in jüngster Zeit unter der Rubrik »persönliche Identität« abgehandelt wurde) bereits als *Aufgabe* begriffen worden ist. Bedeutung ist das, was *gemeint* ist. Sie existiert nur, wenn eine Handlung *intentional* ist, wenn ihr ein zweckgerichteter Schritt vorausgeht. Solange weder zwischen Motiven noch zwischen Zwecken frei gewählt werden kann – weshalb auch keine Verantwortung für die schließlich getroffene Entscheidung besteht –, gibt es keine Bedeutung. Da die Religion das Leben aus der Verantwortung der Lebenden genommen hat, bestätigte sie eine Welt, die keinen Raum für quälende Sinnfragen hatte. Aus demselben Grund verhinderte sie eine Zeitlang die Entdeckung jener Absurdität, die, sollte sie einmal offenbar und vor allem als Widerspiegelung der allgemeinen Erfahrung beglaubigt werden, dringend nach einem Gegengift verlangen würde.

Gerade diese Art von Welt, die den »Sinn des Lebens« oder die Frage der »Identität« nicht zu einer allgemeinen und täglichen Beschäftigung machte, hat die fortschreitende Moderne zerstört. Und mit dieser Welt verschwand auch die Fähigkeit der Religion, mit ihren Nicht-Antworten auf die Frage nach dem Sinn des Lebens durchzukommen (jene kluge Fähigkeit, die wir im nachhinein, voller Wehmut und anachronistisch, als die Entsprechung des religiös verbürgten Lebenssinns konstruiert haben). Die Religion war erfolgreich, solange die Frage ungestellt blieb. Als sie aufgeworfen wurde, trat nicht die Unzulänglichkeit der religiösen Antwort zu tage, sondern das *Fehlen einer Antwort.*

Hat die Religion als Begründung dafür, daß wir einen bestimmten Lebensweg einschlagen sollen, nur die Behauptung anzubieten, eine dem Menschen überlegene Macht habe es so verfügt –, dann ist es mehr als wahrscheinlich, daß sie auf die gleichen Schwierigkeiten stößt, die später die sogenannte »naturalistische Ethik« verfolgen sollten (auf Schwierigkeiten, die für ihr Unvermögen berüchtigt sind, einer einmal in Gang gesetzten Untersuchung standzuhalten). Warum sollte die Natur oder (im Falle einer religiös begründeten Moral) Gott nicht selbst darauf achten, daß ihr Wille ausgeführt wird? Warum sollten nicht sie, sondern die Menschen dafür Sorge tragen? Wenn Natur oder Gott für die Beschaffenheit der Welt verantwortlich sind, dann haben sie zweifellos schlechte Arbeit geleistet, und man könnte alles daran setzen, ihre Gebote über Bord zu werfen, statt ihnen zu gehorchen. In einem diktatorischen Regime gilt Befehlsverweigerung als geschätzte Tugend. Auch ist jedes Leiden nach allgemeiner Übereinstimmung eine Anklage gegen die Zentralverwaltung – um so mehr, je gewaltsamer deren Maßnahmen sind und desto stärker sie nach Alleinherrschaft strebt. Wenn ein derartiger Widerstand möglich ist (d.h. wenn die Natur oder Gott dem Menschen einen freien Willen verliehen und ihm so die schreckliche Aufgabe der Selbstbestimmung aufgebürdet haben), dann ist es für die Frage nach der menschlichen Identität bedeutungslos, ob die

Welt einen vorherbestimmten Charakter hat. Identität wird nun in praktischter Hinsicht und ausschließlich in die Verantwortung des Menschen gelegt. Sobald die Ursünde des Hinterfragens begangen worden ist, wird die Lawine der Zweifel so oder so ausgelöst werden. Und diese Ursünde, das Stellen der fatalen Frage, wurde durch jenen tiefgreifenden Wandel in der menschlichen Erfahrung verursacht, den wir als Anbruch der modernen Lebenssituation kennen – ja sie wird durch ihn sowohl unvermeidlich als auch geboten.

Viele Schriftsteller haben diese Verbindung kommentiert, aber wenige haben sie eindringlicher dargestellt als Paul Valéry:

> *Neue Mächte, neue Menschen, nie wußte die Welt weniger, wohin sie hintreibt [...]*
> *Die Menschen haben sich daran gewöhnt, alles Wissen als vergänglich, jede Stufe ihrer Betriebsamkeit und ihrer wechselseitigen Beziehungen als vorläufig zu betrachten. Dies ist neu. Das Leben ist allgemein so beschaffen, daß dem Unerwarteten immer mehr Beachtung zuteil werden muß. Die Wirklichkeit ist nicht mehr fest umrissen. Raum, Zeit und Materie gewähren Freiheiten, die früher nicht im entferntesten vorauszuahnen waren [...]*
> *Eine der unbestreitbarsten und grausamsten Auswirkungen des Fortschritts hat darin bestanden, den Tod noch schmerzhafter zu machen – und dieser Schmerz nimmt mit der Beschleunigung und Vertiefung der sittlichen und geistigen Revolution zu. Nicht genug, daß der Mensch zugrundegeht, er wird nun auch unverständlich, ja lächerlich.*[5]

Der erlittene Tod, der geringgeschätzte Tod

Zu den schmerzlichsten Kosten, die die Menschheit für die Annehmlichkeiten der Moderne in Kauf nehmen mußte, gehörte die Entdeckung, daß das Dasein absurd ist. Solange die (als *Normalität* erfahrene) Eintönigkeit des Daseins anhielt, gab es keinen Raum für die Wahrnehmung der Absurdität. Eintönigkeit machte die Existenz unproblematisch und folglich unsichtbar. Die gewohnte Monotonie der Lebensroutine (noch gestützt durch das regelmäßige Auftreten von Katastrophen und

Unglücksfällen) bot selten einen Anlaß, das Sein als etwas zu betrachten, was es nicht zu definieren und zu bestimmen galt. Das Auftreten *des Unerwarteten*, des Unerwarteten als eines allgegenwärtigen und entscheidenden Charakterzugs des Alltags, als neue *sogenannte Normalität* war ein Schlag, von dem sich die existentielle Sicherheit (oder vielmehr das Fehlen existentieller *Unsicherheit* – was nicht unbedingt auf dasselbe hinausläuft) nie erholen sollte. Die Regeln für das Spiel des Lebens wurden damit sozusagen über den Haufen geworfen. Von größerer Bedeutung war jedoch, daß sich das Leben als *ein Spiel* herausstellte: d.h. als ein Prozeß mit einem Verlauf und einem Ergebnis, das nicht bloß für die Teilnehmer unbekannt, sondern überhaupt noch unentschieden ist. Die Lebenden konnten den Verlauf durch ihr Handeln formen, verändern oder auf sonst eine Weise entscheidend beeinflussen.

Eine Existenz, die keinem vorliegenden Drehbuch folgt, ist eine *kontingente* Existenz. Sie entbehrt auch eines »äußeren« Grundes – der älter, beständiger, stärker als sie selbst wäre. Für sie heißt es, ihre eigenen Gründe erst noch zu finden oder zu erfinden. Bei Fehlen der Gründe würde das Leben nur eine der Aristotelischen Ursachen aufweisen – die Zweckursache: aber diese Zweckursache war zufällig der Tod. An diesem Punkt anzuhalten würde bedeuten, den Status aller dauerhaften Dinge in der Welt widersprüchlich zu machen. Alles im Leben wäre ebenso vergänglich wie das persönliche Leben (und die einzige Bedeutung vergänglicher Dinge ist nun einmal, verbraucht zu werden und dann zu verschwinden). Daher bedurfte es einer anderen Macht – nennen wir sie die Macht der Vernunft –, wenn die vergänglichen Dinge jemals dem Sumpf des Vergänglichen entrissen und einige bestimmte Dinge dauerhaft werden, d.h. in jene seltsamen Gegenstände verwandelt *werden* sollten, die wachsen und an Stärke zunehmen, statt im Verlauf ihres Gebrauchs zugrundezugehen. Auf ein Leben, das auch nur zum Teil mit solchen Dingen erfüllt wäre, würde etwas von ihrem dauerhaften Glanz fallen und sich ihm mitteilen. Der Sieg des Todes wäre so nicht vollständig.

Philippe Ariès meinte, in vormodernen Zeiten sei der Tod auf eine Weise gezähmt gewesen, die uns modernen Menschen kaum verständlich ist:

Die alte Einstellung, für die der Tod nah und vertraut und zugleich abgeschwächt und kaum fühlbar war, steht in schroffem Gegensatz zur unserigen, für die er so angsteinflößend ist, daß wir ihn kaum beim Namen zu nennen wagen.
Aus diesem Grunde meinen wir, wenn wir diesen vertrauten Tod den gezähmten nennen, damit nicht, daß er früher wild war und inzwischen domestiziert worden ist. Wir wollen im Gegenteil sagen, daß er heute wild geworden ist, während er es vordem nicht war. Der älteste Tod war der gezähmte.[6]

»Zahm« heißt nicht »wohlwollend«, »nah« nicht willkommen, »vertraut« nicht, daß der Tod ohne Widerwillen angenommen wurde. Der Tod flößte zu allen Zeiten Schrecken ein, und gerade bevor die Neuzeit dem irdischen Los den großen Krieg erklärte, erreichte der Todesschrecken, wie Johan Huizingas epochemachende Studie des Spätmittelalters so brillant darlegt, bislang unbekannte Höhepunkte.[7] Kunst und Literatur des 15. Jahrhunderts haben die ehedem diffusen Ängste artikuliert und in eine Form gebracht, in der Tod und Sterblichkeit als etwas Schändliches erschienen, als erstes und passendes Angriffsziel für die neuzeitliche Herausforderung einer grausamen und unbekümmerten Natur. Insbesondere drei zu jener Zeit eingeführte Themen enthüllten und offenbarten die Absurdität einer menschlichen Existenz, die von einem unkontrollierten Tod – einem ungebärdigen, unlogischen, willkürlich zuschlagenden Tod – heimgesucht wurde. Dies waren: die Eitelkeit der irdischen Herrlichkeit, die Oberflächlichkeit und Kurzlebigkeit menschlicher Schönheit und der *danse macabre* (Totentanz) – jene häufig anzutreffende bildliche Darstellung, die die blinde Willkür vermitteln sollte, mit der der Tod zuschlägt, und die in keiner Beziehung zu dem steht, was Menschen tun oder tun möchten.

François Villons melancholischer Seufzer, »Mais où sont les neiges d'antan?« (Doch wo ist der Schnee vom vorigen Jahr?)

machte das erste Thema unsterblich. Doch nicht nur er grübelte über die vergebliche Jagd des Menschen nach Pracht und Herrlichkeit nach, die jetzt noch so beeindruckend scheinen, aber gnadenlos und ohne Warnung vergehen werden. Wo sind heute die Edlen und Gewaltigen von gestern? Wo werden morgen die Stolzen und Mächtigen von heute sein? Alle werden, wie das zweite Thema nicht müde wird zu wiederholen, als verwesende Kadaver enden.

Das zweite Motiv wurde nicht weniger beliebt: Die Nichtigkeit des menschlichen Strebens nach Glanz oder Schönheit wurde in der Dichtung nicht weniger als in gelehrten Traktaten verhöhnt; Schönheit und Liebreiz werden verwesen, ein herrlicher Körper wird schon bald die Würmer nähren. Ein viel gelesenes Gedicht von Olivier de la Marche lautete: »Ces doulx regards, ces yeulx faiz pour plaisance, / pensez y bien, ilz perdront leur clarté / nez et sourcilz, la bouche d'eloquence / se pourriont...« (Diese süßen Blicke, diese Augen geschaffen zur Lust, / Bedenkt es wohl! werden ihren Glanz verlieren / Nase und Braue, der wohlberedte Mund / werden vermodern...) Doch schon vor der Stunde des Todes und vor dem Einsetzen der Verwesung geht, wie man zur Abwechslung in einem gelehrten Traktat lesen konnte:

die Schönheit des Körpers nicht tiefer als die Haut.
Denn wenn die Menschen sähen, was unter der Haut ist, wenn sie so, wie man von dem Luchs in Böotien sagt, das Inwendige sehen könnten, würden sie sich vor dem Anblick der Frauen ekeln. Ihre Anmut besteht aus Schleim und Blut, aus Feuchtigkeit und Galle. Wenn jemand bedenkt, was in den Nasenlöchern, was in der Kehle und was im Bauch alles verborgen ist, dann wird er erkennen, daß nichts als Unrat zu finden ist.

»Wie können wir begehren, einen Sack voll Dreck zu umarmen?« fragte erstaunt jener Mönch, der in Worte faßte, was schnell zu einer weitverbreiteten Weisheit der Zeit werden sollte.

Das Wort »macabre« kam im 14. Jahrhundert auf. (Das Bild des *danse macabre* soll angeblich 1376 zum ersten Mal von dem Dichter Jean le Fèvre verwandt worden sein.) Mehr als jeder andere Begriff erfaßte und vermittelte er jenes Gefühl völliger *Hilflosigkeit*, das den spätmittelalterlichen Todesschrecken begleitete: was immer du tust, wie sehr du dich auch bemühst, zu überleben oder den Tod zu betrügen, alles ist und wird immer und ewig vergebens sein. Vor dem Tod sind alle Menschen gleich. Der Tod, jener schauerliche *maître de danse*, fordert Papst, König, Edelmann, Bauer, Mönch, Kind, Narr, Menschen aller Gewerbe und Stände zum Tanz auf – und niemand besitzt so viel Macht, seine Aufforderung zurückzuweisen. Die Blindheit des ausnahmslosen, gnadenlosen Schicksals lähmte den Willen und ließ die Empfindungen erstarren – und zurückblieben allein eine nagende Furcht und ergebene Trauer.

Man könnte daher meinen, worauf sich Ariès Rede von der »Zahmheit« des vormodernen Todes beziehe, sei bloß die bis zum Anbruch des Zeitalters der Vernunft unbezweifelte, allgemeine Voraussetzung, daß gegen das grausame Los der Menschen kein Kraut gewachsen war. Der Tod mußte sozusagen dableiben, er war vom ersten Augenblick des Lebens an da, und die Menschen mußten täglich in seinem Schatten leben. Man konnte über das Schicksal murren, Abscheu und Wut laut werden lassen – aber das war auch schon alles, und dies »alles« war verwirrend und zum Verzweifeln unwirksam. Niemand verfiel auf den Gedanken, man könne die Grenzen der Sterblichkeit hinausschieben, das Verhalten des Todes kontrollieren und das Schicksal ein bißchen weniger blind und grausam machen, als es war.

Die verbreitetste Erklärung für diese resignierte Gleichmut, mit der die Menschen in vormodernen Zeiten auf den Tod blickten, geht davon aus, daß der Tod damals häufig, früh, blind und ohne Warnung zuschlug. (Diese Haltung ist *für uns* erklärungsbedürftig, da sie *uns* so fremdartig unnatürlich erscheint und erst vor dem Hintergrund unserer eigenen kollektiven Erfahrung ein hermeneutisches Rätsel darstellt.) Der Tod war ein tägliches Ereignis, das sich vor aller Augen abspielte, weder ein Geheimnis noch ein außergewöhnliches Geschehnis. Daher hatte jeder von früher Kindheit an ausreichend Gelegenheit, sich an seine Gegenwart zu gewöhnen. Es gab keinen Grund, verwundert oder übermäßig erregt zu sein, wenn der Tod zum wer weiß wievielten Male in der unmittelbaren Nachbarschaft zuschlug. Diese Erklärung macht in unseren Augen Sinn. Die Häufigkeit und aufdringliche Sichtbarkeit des Todes sind zweifellos eine Erklärung dafür, daß der Tod so erstaunlich »gezähmt« war. Was jedoch in dieser Deutung nicht hinreichend betont wird, ist, daß der Tod, das Sterben und Überleben, wie auch das übrige vormoderne Leben in *existentiellem*, nicht aber im praktischen *Sinne* wahrgenommen werden konnten. Der Tod »nahm« wie das Leben »seinen Lauf«. Und wie das Leben war auch der Tod keine »Aufgabe«. Daran konnte oder sollte kaum etwas oder gar nichts geändert werden. Der Tod war »zahm«, weil er im selben Sinne keine Herausforderung darstellte, wie auch andere Elemente des Lebensprozesses in einer Welt mit vorgegebenen Identitäten keine Herausforderung waren. Alles blieb in der großen Kette des Seins an seinem Platz und nahm von alleine seinen Lauf.

Das ergebene, doch friedliche Zusammenleben mit dem »zahmen« Tod überdauerte nicht das Ende dieses »existentiellen Abkommens«. (Durch das Vertragsdenken unserer Gesellschaft – aber eben nur in diesem Gesellschaftstyp – neigen wir dazu, derartige Abkommen für »große Kompromisse« zu halten.) Als die bis dahin von den allumfassenden und nahezu selbstgenügsamen Gemeindekorporationen und berufsständischen Organisationen ausgeübte enge Kontrolle über die Gesamtheit des Lebens zusammenbrach, wurde aus der seßhaften Bevölkerung ein Schwarm umherziehender Vagabunden (»Pilger des Lebens«, wie die protestantischen Heiligen zu sagen pflegten). Wenn es je eine entscheidende Veränderung in den menschlichen Lebensbedingungen gab, dann dieser, später von den Philosophen theoretisch als *Befreiung des Individuums* gefaßte Wandel. Sie sahen darin einen willkommenen, von der Geschichte angestoßenen Prozeß, der freilich nach der aktiven und geplanten Intervention der Gesetzgeber verlangte, um durchgeführt, überwacht und vollendet zu werden.

Sind die Bande der Gemeinschaft erst einmal geschwächt, wird ihr Halt weniger sicher, so daß an den Rändern gewisse Freiräume entstehen, dann weist die »existentielle Bestimmtheit« immer deutlichere Zeichen von Zeitlichkeit auf. Erst in diesem Augenblick kann der Gedanke geboren werden, daß das, was von der Bestimmtheit übriggeblieben war (und wir sollten wiederholen, daß sie erst jetzt, dank der Verfügbarkeit einer »bestimmungslosen« höheren Warte, als *Bestimmtheit* erkannt werden konnte), weder unvermeidlich noch notwendig war. Jetzt konnte die Vorstellung entstehen, daß die Dinge anders sein konnten, als sie waren, daß sie sich einer Manipulation anboten, manipuliert werden *konnten* und *sollten*. Die zunehmend augenfällige Schwäche des gesellschaftlichen Zugriffs ermunterte zur Rebellion. Die bestürzten und erschrockenen Waisen der sozialen Kontrolle waren dazu aufgerufen, mutige Kämpfer für die Freiheit zu werden. Im 18. Jahrhundert hatte sich ein philosophischer *Individualismus* herausgebildet, der, wie Simmel bemerken sollte, alle Beschränkungen der grenzenlosen Geschmeidigkeit der menschlichen Identität als »künstlich geschaffene Ungleichheiten« postulierte und meinte, »daß, wenn man diese mit ihrer historischen Zufälligkeit, ihrer Ungerechtigkeit, ihrem Druck beseitigte, der vollkommene Mensch hervortreten würde«. Unvollkommenheiten gab es zu Hauf und in vielerlei Gestalt; Vollkommenheit konnte für alle nur ein und dieselbe sein. Dieser früh-neuzeitliche Individualismus setzte Gleichheit und Fehlen von Differenz voraus. Der vollkommene Mensch, der im Begriff war, sich durch seine Emanzipationsbemühung zu offenbaren, sollte ein Mensch ohne Identität und Eigenschaften sein.

Alle Elemente der gesellschaftlichen Bestimmtheit wurden in den Theorien Schritt für Schritt als Irrtümer oder als Verbrechen der Geschichte bzw. ihrer beschränkten oder bösartigen, jedenfalls illegitimen, menschlichen Urheber dargestellt. Verbrechen müssen bestraft und Irrtümer korrigiert werden. Für die Regierenden hieß dies, die nötigen Mittel für die *Befreiung* des Menschen »von all diesen historischen, sein tiefstes Wesen vergewaltigenden Einflüssen und Ablenkungen« bereitzustellen, damit »als dieses Wesen, das allen Gemeinsame, der Mensch als solcher, an ihm hervortrete«.[8] Diese Befreiung bedeutete zunächst und vor allem die Zerstörung der unterdrükkenden Einrichtungen. Es galt, die *pouvoirs intermédiaires*, die Bindungen an städtische und dörfliche Gemeinschaften, Kirchspiele, Sippen und Handwerksgilden zu zerreißen. Ein freier Mensch sollte eine Person ohne festen Herrn und Wohnsitz sein. Jegliche Gebundenheit, jegliche Bestimmtheit beschädigte und verstümmelte. Sobald alle festen Eigenschaften beseitigt und alle Mächte kaltgestellt waren, die sie dem »Menschen als solchem« aufzudrücken vermochten, würde der Mensch auf die bloßen Knochen seines *eigenschaftslosen* (dt. im Orig.) Wesens reduziert sein und so zu jener wirklichen *tabula rasa* werden, auf der die Schriftkundigen die *allgemeinen*, »schlechthin menschlichen« Inhalte einritzen konnten.

Machtgestützte Allgemeinheit

Letztendlich lief die Emanzipation von der Partikularität auf die Forderung nach einer bedingungslosen und unangefochtenen Unterwerfung unter die Macht eines übergemeinschaftlichen Staates hinaus, der nun als Abriß des Allgemeinen neben die kommunal verankerte Provinzialität trat. Gewöhnlich bezeichneten die Regierenden ihre Eroberungen als Befreiung (und sollten sie selbst sich nichts aus Namen machen, taten es ihre Schreiber). In der Praxis bedeutet die Befreiung des Territoriums die Uniformität seiner Bewohner, errungen durch die Ausrottung der einst indifferenten, nun aber verabscheuungswürdigen Verschiedenheit.

Es war jedoch mehr beabsichtigt, als bloß die vielen kommunal geförderten Bündel von Eigenschaften durch staatlich unterstützte zu ersetzen. Zwischen den Gemeinschaften und dem vormodernen Staat herrschte gewissermaßen eine Arbeitsteilung: Der Staat interessierte sich für seine Untertanen lediglich, sofern sie Abgaben zahlten und manchmal auch sofern sie als Soldaten bei der Eroberung weiterer potentieller Steuerzahler unentbehrlich waren – gewiß aber nicht als Objekte der Identitätsbildung. Diese Aufgabe fiel stillschweigend den Gemeinden zu, und der Staat sah sich nicht veranlaßt, sie zu überwachen und schon gar nicht sie anzustoßen. Allerdings unterschied sich die kommunal verwaltete Identitätsbildung von der später sie ablösenden staatlich verwalteten nicht so sehr durch die geförderten Inhalte, wohl aber durch die Art und Weise ihrer erfolgreichen Durchsetzung und deren existentieller Folgen. Identitäten wurden in vormodernen Zusammenhängen eher eingeführt als aufgezwungen und mit Sicherheit weder »angenommen«, noch gesucht oder hergestellt. Sie »ergaben sich« auf eine faktische und *natürliche* Weise, und nur in Ausnahmefällen bestand die Möglichkeit, sie als eine unbedingt zu verfolgende Aufgabe wahrzunehmen, für deren Erfüllung und Erfolg man persönlich verantwortlich war. Dies galt unzweifelhaft nicht von der staatlich verwalteten »allgemeinen« Identität, von der nicht zu erwarten war, daß sie sich in »natürlichen« Prozessen herausbildete. Unter staatlicher Regie hatten Identitäten das Ergebnis eines geplanten, gelenkten, »rationalen« Eingriffes zu sein. Die Vermittlung von Meinungen, Einstellungen und Verhaltensmustern mußte als *Erziehung* (und allgemeiner als *Kultur*) problematisiert, strukturiert und von staatlich ernannten und ermächtigten Experten durchgeführt werden.

Durch diese Situation wurde freilich deutlich, daß es sich bei Identitäten um Eigenschaften handelte, die es nicht geben würde, falls sie nicht gepflegt und bewußt hergestellt werden. Der »Mensch als solcher« entpuppte sich als »Rohmaterial« ohne Eigenschaften, Zweck und Bedeutung. Er hatte keine Bedeutung, es sei denn, sie wurde ihm *verliehen*, und keinen Zweck, es sei denn, er wurde ihm *gegeben*.

An der Schwelle zur Moderne stoßen wir auf jenen Prozeß, in dem sich zugleich die *Elite* (die sich künftig durch ihr »zivilisiertes« Auftreten mit den beiden Gesichtern der geistigen Verfeinerung und des körperlichen Drills unterscheidet) herausbildete, distanzierte und ablöste und die *Massen* als potentielles Handlungs- und Verantwortungsfeld der Elite *geformt* wurden. In der Verantwortung der Elite lag es, die Massen zu humanisieren, was sie entweder durch Überzeugung oder Zwang, durch Aufklärung oder Inhaftierung erreichen konnte, je nachdem welche Strategie sich als zweckdienlicher herausgestellt hatte oder dafür gehalten wurde. Diese Auffassung von Verantwortung und der damit verbundene Handlungsantrieb führten zur Definition der beiden stets gemeinsam auftretenden, obgleich angeblich scharf unterschiedenen Verkörperungen »der Massen«. Die Massen waren einerseits der »Pöbel« (der in den Vordergrund rückte, wenn Zwangsmaßnahmen auf der Tagesordnung standen) und andererseits das »Volk« (das beschworen wurde, wenn Erziehung die Zwangsmaßnahmen hoffentlich überflüssig machen konnte).

Was für die große Trennung galt, traf auch auf die anvisierte, große Wiedervereinigung zu. Die erneute Integration der gespaltenen Gesellschaft sollte von der neuen kultivierten, nun fest im Sattel sitzenden Elite der Gebildeten angeführt werden. Wie Ernest Gellner treffend zusammenfaßt:

> *An der Basis der modernen sozialen Ordnung steht nicht der Henker, sondern der Professor. Nicht die Guillotine, sondern das (passend benannte) doctorat d'état* bildet das wichtigste Werkzeug und Symbol moderner staatlicher Macht. Das Erziehungsmonopol ist heute weitaus wichtiger und zentraler als das Monopol auf die legitime Gewalt.[9]

Es verbot sich, die Integrations- und Reproduktionsprozesse der Gesellschaft noch länger den spontanen, unüberlegt vorgehenden Kräften der Gemeinschaftlichkeit zu überlassen, die von den vielen dichten, lokal beschränkten Kleinzentren in Gang gesetzt und gehalten wurden. Oder genauer gesagt, die modernen Eliten brachen bewußt und entschlossen mit allem, was sie nun in der schreckenerregenden Rückschau als exzentrische, diffuse, chaotische und irrationale Lage der Dinge betrachteten, ja als äußerst gefährlich, weil sie unkontrolliert und somit ständig für Katastrophen anfällig war.

Die Reproduktions- und Integrationsprozesse der sozialen Ordnung sollten von nun an in die Domäne der Spezialisten, der Fachleute und einer legal definierten Autorität fallen. Gleich den ihnen vorausgegangenen Trennungsprozessen machten sie die Elite zur Gruppe am Ruder und den Rest der Gesellschaft zum natürlichen Gegenstand ihrer Tätigkeit. Man könnte auch sagen, sie reproduzierten die Herrschaftsstruktur in ihrer neuen, stark erweiterten Form. Diese zeichnete sich dadurch aus, daß sie über die frühere Umverteilung des Überschußprodukts hinausgehend nun auch Geist und Körper der Untertanen formt und tief in ihr Alltagsverhalten und die Gestaltung ihrer Lebenswelten eindringt. Nach der Erziehung der Massen zu rufen bedeutet zugleich, sie für sozial unmündig zu erklären und die Diktatur des *professoriat* zu sichern (oder in den Worten der gebildeten Elite »den aufgeklärten Despotismus« der Wächter über die Vernunft und den guten Geschmack).

»Die Massen« gehören zu der großen Familie von Kategorien, die gemeinsam mit der Moderne das Licht der Welt erblickten. Im 17. Jahrhundert begann jener erst im Denken der Aufklärung zur begrifflichen Reife gelangte Prozeß, in dem die vielfältigen regionalen, rechtlichen und berufsständischen Identitäten des *petit peuple*, des *menu peuple* zur unterschiedslosen und scheinbar gleichförmigen Masse oder zum *mobile vulgus* zusammengeworfen wurden. Laut Robert Muchembled

> *bewegten sich alle sozialen Gruppen des 15. und 16. Jahrhunderts in einem von dem unsrigen weit entfernten Universum auf demselben Niveau. Reale, durch Geburt oder Vermögen verursachte Spaltungen führten zwischen Herrschenden und Beherrschten nicht zu tiefgreifenden Unterschieden im Empfindungsvermögen und im allgemeinen Verhalten [...].*
> *Zu Beginn des 18. Jahrhunderts erweitert sich die Kluft zwischen zwei getrennten geistigen Gestirnen. Die kultivierten Leute können das Volk im wahrsten Sinne des Wortes nicht mehr riechen. Alles, was ihnen wild, schmutzig, lasterhaft erscheint, verwerfen sie, um selbst ähnlichen Versuchungen besser widerstehen zu können [...]. Der Geruch wurde zum Kriterium gesellschaftlicher Unterscheidung.*

In jener *göttlichen Kette des Seins*, die der vormoderne Geist des christlichen Europa schmiedete, um seine Lebenswelt zusammenzubinden, gab es eine Menge großer und kleiner Trennungen. In der Tat waren es zu viele, als daß eine der modernen Trennung zwischen den »Gebildeten« und den »Gemeinen« vergleichbar umfassende und alles bestimmende »Trennung der Trennungen« hätte auftreten können. In wahrhaft revolutionärer Weise war der im 17. Jahrhundert beginnende »Zivilisationsprozeß« zunächst und vor allem ein Trieb der Eliten, sich vom Rest der Welt zu trennen, der nun all seiner inneren Vielfalt zum Trotz zu einer uniformen Masse verschmolz. Es vollzog sich ein Prozeß kultureller *Desynchronisation*, wie er krasser kaum sein könnte. An dem einen, dem aktiven Ende (dort wo die Eliten standen) führte er zu einer zunehmenden Beschäftigung mit der Aufgabe, sich selbst zu formen, zu bilden und zu vervollkommnen. An dem anderen, dem empfangenden Ende schlug sich eine Tendenz nieder, die »Massen« – »die als barbarisch, schmutzig und völlig unfähig galten, ihre Leidenschaften so zu zügeln, daß sie zivilisiert werden konnten«[10] – biologisch und medizinisch zu beurteilen, sie zu kriminalisieren und immer stärker zu überwachen.

Eine durch und durch gespaltene Gesellschaft war das Gesamtergebnis dieses Prozesses (jedenfalls bot sie sich von der Spitze aus gesehen dem Blick so dar, aber eben dieser Blick war es, der vor allem zählte). Die Kinder des Lichts versus die Kinder der Dunkelheit, die Vernunft im Kampf mit dem Aberglauben, die zivilisatorische Anstrengung angesichts düsterer Leidenschaften, die von Recht und Ordnung gewaltsam in Schach gehaltenen Instinkte, die sich gegen die rohe Animalität der gemeinen Sterblichen stemmende humanisierende Kultur der Gebildeten: all diese Gegensätze sind letzten Endes nur perspektivische Dimensionen der größten und folgenreichsten Spaltung – derjenigen zwischen Elite und Massen. Sich abzuspalten hieß freilich nicht, sich abzukehren, zu isolieren, kein Interesse zu zeigen. Im Gegenteil, hier fand eine aktive Spaltung statt – eine Spaltung, die zur Voraussetzung des Engagements wurde, zu einem ersten und entscheidenden Schritt, zu einem Auftakt für jene Transformation, deren Vollzug die (durch ihre gemeinsame Eigenschaftslosigkeit vereinheitlichten) »Massen« zum dauerhaften Schutzbefohlenen der Elite machten.

In diesem Sinne ist die Aufklärung, wie Adorno betonte, »totalitär«. »Als Gebieter über Natur gleichen sich der schaffende Gott und der ordnende Geist. Die Gottesebenbildlichkeit des Menschen besteht in der Souveränität übers Dasein, im Blick des Herrn, im Kommando.« Die von der aufgeklärten Elite geförderte Gleichheit des »menschlichen Wesens« war *repressiv*; die »nivellierende Herrschaft« preßte und zwang »die Befreiten« in den Hegelschen »Trupp«. Anders als Durkheim glaubte, war die daraus resultierende Gleichförmigkeit des Denkens kein Ausdruck der gesellschaftlichen Solidarität, »sondern Zeugnis der undurchdringlichen Einheit von Gesellschaft und Herrschaft«. »Die Herrschaft tritt dem Einzelnen als das Allgemeine gegenüber, als die Vernunft in der Wirklichkeit.«[11]

Aus der Perspektive der Armen und Niedrigen führte das Auftreten staatlich verwalteter Identitäten kaum zu Veränderungen in ihrer untergeordneten, determinierten und fremdbestimmten Situation. Die Elite war es, die wußte, daß sie frei war, verantwortlich und dringend dazu aufgerufen, sich selbst zu bestimmen. (Allerdings berichtet Elias von der Verwirrung, mit der selbst die Hohen und Mächtigen ihrer Zeit auf die von den Predigern der *Bildung* [Dt. im Orig.] zum ersten Mal propagierte Vorstellung reagierten, Kinder müßten mit Vorbedacht zu »richtigen« Erwachsenen »herangebildet« werden.) Es war die selbsternannte »zivilisierte« Elite, die sich daran machte, von ihrer Freiheit Gebrauch zu machen. Was aber die Armen und Niedrigen betraf, so *sagte* man ihnen wie ehedem, was sie zu tun hatten und wie sie sich verhalten sollten. Niemand forderte sie auf, selbst zu entscheiden: Wie früher so stand auch jetzt ihre Identität kaum in Frage. Die einzige Veränderung war lediglich, daß man ihnen nun *mitgeteilt* hatte, daß sie frei seien, und ihnen damit sagte, sie seien künftig dafür verantwortlich, was aus ihnen werde; sie hätten eine *Pflicht* gegen sich selbst, und das, was sie letztendlich aus sich machen würden, könne nur als ihr eigenes, lob- oder strafwürdiges Tun gelten. Die »unvorhergesehene Folge« des Wandels bestand darin, daß das, wozu sie auf diese Weise aufgefordert wurden, die Auseinandersetzung mit »dem Sinn ihres Lebens« – mit dem Zweck des Lebens überhaupt, mit Überleben und Selbsterhaltung – war. Und dies hieß am Ende auch, sie wurden veranlaßt, sich mit dem Zweck eines Daseins zu beschäftigen, das sie nur als elendiglich empfinden konnten. Weder das Leben mit all dem Leid, das es enthielt, und mit all den Opfern, die es forderte, noch sein unvermeidliches Ende waren länger »das offensichtliche Schicksal«, das man ohne Selbsterforschung und Selbstopferung erlitt. Das Leben und all seine Inhalte mußten jetzt eine Bedeutung *bekommen*.

Wenn der Drang, den Sinn des Lebens zu entdecken, die Elite der Hohen und Mächtigen zu ungestümen und realistischen Bemühungen anspornen konnte, ihre Anwesenheit in der Welt bedeutsam und folgenreich zu machen, so hatten die »Massen« nie eine solche Möglichkeit. Zunächst wird man festhalten müssen, daß den Massen nie gestattet worden wäre, zur Waffe der Selbstbejahung zu greifen und sich als *Individuen* hervorzutun. Alle Versuche dieser Art wären automatisch als unverzeihliche Anmaßung und Akt der Rebellion aufgenommen worden – als eine Bedrohung für die Gesellschaft, die nach einem Eingreifen der Wächter über Recht und Ordnung verlangte. Was aber schwerer wog, ist, daß den Massen jene Mittel fehlten, auf die jeder ernsthafte Versuch zur Selbstbestimmung angewiesen ist. Für sie existierte ein gähnender Abgrund zwischen dem angeblich selbstgeschaffenen Charakter von Identität und der Verfügbarkeit über die für die Identitätsbildung nötigen Mittel. Die nackte Tatsache, daß sie für die Dauer ihres irdischen Lebens auf der untersten Stufe der Herrschaftsleiter verharren sollten, erschien unter den Umständen als die wahrhafte »Vernunft in der Wirklichkeit«.

Kurz gesagt, obgleich die Frage nach dem Sinn des Lebens in höchstem Maße berechtigt war, standen den Massen keine Wege offen, einen solchen Sinn zu schaffen. Sie waren ihnen in der Theorie verboten und in der Praxis unerreichbar. Offenbar hatte sich die Elite alle anerkannten Mittel angemaßt, die geeignet waren, das Leben »sinnvoll« zu machen und die sich als solche auf die Autorität dauerhafter, auf Unendliches und Ewiges verweisender und somit die Flüchtigkeit der vergänglichen körperlichen Existenz transzendierender Werte berufen konnten. Die Elite reservierte alle »offiziell aufgeführten« Wege zur persönlichen Unsterblichkeit für sich. Die bereits während ihres irdischen Lebens jeder Persönlichkeit beraubten »Massen« wurden auf diese Weise auch von den Produktionsmitteln der Unsterblichkeit ausgeschlossen. Dies war eines von vielen Gesichtern der repressiven Herrschaft – und wie alle anderen mußte auch dieses verborgen werden (gesellschaftliche Unterdrückung, schreibt Adorno, »trägt stets die Züge der Unterdrückung durch ein Kollektiv«): Sie war genötigt, sich als ein Produkt des Ganzen auszugeben, nicht als Wille jenes kleinen Teils des Ganzen, der die Urteile fällte. Die objektivierte (verdinglichte) Stellung, die allen mit Ausnahme der auserwählten Individuen zukam (für die überwältigende Mehrheit, für »die Massen« ist »der Maßstab die Selbsterhaltung, die gelungene oder mißlungene Angleichung an die Objektivität seiner Funktion und die Muster, die ihr gesetzt sind«[12]), mußte in einen dauerhaften, eigenständigen Wert übersetzt werden: in den »unsterblichen« Teil eines ansonsten unleugbar sterblichen Daseins, in ein kollektives Äquivalent für die *privatisierte* Unsterblichkeit der Elite (gleichsam in die Konfektionsware anstelle der *haute couture*); in eine verläßliche Quelle und Gewähr eines für den Volksgebrauch passenden Lebenssinns; in eine Art dauerhaftes, überindividuelles Dasein, das jedem, auch dem Niedrigsten, offen stand; in einen Anteil an der Aktiengesellschaft »Unsterblichkeit«, den jeder erwerben konnte und durch dessen Besitz alle wahrhaft gleich wurden – obschon erst posthum.

Bei der gesuchten Formel konnte es sich allein um eine rationalisierte, eingeschränkte und gruppenzentrierte Version des »Gattungsegoimus« handeln. Jener Kunstgriff, mittels dessen die Gattung es vermochte, die Lebensbelange der einzelnen in den Dienst an der Erhaltung und Fortführung der Gruppe zu stellen, gab das zu befolgende Muster vor. Unsterblichkeit hatte das Los der Gruppe, nicht das ihrer Mitglieder zu sein; und das Los ließ sich einzig unter der Bedingung sichern, daß die Mitglieder ihr sterbliches Leben so führten, daß sie dadurch die ungefährdete Fortdauer der Gruppe ermöglichten. Im Falle der ganzen Gattung wird dies durch die biologische Reproduktion bewirkt. Im Falle von Gesellschaften geht es um mehr; steht doch Höheres auf dem Spiel als lediglich die Fortdauer der körperlichen Existenz, denn die körperliche Fortdauer der Bevölkerung sichert noch lange nicht den Fortbestand der Gesellschaft (der Kultur, der Zivilisation usw.), »wie wir sie kennen«. Schließlich soll nicht die Dauerhaftigkeit des Lebens *generell* gewährleistet werden, sondern nur der Fortbestand einer *spezifischen Form* des Gemeinschaftslebens. Was nichts anderes bedeutet, als daß eine spezifische Herrschaftsstruktur, eine bestimmte Zuweisung von Privilegien, eine gegebene Verteilung von Freiheit und Abhängigkeit mitsamt der bestehenden Aussichten auf persönliche Unsterblichkeit erhalten bleiben sollen – also all jene aus allen denkbaren Alternativen ausgewählten Einrichtungen, die für nötig erachtet werden, um der Gruppe eine charakteristische Identität und ihrem Überleben einen Sinn zu geben.

Wie bereits gesagt wurde, war bis zum Anbruch der Moderne der Fortbestand der Gruppe (ihre für unbestimmte Zeit anhaltende Unsterblichkeit) keine Sache bewußter Beschäftigung und konzentrierter Bemühungen. Er erschien nicht als Aufgabe, als ein Zweck, der idealiter schon gegenwärtig gemacht wurde, noch bevor er materiell erfüllt würde und erfüllbar war. Allein durch den Zusammenbruch der sich selbst erhaltenden

Ordnung fester Identitäten kam es zur »großen Trennung« zwischen der Elite und den Massen (d.h. zu den eng damit verbundenen, aber gegenläufigen Prozessen der Personalisierung der Elite, der »Individualisierung« ihrer Mitglieder einerseits und der »Kollektivierung«, der Entpersonalisierung der übrigen zur Masse andererseits), und erst aufgrund dieses Ereignisses wurde die Reproduktion der Gesellschaft in ihrer neuen Struktur zu einer Aufgabe, die planungs-, leitungs- und überwachungsbedürftig war. Zur Erfüllung dieser Aufgabe durfte man sich nicht unkritisch auf das einförmige Verhalten der Massen verlassen. Es sei denn, die Massen wären zunächst zu einer solchen Einförmigkeit gedrillt und dann sorgfältig entworfenen Bedingungen ausgesetzt worden, mittels deren die Fortführung der Einförmigkeit in hohem Maße wahrscheinlich, wenn nicht gesichert wäre.

Die bei dieser Aufgabe gemeinhin angewandten Verfahren sind ausführlich beschrieben worden. Sie lassen sich grob in zwei Hauptkategorien unterteilen. Die erste wurde von Michel Foucault »panoptisch« genannt (in metaphorischer Anlehnung an Benthams architektonische Lösung für das Problem der Reproduktion von Ordnung) und umfaßte eine engmaschige Verhaltenskontrolle mittels einer asymmetrischen Überwachung, deren letzte Zuflucht das Gefängnis war (das heißt, eine ausdrückliche und zwangsgestützte Verneinung der Entscheidungsfreiheit). Die zweite Kategorie wurde in verschiedenen, aber verwandten Hinsichten von Webers Begriff der »Legitimation« und Parsons Konzept des »zentralen Wertesystems« erfaßt: sie schloß konzentrierte oder diffuse Bemühungen ein, die Unterdrückung durch die Elite hinter einer »kollektiven Unterdrückung« zu verbergen, indem die spezifische Ordnung einer bestimmten Gesellschaft als lebenswichtig für Ordnung überhaupt ausgegeben wurde und die Perpetuierung einer solchen Ordnung als ein die Lebensspanne der einzelnen übersteigender Auftrag galt – als ein Auftrag, zu dem jeder sein Scherflein beitragen mußte, sollte sein Leben einen Sinn erhalten.

Beide Verfahren wurden von den Eliten verwendet, die entschlossen jene soziale Ordnung aufrechterhalten wollten, der sie ihre Privilegien verdankten. Die wichtigste Strategie, eingesetzt, um einer solchen Verwendung Erfolg zu verschaffen, (man könnte hier von einer Meta-Strategie sprechen) bestand darin, sie als »funktionales Erfordernis« der Gesellschaft, als Bedingung ihres Überlebens – des kollektiven Überlebens, des Überlebens aller einzelnen Mitglieder als Kollektiv – hinzustellen bzw. sie als Bedingung für die *Unsterblichkeit der Gruppe* auszugeben. Vielleicht war der *Nationalismus* der hauptsächlichste und spektakulär erfolgreichste Ausdruck einer solchen in der Neuzeit durchgeführten Strategie.

Der Nationalismus verdankte sich vor allem einer Vereinigung des Strebens geistiger Eliten nach politischer Führerschaft mit dem Streben politischer Machthaber nach geistiger Vorherrschaft. Er bezweckte, Körper und Geist der »Massen« wieder in Besitz zu nehmen, jenes Endprodukt des Auseinanderbrechens und der Zerschlagung alter (kommunaler und sich selbst perpetuierender) Strukturen der Vereinigung. Der Nationalismus wollte ein einziges, die ganze »Peripherie« überblikkendes und überwachendes »Zentrum« an die Stelle des Flickwerks vielfältiger Gemeinschaften mit ihren je eigenen Zentren treten lassen. In diesem Sinne war der Nationalismus ein Programm der Vereinigung und ein Postulat der Vereinheitlichung. Aber er war immer auch der Versuch, die alleinigen und exklusiven Rechte auf ein Territorium, eine Bevölkerung, ein besiedeltes Territorium zu sichern. Ebenso wie er ein Kampf *der Elite* war, um die störrischen oder gleichgültigen Massen zu bändigen und zu unterjochen, war er auch ein Kampf *zwischen* bestehenden und angehenden, etablierten und aufstrebenden Eliten um das Recht, die Bändigungsarbeit durchführen zu dürfen, ihre Rhetorik festzulegen und von ihrem möglichen Erfolg zu profitieren.

In jedem Nationalismus – in jedem nationalistischen Kreuzzug oder jeder Bekehrungskampagne – verbarg sich eine Doppeldeutigkeit, ein Zusammenspiel einschließender und ausschließender Tendenzen. Der Erhalt der Nation ließ sich als höchster, über der Kurzlebigkeit und Sterblichkeit ihrer Mitglieder schwebender Wert nur so lange anrufen, wie ihr nachweislich eine Gefahr drohte, angesichts deren die Mitglieder eilends zusammenzurücken hatten, um ihr Überleben zu sichern. Die Unsterblichkeit des Kollektivs behauptete eine gebieterische Autorität, weil sie von Feinden bedroht wurde. Die Förderung der Einheitlichkeit bedurfte daher der ergänzenden Anstrengung, die »Fremden« zu kennzeichnen, zu trennen und auszustoßen, waren sie doch bereits die Beute einer anderen nationalen Elite, die Anhänger eines anderen Nationalismus, so daß sie insgesamt kaum eine Aussicht boten, an die umkämpfte Gleichförmigkeit angepaßt werden zu können. Die Grenzlinie zwischen den *Einheimischen* und den *Fremden*, zwischen der angehenden Nation und deren Feinden war untrennbar ein Teil der Selbstbehauptung der nationalen Elite. Freilich gab es noch ein Kodizill: wollte man sich der Gedanken und Handlungen der gegenwärtigen oder zukünftigen Staatsangehörigen bemächtigen und sie fest im Griff halten, dann durfte die Grenz*ziehung* nicht als das erscheinen, was sie wirklich war.

»Was ist *das Vaterland* (la Patrie)?« fragte Maurice Barrès und antwortete darauf: »Der Boden und die Toten.« Man sieht schnell, daß die beiden Bestandteile des *Vaterlands* eines gemeinsam haben: sie sind keine Sache der Wahl. Sie können nicht *frei gewählt* werden. Bevor eine Wahl auch nur in Betracht gezogen werden könnte, ist man bereits, hier und jetzt, auf diesem Boden geboren und in die Kette der Vorfahren und ihrer Nachwelt eingebunden worden. Wohl läßt sich der Ort wechseln, nicht aber der eigene Boden mitnehmen, sowenig wie sich ein anderer Boden zu eigen machen läßt. Man kann seinen Freundeskreis wechseln, nicht aber seine Toten, die toten Vorfahren, die einem selbst und nicht den anderen gehören, sowenig wie man die Toten anderer Menschen zu seinen eigenen Vorfahren machen kann. In seinen Bemerkungen zum tragischen Konflikt zwischen Kreon und Antigone macht Barrès deutlich, wo die Grenzen der Wahl verlaufen:

Kreon ist ein Herrscher, der von auswärts kam. Er sagt: »Ich kenne die Landesgesetze und wende sie an.« Darüber urteilt er mit seiner Intelligenz. Intelligenz – was für ein armseliges, oberflächliches Etwas! [...] Antigone wirft hingegen ihre tiefverwurzelte Erbschaft in die Waagschale; sie ist vom Unterbewußten beseelt, in dem Achtung, Liebe und Furcht noch nicht von der erhabenen Macht der Ehrfurcht geschieden sind.

Antigone hat etwas, das Kreon, der nur über seinen Verstand und sein *erworbenes* (also ablösbares, freischwebendes, abstraktes und gefühlloses) Wissen verfügt, niemals besitzen wird: *l'épine dorsale*, das Rückgrat, auf dem das ganze menschliche Geschöpf ruht und um das herum alles geformt wird (das Rückgrat, betont Barrès, ist nicht bloß eine Metapher, »sondern eine sehr machtvolle Analogie«). Verglichen mit der Festigkeit des Rückgrats ist Intelligenz nicht mehr als »diese Lappalie auf der Oberfläche«. Das Rückgrat ist ein fester Punkt, von dem alles auszugehen hat – ein Punkt der von Anfang an (Heidegger würde sagen *ursprünglich*) da sein muß, andernfalls wäre jede Bewegung unmöglich. Das Rückgrat selektiert: es bestimmt, welche Bewegungen möglich sind und welche nicht (d.h. welche es zu brechen drohen). Die Wahrheit ist ein solches Rückgrat, denn auch sie ist ein fester, *im voraus* festgelegter Punkt. Sie ist nicht Ankunftspunkt (nicht *Endpunkt* des Erkenntnisprozesses, wie Heidegger und seine zahllosen Jünger später hervorheben sollten), sondern *Ausgangs*punkt allen Wissens, kein Punkt, der geschaffen, sondern einer der allein aufgefunden, enträtselt und – sollte er verfehlt oder verloren worden sein – wiedererlangt werden kann. Sie ist »ein einzigartiger Punkt, weil sich nur von ihr und von keinem anderen Ort aus, alles in seinen wahren Verhältnissen erkennen läßt«.

Ich muß jenen Punkt aufsuchen, den mir meine Augen, so wie sie im Laufe der Jahrhunderte ausgebildet worden sind, vorschreiben, jenen Punkt, von dem aus alles sich dem Maß des Franzosen anpaßt. Die Menge gerechter und wahrer Beziehungen zwischen den Gegenständen und dem konkreten Menschen, dem Franzosen, ist die Wahrheit und Gerechtigkeit Frankreichs: Diese Beziehungen zu entdecken ist französische Vernunft. Der unverfälschte Nationalismus ist nicht anderes als das

Bewußtsein von der Existenz eines solchen Punktes. Ihn sucht er, und hat er ihn gefunden, dann hält er ihn in unserer Kunst, unserer Politik und allen unseren Tätigkeiten fest.[13]

Wenn je etwas ambivalent war, dann dies: jener magische Punkt wurde vor meiner Geburt festgelegt, ich selbst wurde durch ihn »*festgelegt*«, noch bevor ich überhaupt an Punkte dachte, sei es nun an magische oder andere (ja noch, bevor ich überhaupt etwas dachte) – dennoch ist es immer noch meine *Aufgabe*, diesen Punkt zu finden, und *ich und kein anderer* muß es *tun*, während ich mich meiner *Vernunft* bediene. Ich habe aktiv diesen Punkt zu suchen und dann zu wählen, was ohnehin *keine* Sache der Wahl ist: ich soll *freiwillig* das *Unvermeidliche* bekräftigen, mich bewußt jener tieferen Wahrheit unterwerfen, die die ganze Zeit über in meinem Unterbewußten anwesend war. Das Ergebnis meiner freien Wahl steht von vorneherein fest: während ich meinen Wille anstrenge, bin ich nicht wirklich frei, etwas zu wollen. Es gibt nur eines, was ich in meinem Fall effektiv wollen kann: mich in all meinem Tun und Denken von *la terre et les morts* bestimmen zu lassen; im Trost und der Sicherheit zu schwelgen, daß ich strenge und anspruchsvolle Herren habe; mir selbst zu sagen, »ich wollte mit diesen Herren leben, und indem ich sie bewußt zum Gegenstand meiner Verehrung mache, ungeschmälert an ihrer Stärke teilhaben«. Dennoch gibt es auch anderes, was ich vielleicht (zu Unrecht) will oder von dem ich (fälschlicherweise) denke, es stünde mir frei, es zu wollen; zum Beispiel meine Herren zu verleugnen oder mir fremde Herren zu suchen. In beiden Fällen mag ich wirklich zu der Überzeugung gelangen, ich sei frei und meine von der Vernunft diktierte Wahl kenne, wie die Vernunft selbst, keine Grenzen. In beiden Fällen wird das Ergebnis gleichermaßen zerstörerisch, schwächend und erschreckend sein. Was ich mir einhandle, ist *déracinement*, Wurzellosigkeit – einen Körper ohne Rückgrat, ein Denken ohne festen Standpunkt. Gegen eine solche Katastrophe, in die mich die Anmaßung der Freiheit tatsächlich locken könnte, bin im voraus versichert.

Daher wäre die nationalistische Formel, die in Barrès einen ihrer überzeugendsten Fürsprecher hatte, in hohem Grade unvollständig gewesen, gäbe es nicht einen wichtigen Zusatz: Was bestimmte menschliche Geschöpfe vereinigt (und von anderen trennt), ist nicht *Solidarität* – keine vertragliche Verbindung, kein beliebig abzuschließendes oder aufzukündigendes Abkommen –, sondern *Affinität*: ein verbindliches, nicht wählbares und nach Belieben eintauschbares Pfand. »Die Tatsache, daß man zur selben Rasse, zur selben Familie gehört, ist psychologisch entscheidend: in diesem Sinne verwende ich das Wort ›Affinität‹.« Deren Status ist durchaus prekär: Einerseits ist Affinität stark genug, um den Glauben an den letztendlichen Triumpf des Einheitsstrebens zu erwecken, andererseits ist sie nicht so stark, daß sie Selbstzufriedenheit erzeugt und Quietismus rechtfertigt.

Der wahre Nationalismus (und ohne Zweifel ein Nationalismus im Geiste Barrès') würde sich gegen jeden schicksalsartigen, Quietismus verursachenden Determinismus der *Rasse* verwahren, der gerade dadurch schwächt, daß er zuviel Sicherheit verschafft. Er würde jeden Determinismus ablehnen, der den einzelnen aus der Pflicht entläßt, auf der Hut zu sein: »Es wäre falsch, von der französischen Rasse im strikten Sinne des Worts zu reden. Wir sind keine Rasse, sondern eine Nation: Sie (die Nation) bringt sich Tag für Tag hervor, und wollen wir nicht verschwinden und ausgelöscht werden, dann müssen wir, die sie bildenden Individuen, sie schützen.«[14] Hängt die Mitgliedschaft in einer Gruppe von der Rasse ab, dann ist bereits alles gesagt und getan worden, noch bevor irgend etwas geäußert wurde, und dann kommt es kaum auf das Gesagte an. Beruht hingegen das Zusammengehörigkeitsgefühl der Gruppe auf der *bereitwilligen* Annahme des Schicksals (ist die Nation Renans »tägliches Plebiszit«), dann gründet sie (und zwar auf eine äußerst wichtige Weise) auf dem, was und von wem es gesagt wird. Im Gegensatz zur Rasse ist die Nation unfertig, solange sie keine »das Gewissen aufrüttelnde« *Sprachrohre* und geistig führende Lichter hat. Während »Bewußtsein« keine bestimmende Eigenschaft der Rasse ist, zählt es zu den entscheidenden Eigenschaften der Nation: die Nation kann *für sich* (Dt. im Orig.) oder auch »bloß«, in einer minderwertigeren Form, *an sich* (Dt. im Orig.) sein.

Die Versuchung liegt nahe, den Nationalismus als Rassismus der Intellektuellen zu bezeichnen. Und den Rassismus umgekehrt als Nationalismus der Massen: Die Massen sind ihrer Definition nach praktisch ein Gegenstand fremder Entscheidungen, sie sind eher Produkte als Produzenten, unabhängig davon, ob die bestimmenden Kräfte nun die Gene oder die rechtlich fixierte Geschichte der maßgeblichen Mächte sind. Der Status der »Zugehörigkeit« erscheint den Massen daher als etwas Gegebenes, Vollendetes, Faktisches und Unverfügbares; als etwas, woran sich nichts ändern läßt, jedenfalls nicht durch die Art menschlicher Tätigkeit, die ihnen aufgrund ihrer Lebenserfahrung vertraut ist.

Arbeit an der Unsterblichkeit der Nation

Für die Theoretiker und geistigen Herolde ihrer Unsterblichkeit war die Nation (wenn auch nicht immer und nicht zwangsläufig für jene, in deren Namen sie sprachen) eine Sache der Affinität, nicht der Rasse. Dennoch verstrickten sich die nationalistischen Intellektuellen (in dieser Hinsicht ihren angeblichen Verleumdern und geschworenen Feinden, den Predigern des Klassenauftrags, nicht unähnlich) in eine Ambivalenz, für die es keine überzeugende Lösung gab, weil sie genötigt waren, eine Integrationsformel aufzustellen, mit deren Hilfe den Wort- und Schriftgewaltigen die Kardinalrolle der obersten Einheitsstifter, der Hüter über die Unsterblichkeit der Nation, zufiel. Die von ihnen gepredigte Wahrheit war gezwungen, sich auf etwas Stärkeres als die bloße Macht des Arguments zu berufen. Die Wahrheit mußte schon garantiert worden sein, unabhängig vom möglichen Verlauf des künftiges Arguments, ja noch bevor das Argument überhaupt unterbreitet wurde – eine solche Garantie konnten aber nur Kräfte übernehmen, die die Vernunft lediglich zu entdecken und anzuerkennen, nicht aber zu erfinden oder zu verändern vermochte. Die Wahrheit der Nation hatte gegen die Kräfte der menschlichen Intelligenz gefeit – transzendental und absolut – zu sein. Andererseits mußte sie verwundbar sein, also bezweifelbar und zumindest zeitweilig unterlegen, denn nur so bestand die Notwendigkeit, sie zu verteidigen, nur so verdienten sich ihre Verteidiger stets Achtung, Dankbarkeit und Belohnung. *Une vérité française* mußte *la vérité* für alle Franzosen sein; allerdings durfte es sich nicht um irgendeine Wahrheit handeln, sondern um la vérité *française* – gewissermaßen um eine maßgeschneiderte Wahrheit, die ihre Adressaten im voraus auswählt, ernennt und ihnen keine Wahl läßt. An diesem Punkt bricht eine rationale Begründung zusammen, und das Gefühl springt ein, wo die Vernunft kapituliert.

Und so erfahren wir, daß die Wirklichkeit der Nation zugleich absolut *und* relativ ist (sein muß). Wahrlich ein verwirrender Widerspruch und Ursache keiner geringen Schwierigkeit. Verwundert es da, daß die Nationen der Nationalisten stets in einem – aussichtslosen – Streit mit ihrer eigenen inneren Ambivalenz und logischen Unstimmigkeit liegen? Weil Nationen ihre innere Widersprüchlichkeit immer in der Projektion auf den *Anderen* bekämpfen, sind sie dazu verurteilt, ihre Selbstverteidigungsmaßnahmen eher auf das Aufspüren, Abtrennen, Entwaffnen und Verbannen der *Fremden*, statt auf die *Feinde* zu konzentrieren: auf jene Fremden in ihrer Mitte, in denen ihre fanatisch, aber erfolglos unterdrückte Ambivalenz Gestalt annimmt.[15] Ambivalenz ist der »Produktionsabfall«, der beim Aufbau der Nation, dem Streben nach einer gleichförmigen Welt ohne Unterschiede und Kontingenz, kontinuierlich und stets im gleichen Umfang anfällt. Wollen Nationen nicht unter den wachsenden Bergen von Ambivalenz ersticken, dann darf ihre Wachsamkeit gegenüber den Fremden in ihrer Mitte nie erlahmen, gegenüber jenen betrügerischen Bewerbern, die fremdes Blut und fremden Boden für sich beanspruchen, gegenüber den freimütigen Lästerern der Heiligkeit nationaler Symbole oder, noch schlimmer, gegenüber den hinterlistigen Schmeichlern, die schlau versuchen, ihr Fremdsein im Schwall ihrer verlogenen Lobreden untergehen zu lassen.

Dominique Schnapper kam in einem kürzlich veröffentlichten Aufsatz knapp und bündig zu dem Schluß: »Das Bestreben, eine Bevölkerung um ein politisches Projekt und eine gemeinsame Kultur zu versammeln, bleibt für alle nationalen Gemeinschaften entscheidend.«[16] Was den Nationen Dauer verleiht und ihr Dasein transzendiert, ist das politische Handeln. Es wird durch ein *Projekt* ausgelöst, und im Besitz eines Projektes zu sein, das als ein Auslöser für Handeln dient, es organisiert, überwacht, ermißt und ihm Sinn verleiht, gehört zu den bemerkenswertesten Neuerungen der Moderne.

Jean François Lyotard schlug jüngst vor,[17] wir sollten in der Moderne weniger ein sozio-politisches System oder ein sozioökonomisches Gebilde sehen, als vielmehr eine bestimmte *Art*, zu denken, zu reden und zu empfinden. So wird man sagen können, das Denken werfe sich, sobald es erst einmal von dieser besonderen Art ist, selbst zur *Geschichte* auf, das heißt, es transzendiert die Gegenwart, indem es sie zugleich in einen *über*determinierten, von Bedeutungen überfließenden Rest der Vergangenheit und in einen *unter*determinierten Auftakt für die ihrer Bedeutung noch harrenden Zukunft zerlegt. Die spezifische Art der Moderne verweigert der Vergangenheit den Status einer letzten bedeutungsverleihenden Autorität und übergibt der noch-unbekannten-und-ungewissen Zukunft das Recht, Bedeutung zuzuschreiben. Solange diese Zukunft noch nicht angebrochen ist, hat die Gegenwart keine wirkliche Identität. Sie ist unvollständig (*un-vollendet*), noch nicht das, was sie als vollständig entwickelte sein *könnte*, noch nicht das, was sie sein *sollte*, wenn sie sich richtig aus der Umklammerung der sie nach unten ziehenden Vergangenheit befreit hat. Das hervorstechendste Kennzeichen der Gegenwart ist in der Tat, daß sie in der noch unvollendeten Emanzipation steckengeblieben ist: sei es aufgrund der Folgen der Erbsünde, der Unwissenheit, Engstirnigkeit, Ausbeutung, Entfremdung, Armut oder Naturverfallenheit – oder was sonst dafür verantwortlich sein mag, daß die Gegenwart so ist, wie sie ist: nicht-allgemein, partikulär und daher glanzlos, mangelhaft, zerbrechlich, vergänglich, sterblich. In schroffem Gegensatz zu nahezu allen anderen (traditionalistischen?) Mythen sucht der charakteristisch *moderne* Mythos der noch-unerfüllten-Emanzipation Garantien für die Dauerhaftigkeit (für die Befreiung von den Verwüstungen der Zeit, für die Möglichkeit, dem Verfall, dem noch nichts Sterbliches entkam oder entkommen konnte, zu entfliehen, ihn zu umgehen oder um seine Beute zu betrügen) nicht im Gründungsakt der Schöpfung und auch nicht in einem Ereignis in der Vergangenheit, sondern in einer noch zu verwirklichenden Idee, die – da sie selbst allgemein ist – der Gegenwart das Bewußtsein verleiht, ein Vorschuß auf die zu erwartende Allgemeinheit zu sein.

In der spezifisch modernen Weise ist Unsterblichkeit als ein *Ausblick* definiert, der identisch ist mit der Befreiung von Partikularität und *Differenz*. Aus dieser Definition ergeben sich zwei entscheidende Folgen.

Erstens ist es eine *Aufgabe*, die Gegenwart aus ihrer mangelhaften, unvollkommenen Lage zu befreien: Diese kann nur erfüllbar sein, wenn die Idee bewußt verfochten wird und ein vorsätzliches, zweckmäßiges und zielgerichtetes Handeln nach sich zieht. Anders als die Vergangenheit ist die Zukunft ein *Produkt* und muß *hergestellt* werden. Darin liegt die Bedeutung des politischen Handelns, seiner mobilisierten Hilfsmittel und der dadurch gesicherten Macht, den Verlauf der Ereignisse zu bestimmen.

Zweitens ist die Zerstörung der krankhaften Folgen der Vergangenheit die Substanz eines derartigen politischen Handelns. Jene Folgen, die das politische Handeln vernichten soll, äußern sich vor allem in den vielfältigen, nicht-allgemeinen, partikulären und bornierten Formen der vorübergehenden Gegenwart, die in all ihren Ausformungen die Idee zeitloser Vollendung verfehlen. Ist das *telos* moderner Politik das Allgemeine, so ist ihre Praxis eine Kriegserklärung an den Unterschied. Scheinbar drängt die Moderne auf die Verwirklichung des Allgemeinen. Praktisch erreicht hat sie jedoch, daß der Unterschied seine Legitimation verlor und somit täglich Adornos »Furcht vor der sozialen Abweichung« erzeugt.

Freilich ist dies noch nicht das Ende der Geschichte. Wenn der Anbruch der Allgemeinheit gesichert und letztlich durch machtgestütztes Handeln herbeigeführt werden soll, dann können die Grenzen des Allgemeinen nie die Tragfähigkeit der Macht überschreiten, die es hervorbringt. Der Drang nach Allgemeinheit muß daher zwangsläufig zu neuen Trennungen, Spaltungen und Unterschieden führen und sie verfestigen, und zwar genau zur selben Zeit, wo er entschlossen die alten Unterschiede mit der Wurzel ausreißt und entfernt, weil sie den neuen, einheitlichen Maßstäben im Wege stehen, die von den verbündeten Mächten des Dranges gefördert werden. Die Moderne ist mit einem Widerspruch gezeichnet, von dem sie sich nicht zu reinigen vermag: Während sie von Vereinigung träumt, wirft sie Gräben auf, während sie Allgemeinheit anstrebt, fördert sie Partikularität. Daher das erstaunliche, von Derrida aufgezeigte Paradox, daß »Nationalismus und Kosmopolitismus stets eine gute Ehe abgehen«. Nationales Vormachtsstreben – ein durch und durch gräbenaufschüttendes Sichern von Rang, Privileg und Diskriminierung – kann selten begründete Hoffnungen auf Erfolg hegen, wenn es nicht vor den bewundernden Blicken aller das Banner des Allgemeinen hoch in den Lüften flattern läßt.

> *Ob sie nun im Gewande der Nation auftritt oder nicht, ob sie kultiviert, gastfreundlich oder aggressiv xenophobisch ist, stets reagiert die Selbstbejahung der Identität auf den Reiz oder die Zuschreibung des Allgemeinen. Dieses Gesetz kennt keine Ausnahme. Keine kulturelle Identität stellt sich je als undurchsichtigen Korpus eines unübersetzbaren Idioms dar, sondern im Gegenteil als unersetzliche* Inschrift *des Allgemeinen auf dem Singulären, als einigartiges Zeugnis der menschlichen Natur und des menschlichen Vermögens. Immer sagt der Diskurs der* Verantwortlichkeit*: Ich, das einzigartige »ich« bin verantwortlich dafür, Zeugnis für die Allgemeinheit abzulegen. Immer ist die Beispielhaftigkeit des Beispiels einzigartig.*[18]

Wie egoistisch und intolerant sie auch in ihren praktischen Manifestationen erscheinen mag, letzten Endes geht es der nationalen Hegemonie darum, das Kontingente und Vergängliche zu transzendieren, und insofern ist sie gezwungen, sich in ihrer theoretischen Rechtfertigung auf die Zeitlosigkeit des Allgemeinen zu berufen. Die Bemühungen, eine Nation zu schaffen, müssen als Stationen auf dem Weg zur Allgemeinheit des Menschen deklariert werden. Auf eine verdrehte Weise ist die universalistische Verkleidung des Nationalismus ein Tribut, den der Gruppenegoismus dem Menschsein ihrer Mitglieder zollen muß. Doch der daraus resultierende innere Widerspruch macht aus jedem Nationalismus endemisch unerfüllte – und höchstwahrscheinlich unerfüllbare – Projekte. Der Nationalismus muß immer von jeder konkreten Ablagerung seiner früheren Mühen unbefriedigt sein. Nichts vermag wirklich den Maßstäben zu entsprechen, welche die nationalistische Praxis zugleich durchführbar machen und zum Scheitern verurteilen. Der Nationalismus ist genötigt, hochmütig von seinem erklärten Ziel überzeugt zu sein und zugleich mit kritischer Verachtung auf alles herabzublicken, was scheinbar zu dessen Förderung unternommen wurde.

Infolgedessen können Nationen nie stillstehen: Selbstzufriedenheit und nachlassende Wachsamkeit sind ihre schlimmsten – zweifellos tödlichen (selbstmörderischen) – Sünden. Die sie stützende und von ihnen durch ihr »tägliches Plebiszit« gestützte Ordnung ist schließlich künstlich und daher durch und durch instabil (auch wenn sie als »natürlich«, das heißt als »bloße Spiegelung« dessen, was Blut und Boden verordnen, ausgegeben und betrachtet wird). Das Paradox jeder Ordnung – »das Lächerliche an der Ordnung«, wie Elias Canetti es ausdrückt – ist, daß sie vollkommen und allumfassend sein will, während sie doch »von sowenig abhängt. Ein Haar, buchstäblich ein Haar, das liegt, wo es nicht liegen sollte, kann Ordnung von Unordnung trennen. Alles, was da nicht hingehört, wo es ist, ist feindlich. Selbst das Winzigste ist störend: Der Mann vollkommener Ordnung müßte seinen Bereich mit einem Mikroskop absuchen, und selbst dann bliebe noch ein Rest von Bereitschaft zur Unruhe in ihm zurück.«[19] Eine solche endemische Unruhe erzeugt der Nationalismus in den Nationen, die er in die Welt setzt. Er bildet die Nationen in der Kunst der Wachsamkeit aus, was nichts anderes als eine große Rastlosigkeit ohne die Verheißung von Ruhe bedeuten kann. Der Nationalismus macht die Existenz der Nation zu einer ständig umkämpften und nie so weit erfüllten Aufgabe, daß jene wohltuende und ruhige Selbstzufriedenheit gerechtfertigt wäre, die sich mit der Überzeugung des Sieges einstellt. Der Nationalismus drängt zur fieberhaften Verteidigung des Bodens und ungestümen Bluttesten. Er produziert erst den Zustand ständiger Anspannung, den er aufzulösen behauptet. Er gedeiht mit dieser Spannung, sie ist sein Lebenselexier. Immerhin macht ihn ja gerade diese von ihm aufrechterhaltene Spannung unentbehrlich, willkommen, gesucht, und ist er einmal gefunden oder wird er angeboten, so eifrig und dankbar verfochten. Der Nationalismus ist selbstwidersprüchlich, aber er ist auf seine »Unerfüllbarkeit« angewiesen, um Eindruck zu machen, Wirkung zu erzielen, erfolgreich zu sein und zu überleben.

Vor einem Vierteljahrhundert hat Karl Deutsch formuliert, welche Rolle die aus der Angst geborene Spannung, die ihrerseits der ungewissen (isolierten, hinterfragten, unterdeterminierten) Identität entsprang, beim Zusammenschweißen der »treibenden« und »ziehenden« Faktoren im Nationalismus spielen. Der Nationalstaat, so schrieb er,

> *bietet den meisten seiner Mitglieder ein stärkeres Bewußtsein von Sicherheit, Dazugehörigkeit oder Vereinigung, ja auch von persönlicher Identität als jede andere große Gruppe.*
> *Je heftiger die Menschen eine solche Vereinigung und Identität aufgrund der Belastungen und Erschütterungen durch die gesellschaftliche Mobilität und die Entfremdung von früheren vertrauten Umgebungen benötigen, um so größer wird die potentielle Macht des Nationalstaates, sowohl ihre Sehnsüchte als auch ihre Ressentiments zu kanalisieren und ihrer Liebe wie ihrem Haß eine Richtung zu geben.*[20]

Daß das Bedürfnis nach Vereinigung in der Tat groß ist und zunimmt, ist die entscheidende, vielleicht auch die eigentümliche Leistung der Moderne. Vereinigung ist erst im Laufe jener Atomisierung, die auf das Zerreißen der früheren, »natürlichen« Bande folgte, zu einem *Bedürfnis* geworden. Solche Bande existierten in räumlich begrenzten und aus diesem Grunde zeitlich unbegrenzten »Gemeinschaften der Zugehörigkeit«. Vor ihrer Auflösung war die Zeitlosigkeit der Gemeinschaften keine Frage der Intention oder einer zweckgerichteten Praxis; Handeln war nicht verlangt. Sterblichkeit war das Los von Individuen, nicht von Gemeinschaften. Die Sterblichkeit der Einzelnen war augenfällig und wie die Unsterblichkeit der Gemeinschaften gegeben und vorgefertigt. Man könnte sagen, nun da die spontane Geselligkeit des Lebens-in-der-Gruppe zerstört worden war, hatten neue Kräfte sie durch *Sozialisation* zu ersetzen (oder zumindest den Versuch zu unternehmen) – Kräfte, die weit über das Niveau hinausgingen, auf dem die Geselligkeit zu wirken pflegte.[21] Männer und Frauen mußten zu Mitgliedern einer Gemeinschaft *gemacht* werden, die sich ihnen nur in der Imagination offenbaren konnte; sie sollten Mitglieder einer Gemeinschaft sein, die sie nicht kannten, selbst wenn sie *von ihr* wußten, und von der sie keine unmittelbare und gewiß keine totalisierende Erfahrung hatten. Das neue zeitlose Ganze mußte durch beständiges Anspornen der *Imagination* aufgebaut, glaubwürdig gemacht und in seiner unsicheren Existenz gestützt werden. »Volksbildung« wurde zum wichtigsten Werkzeug, um die kollektive Phantasie auszulösen und lebendig zu erhalten, die nun an die Stelle der unreflektierten Praxis des täglichen Zusammenseins trat. »Erst mit Beginn des 18. Jahrhunderts betrachtet man an einigen Orten in Europa die Schule als den Schmelztiegel der Nation, als ein Mittel, staatsbürgerliches Bewußtsein zu entwickeln. Doch erst ein Jahrhundert später rüstete sich der Staat mit jener Waffe, um sein Ziel (die Schaffung der Nation) zu verwirklichen.«[22]

Anders als die unreflektiert sich selbst perpetuierenden »Gemeinschaften der Zugehörigkeit«, deren Mitglied er angeblich ist, hat der Staat seine Existenz zu verteidigen, und zwar energisch, täglich und rund um die Uhr. Mochten die Charakterzüge, durch die sich die Nation definierte, auch natürlich sein, überleben konnte sie nur durch einen ausgeklügelten und beständig animierten, anhaltenden, gelenkten, strukturierten und regelgeleiteten Diskurs und mit Hilfe der enormen Arbeit des Definierens, Argumentierens, Legitimierens und Verketzerns.[23] Aus diesem Grund kann der Nationalismus gewöhnlich nicht auf Macht verzichten – d.h. auf das Recht, Gewalt anzuwenden –, um Erhalt und Fortbestand der Nation zu sichern: Voraussetzung für die Unsterblichkeit ist das Recht, den irdischen Diskurs zu leiten. *Staatliche* Macht eignet sich dafür am besten, denn sie ist mit einem Gewaltmonopol verbunden und verfügt vor allem über das allerwichtigste Zwangsmittel, durch das die Bürger genötigt werden, die Regeln des Diskurses einzuhalten. Einzig staatliche Macht vermag einheitliche Verhaltensregeln und Gesetze *durchzusetzen*, denen alle gehorchen müssen. So wie der Staat den Nationalismus zu seiner Rechtfertigung braucht, braucht der Nationalismus den Staat, um erfolgreich zu sein. Das Ergebnis dieser wechselseitigen Anziehung ist der *Nationalstaat.*

Ist der Staat (als Organ ihrer »Selbstregierung«) erst einmal mit der Nation gleichgesetzt worden, wächst die Aussicht auf nationalistische Erfolge beträchtlich. Künftig muß sich der Nationalismus nicht mehr ausschließlich auf die Überzeugungskraft und Stichhaltigkeit seiner Argumente verlassen und erst recht nicht auf die Bereitschaft der Mitglieder, ihnen zuzustimmen. Ihm stehen nun andere, wirkungsvollere Mittel zur Verfügung. Staatliche Macht bedeutet die Gelegenheit, den ausschließlichen Gebrauch der Nationalsprache in den Ämtern, Gerichten und Parlamenten durchzusetzen. Sie bedeutet die Möglichkeit, öffentliche Ressourcen zu mobilisieren, um die Wettbewerbschancen der bevorzugten nationalen Kultur im allgemeinen und die der nationalen Literatur und Künste im besonderen zu erhöhen. Vor allem aber bedeutet sie die Kontrolle über das Bildungswesen, das als gleichzeitig Kostenloses und Verpflichtendes niemanden ausschließt, aber auch niemandem erlaubt, sich seinem Einfluß zu entziehen. Der allgemeine Schulbesuch ermöglicht es, alle Bewohner des staatlichen Territoriums in den Werten der nationalen, von staatlicher Seite geförderten Formel zu unterrichten: alle Bürger zu »geborenen« Patrioten zu machen und so in der Praxis zu verwirklichen, was die Theorie beanspruchte, nämlich die »Natürlichkeit« der Nationalität.

Die vereinte Wirkung der Erziehung, des allerorten spürbaren, wenn auch diffusen kulturellen Drucks sowie der staatlich durchgesetzten Verhaltensregeln besteht in der Bindung an eine Lebensform, die mit der »nationalen Mitgliedschaft« in Zusammenhang gebracht wird. Sehr oft äußert sich dieses geistige Band in einem bewußten und unverblümten *Ethnozentrismus*: in der Überzeugung, daß die eigene Nation und alles, was mit ihr zu tun hat, in Ordnung ist, moralisch lobenswert und schön – und allen anderen angebotenen Alternativen weidlich überlegen. Und was gut ist für die eigene Nation, sollte Vorrang vor den Interessen aller anderen Menschen haben.

Die Stärke des Nationalismus beruht letzten Endes auf der »verbindenden« Rolle, die er bei der Förderung und Fortführung der staatlich definierten sozialen Ordnung spielt. Der Nationalismus »konfisziert« gewissermaßen die diffuse *Heterophobie* und stellt dieses Gefühl in den Dienst der Loyalität und der Unterstützung des Staates wie auch des Gehorsams gegenüber staatlicher Autorität. Auf diese Weise verleiht er der staatlichen Autorität größeren Nachdruck. Andererseits setzt der Nationalismus die Hilfsmittel staatlicher Macht ein, um die soziale Wirklichkeit so zu gestalten, daß stets neue Lieferungen von heterophobischen Ängsten produziert werden und somit immer Reserven für dringende Gelegenheiten bereitstehen.

Da der Staat eifersüchtig über sein Gewaltmonopol wacht, verbietet er in der Regel alle »privaten Abrechnungen« wie etwa ethnische oder rassistische Gewalt. In den meisten Fällen untersagt und bestraft er sogar weniger schwerwiegende Diskriminierungen, falls sie von Privatpersonen ausgehen. Wie all seine übrigen Hilfsmittel auch möchte er den Nationalismus als Motor für die eine und einzige soziale Ordnung benutzen (also für die staatlich definierte, aufrechterhaltene und durchgesetzte), während er zur gleichen Zeit dessen verstreute, spontane und somit potentiell »ungeordnete« Äußerungen rechtlich verfolgt. Das Mobilisierungsvermögen des Nationalismus wird dann vor den Karren geeigneter staatlicher Maßnahmen gespannt – die nationalistischen Gefühle und die patriotische Identifikation mit dem Staat werden bevorzugt durch unaufwendige, aber prestigeträchtige militärische, wirtschaftliche oder sportliche Siege gefüttert, wie auch durch restriktive Einwanderungsgesetze, eine erzwungene »Rückführung in die Heimatländer« und andere Maßnahmen, die häufig die Heterophobie des Volkes spiegeln, aber auch stets verstärken. Die Unsterblichkeit der Nation und das Überleben staatlicher Macht verschmelzen zu einer einzigen Aufgabe, über die sich niemand hinwegsetzen darf.

Überleben als Privileg der Gruppe

Während der »Operation Wüstensturm« wurde ein Satz von den Generälen und Politikern besonders häufig geäußert, von den Medien begeistert verbreitet und von der Öffentlichkeit auf dieser Seite der Front von Herzen begrüßt, nämlich daß sich die alliierten Befehlshaber vor allem von der Überlegung leiten ließen, »Leben zu retten«. Dieses Vorhaben wurde, zur Kenntnisnahme und Bewunderung aller, durch die pausenlosen Flächenbombardements feindlicher Ziele durchgeführt, durch brennende und explodierende Bunker, Schüsse aus geringer Entfernung auf zurückweichende Soldaten und – allgemeiner durch das Verfahren, »sie erst zu versprengen und dann zu töten«.

»Leben zu retten« wurde gleichbedeutend mit »Leben vernichten«. Der Überlebenserfolg auf der einen Seite hatte keinen anderen Maßstab als die Zahl der Getöteten auf der anderen Seite. Um einige Leben zu retten, hieß es, mehr von den anderen zu töten. Dieses allzu offensichtliche Paradox provozierte nur wenig Fragezeichen und – in Anbetracht der Fluten von Druckerschwärze und Radiowellen, die sich durch den Krieg entfesselt über uns ergossen – nur sehr wenig Kommentare. Vielleicht erschien das, was für Logiker und Moralisten zweifellos ein Paradox war, in den Augen der wenigen, die es auf sich nahmen, den Triumph der höheren, allgemeinen Werte von Freiheit, Gerechtigkeit und Weltordnung zu sichern, und der sehr viel zahlreicheren Menge jener, die ihnen dabei Glück wünschten, gar nicht widersprüchlich. Es ist das Talent aller allgemeinen Werte zu partikularisieren. Wie ein französisches Sprichwort schon vor langer Zeit sagte – *Deux poids, deux mesures* (Zwei Gewichte, zweierlei Maß). Die Feinde der Allgemeinheit haben keine allgemeingültigen Rechte und also auch nicht das Recht zu überleben – vom Recht auf Unsterblichkeit ganz zu schweigen.

Das Überleben von Y (dem nicht-X) widersteht dem *allgemeinen* Grundsatz des Überlebens, dessen Verkörperung, höchstes Beispiel und letztes Ziel das Überleben eines *bestimmten* X ist. Selten ist diese Wahrheit, die in die Existenz einer egoistischen, in egoistische Gruppen zerfallenden Gattung eingebaut ist, so unverhohlen ausgesprochen worden wie in dem Plan der Nazis, die Welt für die Unsterblichkeit der gesündesten und männlichsten Rasse umzugestalten. Die Besonderheit der arischen Rasse wurde zum allgemeinen Prinzip der Weltordnung erklärt; und der Weg, der zur Umwandlung dieser Partikularität in ein allgemeines Prinzip beschritten werden mußte, führte über die Auslöschung aller anderen, zugegebenermaßen zahlreichen Besonderheiten. Um diese Absicht deutlich zu machen, lieh man sich die Rede von der Konkurrenz zwischen den Arten. Was die damalige Naturwissenschaft (keineswegs unempfänglich für die Wettbewerbspraktiken der Gesellschaft, in der sie angesiedelt war, entnahm doch der Biologe Darwin seine Vorstellung vom Überleben der Fähigsten den Schriften des Sozialtheoretikers Malthus) für das Prinzip des Überlebens der Arten hielt, wurde auf einen Teil der Art angewandt, wobei dieser zum Träger ihres allgemeinen Prinzips erklärt wurde. Nicht-Arier waren für den Tod bestimmt; sie waren die weniger Fähigen oder die Unfähigen, zum Aussterben Verurteilten, und sie dünsteten den Gestank der Verwesung und des Verfalls aus, wodurch sie die Luft verpesteten, die für das freie Durchatmen des gesunden Geschlechts der Menschheit unbedingt gesäubert werden mußte. Ihr Überleben war ein Hindernis für das Überleben der gesunden Rasse, das nun mit dem Überleben der ganzen Gattung gleichgesetzt wurde. Daher wurde ihre Auslöschung zur Bedingung für den Erhalt der Gattung.

Und dennoch war das nationalsozialistische Projekt der allgemeinen Vernichtung nur die extreme und grauenhaft verbrecherische Lösung für ein Problem, das über den Bereich unbestritten totalitärer Praktiken hinausgeht und für eine soziale Situation endemisch zu sein scheint, in der die Unsterblichkeit der Gruppe – sei es nun, daß sie als Überleben der Nation, einer ethnischen Tradition, einer Kultur oder einer heiligen Werten dienenden Zivilisation artikuliert wird – als nicht automatisch gewährleistete Errungenschaft betrachtet wird und daher als ein Problem, als eine Aufgabe, die einen Plan, eine Absicht erheischt, eine Durchstrukturierung der Gesellschaft, ein sorgfältig überwachtes Handeln. *Partikuläre* Überlebensinteressen werden in einer solchen Situation stets unter der Fahne der *Allgemeinheit* ausgefochten: das Vergängliche muß dauerhaft *werden*, das Partikuläre muß sich auf das Niveau des allgemeinen erheben. Dies ist bislang noch nicht geschehen, nicht auf eine gesicherte, vertrauenerweckende Weise; es kann auch nicht geschehen, solange die bis-jetzt-noch-partikulären Träger der behaupteten Allgemeinheit nicht unter Aufbietung ihres gesamten Scharfsinns und ihrer gesamten Energie darum kämpfen. Da die gegenwärtige Identität, ihrer selbst noch ungewiß und ungesichert, immer noch darum ringt, jene Gewißheit zu erlangen, die nur der Aufstieg zur Allgemeinheit mit sich bringen mag, und da diese Allgemeinheit durch die gegenwärtige Ungewißheit in der Erscheinungsweise des *Werdens* auftritt, scheint die Realität sich gegen die Verwirklichung des Zwecks verschworen zu haben (der im Sinne der universalistischen Geschichtsweisheit *ihr eigener*, angeborener und endemischer Zweck ist).

Die Realität (die sich im Widerstand gegen den Zweck äußert, als *Realität* dank dieses Widerstands wahrgenommen wird und als solche durch den für die Nichterfüllung des Zwecks verantwortlichen Widerstand definiert ist) kann gebändigt, unterworfen und dann gezwungen werden, eine andere Gestalt als die gegenwärtige anzunehmen. Weil ihre Bedeutung, bestimmt durch die Nichterfüllung des Projekts, durch und durch negativ ist, wird der Realität (der »natürlichen« so gut wie der »sozialen«) die Machtbefugnis verweigert, ihr Recht auf Dauer zu rechtfertigen. Allerdings verfügt auch das zur Verdrängung der Realität bestimmte Projekt nicht über eine allgemeine Möglichkeit, seine allgemeine Beglaubigung zu legitimieren.

Am Ende ist es eine Gruppe, unbestritten weniger als das Ganze – eine Partikularität –, die sich in das Gewand der Allgemeinheit kleidet, um ihr eigenes Überleben zu rechtfertigen. Ihre allgemeine Legitimation hat jedoch nur insofern Bestand, als es anderen Partikularitäten nicht erlaubt ist, Allgemeinheit zu beanspruchen. Deren Anspruch kann sich bloß auf eine »scheinhafte Allgemeinheit« beziehen. Jede Partikularität, die ernsthaft um ihr Überleben kämpft, muß andere Partikularitäten als defizitär hinstellen, als unvereinbar mit allgemeinen Prinzipien, als häßliche Schandflecke auf der unverdorbenen Landschaft der Allgemeinheit, als keinesfalls bewahrenswert und dringend einer Säuberungsaktion bedürftig. Da es kein unparteiliches Urteil gibt, das alle Partikularitäten bereit wäre zu akzeptieren, ist es stets die politisch organisierte Gewalt, die am Ende den Streit um das Recht auf Allgemeinheit entscheidet. Um noch einmal Lyotard zu zitieren: »Die Krise der Identität, die die Nazis beheben wollten [...] ist potentiell im republikanischen Legitimationsprinzip enthalten.«[24] Immer und an allen Orten in jedem Fall.

Die Strategie der Gruppenunsterblichkeit besteht generell gesagt darin, ihre eigene Gruppe von der Bedingung der Vergänglichkeit auszunehmen, die sich auf alle anderen Kategorien und Kollektive der menschlichen Gattung erstreckt. Andere Gruppen sind der Zeit unterworfen; ihre Anwesenheit in der Geschichte bleibt auf eine Episode beschränkt. Ihnen ist nur ein kurzer Auftritt auf der historischen Bühne vergönnt, dem alsbald der Abgang folgen muß. Der Geschichte selbst wird durch die fortwährende, geradezu nicht-zeitliche Anwesenheit der eigenen Gruppe oder durch die Prinzipien, deren letzte, endgültige, entwickeltste Verkörperung zu sein, die Gruppe beansprucht, die Einheit eines ewigen, ununterbrochenen Kontinuums zugeschrieben. Die Permanenz der eigenen Gruppe und die Vergänglichkeit aller übrigen bedingen und rechtfertigen sich wechselseitig. Daher ist es nicht weiter erstaunlich, daß das Auftreten des historischen Denkens, der »Geschichtlichkeit« der Weltansicht, mit dem Anbruch der Moderne zusammenfällt, denn sie erklärte Unsterblichkeit zu einem Projekt, zu einer *Aufgabe des Menschen*, und interpretierte sie in praktischer Hinsicht als Kampf der Gruppe um die Allgemeinheit ihrer Eigentümlichkeit.

Tatsächlich ist die Erfassung kultureller Unterschiede durch zeitliche Kategorien ein sehr auffallendes Merkmal der modernen, in Westeuropa entstandenen Zivilisation. Das andere wurde als rückständig, unterentwickelt, zurückgeblieben und in seiner Entwicklung gehemmt bezeichnet – als ein Relikt der Vergangenheit, das seine Nützlichkeit, sein Recht zu existieren und seine willkommene Aufnahme auf der Bühne der schnellläufigen Geschichte überlebt hat. Das andere stand für die Vergänglichkeit und sein Opponent, die höhere Zivilisation, aus dem gleichen Grund für alles Dauerhafte und potentiell Zeitlose: für jenen Endzustand, der anbrechen muß, sobald die Prinzipien, mit deren Förderung sich die Zivilisation brüstete, allgemein durchgesetzt worden waren. Jener Endzustand wurde als eine Zeit vorgestellt, die ihre eigene Zeitlichkeit leugnet: als eine vom Altern, von Vergreisung, Senilität und Verfall unberührt bleibende Existenzform. Ist Vollkommenheit einmal erreicht worden, hört Geschichte auf.

Man kann dies auch so ausdrücken: Vollkommenheit ist der Zustand der Unsterblichkeit. Wenn die Zivilisation ihr erklärtes Ziel, die Vollkommenheit, erlangt hat, wird sie wahrhaft unsterblich werden. Und solange sie dafür streitet, ist sie auf dem Wege zu jener Unsterblichkeit, die jede andere behauptete Dauerhaftigkeit im Vergleich unverhohlen vergänglich macht. Soll die Geschichte ein Ende haben und die Vergänglichkeit alles Menschlichen schließlich überwunden werden, dann hat sie die Geschichte einer nach Vollkommenheit strebenden Zivilisation sein.

Die in Westeuropa entstandene, moderne Zivilisation hatte das Recht erworben, die Weltgeschichte darzustellen; ein Recht, das sie bis vor kurzem genoß und unangefochten praktizierte. (Derzeitig wird es allerorten in Frage gestellt – von dem früheren »schwachen« Geschlecht, von ethnischen Gruppen, die ihrer Sprache, und von Ureinwohnern, die ihres Landes beraubt worden sind – doch diese Herausforderung kann, wie wir in späteren Kapiteln sehen werden, mühelos von einer Gesellschaft pariert werden, die sich nicht mehr übermäßig um ihre Unsterblichkeit sorgt.) Das Recht zu sagen, was Geschichte ist, wurde mit Gewalt erstritten, doch das überlegene Vernichtungspotential ihrer Waffen wurde als Überlegenheit der abendländischen Vernunft und Lebensform interpretiert, so daß ihre praktische Auswirkung guten Gewissens als durchschlagendes – falls überhaupt benötigtes – Argument zugunsten der historischen Spitzenposition gelten konnte, die ihren Waffenträgern zukam. In seiner wunderbaren Studie über die militärische, wirtschaftliche und geistige Herrschaft der Europäer bemerkte V. G. Kiernan: »Die Kolonialmächte hielten mit aller Kraft an der Überzeugung fest, sie würden nicht nur Ordnung, sondern auch Zivilisation in der Welt verbreiten; was nichts anderes hieß, als daß andere Völker noch nicht zivilisiert waren, aber immerhin zivilisiert werden konnten.«[25]

Marx schrieb, als handelte es sich um eine große philosophische, das geschichtliche Denken künftig bestimmende Entdeckung, daß, so wie die Anatomie des Menschen ein Schlüssel zur Anatomie des Affen sei, die neue und revolutionierte Situation der »entwickelsten« Länder der Schlüssel für das Verständnis der mißlichen Lage der noch-nicht-so-entwikkelten Länder sei. Manche Aspekte ihres gegenwärtigen Zustands – nämlich jene, die am stärksten den hervorstechenden Zügen im Selbstporträt des Geschichtserzählers glichen – hielt er für überlebensfähig, während die übrigen, idiosynkratischen und bizarren Aspekte nur in die Kategorie der lebenden Fossilien und der Asche von morgen fallen konnten. Von Hegel bis Dilthey erblickte das 19. Jahrhundert in der weltweiten Durchsetzung der europäischen Herrschaft einen Beweis für die erzielte oder unmittelbar bevorstehende Allgemeinheit der Menschheitsgeschichte.

Mithin wurde die Vergangenheit als eine Abfolge »geschichtlicher Völker« dargestellt, die alle einen kleinen, ihnen eigenen Teil des allgemeinen und beständigen Wesens des Menschen offenbarten und die Fackel des zivilisatorischen Feuers einen oder zwei Schritte weiter trugen, um sie ihren Nachfolgern zu überreichen. (Diese laut rezitierte Geschichte wurde von einer Stille begleitet, die alle Arten von Unrat und Überbleibsel – Völker, die sich zu keiner Zeit, nicht einmal für einen kurzen Augenblick, zur Höhe der »Geschichtlichkeit« emporschwingen konnten – totschwieg.) Jene, die diese unbarmherzige List in der Vernunft der Geschichte entdeckten, waren die ersten Nachfolger, die verkündeten, nun bedürfe es keiner weiteren Nachfolger mehr, und auf Geheiß der Geschichte würde niemand mehr nach ihnen kommen. So erwarben sie das, wovon ihre Vorgänger nur vergeblich träumen konnten: wahre Unsterblichkeit. Die Zivilisation, welche die Geschichte und ihre eigene Geschichtlichkeit entdeckte, war – aus demselben Grund – ihrem Programm nach unhistorisch: sie hatte zwar einen Anfang, leugnete aber, ein Ende zu haben. Da sie sich selbst im Zielpunkt der Geschichte ansiedelte, behauptete sie, gegen die zersetzende Wirkung der Geschichte gefeit zu sein.

Unsterblichkeit im Gewande der Geschichte

So sah die allgemeine, auf globalster Ebene angewandte Strategie aus. Doch sie wurde auch zum Vorbild einer Vielzahl weniger großspuriger Nachahmungen. In einer geschichtsbewußten Kultur neigte das allgemeine Unternehmen, Geschichte zu erzählen, um sich als deren Erzähler das Vorrecht auf Unsterblichkeit zu verschaffen, dazu, generell und auf allen Ebenen angewandt zu werden. Der Kampf um nationale Vorrechte, Kennzeichen der neuzeitlichen Ära, war in der Regel ein Streit um das exklusive Recht, Geschichte erzählen zu dürfen: um das Recht, die Vergangenheit der eigenen Nation als *Geschichte* darzustellen. (Oder genauer gesagt, ging es darum, jene Vergangenheit als Geschichte hinstellen zu dürfen, die die eigene Nation anstrebte und beanspruchte, die sie sich, mit dem Ziel ihr alleiniger Verwalter zu sein, aneignete und verbissen gegen jeden Betrüger verteidigte, der sie als Teil seiner »Tradition« oder seines »Erbes« reklamierte.) Dies ließ sich nur um den Preis des gewaltsamen Vergessens einiger anderer Vergangenheiten bewerkstelligen, die sich nicht ohne weiteres vereinnahmen ließen, da sie allzu offensichtlich mit zeitgenössischen Konkurrenten verbunden und mithin dazu bestimmt waren, entwertet und verleugnet zu werden. Jene verurteilte Vergangenheit wurde totgeschwiegen und auf diese Weise zu etwas Nicht-Geschichtlichem gemacht. Sollte sich ein so radikales Vorgehen aus dem einen oder anderen Grund verbieten, dann blieb noch die Möglichkeit, ihre Bedeutung zu schmälern oder ihren moralischen Wert herabzusetzen.

Diese Strategie war zu erwarten. Schließlich erklärt sich die Heftigkeit, mit der um das Recht gefochten wurde, die Geschichte erzählen zu dürfen, aus der entscheidenden Funktion, die Dauer und Gewicht der vergangenen Existenz der Gruppe unter den zur Sicherung des zukünftigen Überlebens der Gruppe eingesetzten Hilfsmittel einnimmt, was immer bedeutet, aus Unsterblichkeit ein Vorrecht der Gruppe zu machen. (Häufig und symptomatisch wird die frühere Existenz von Anfang an als »unser *unsterbliches* Erbe« bezeichnet – ein sehr klug gewählter Ausdruck, ermöglicht er es doch hinterrücks, jeder Diskussion über Gründe oder Stichhaltigkeit wie auch allen Zweifeln daran zuvorzukommen, ob die Vergangenheit tatsächlich die dauerhafte Zukunft zu gewährleisten vermag.) Das Muster wird endlos, aber mit unterschiedlichem Erfolg wiederholt. Manche Erfolge sind beständiger als andere. Zum Beispiel dann, wenn einfach kein Konkurrent danach trachtet, das »Erbe« zu stehlen; sehr viel häufiger aber deshalb, weil die Gewinnchancen sehr ungleich verteilt sind – denn die derzeitige Macht der Geschichtserzähler läßt den Opponenten kaum eine Möglichkeit, das gestohlene Eigentum zurückzufordern oder den Glanz jener Gegenstände wiederherzustellen, die offiziell dem »Misthaufen der Geschichte« zugedacht wurden.

Zu den Versuchen der Eroberer, die Identität der eroberten Gruppe zu untergraben und ihre eigene Zwangsherrschaft dadurch abzusichern, daß sie sie in eine kulturelle Hegemonie umformen, zählt in der Regel als dringlichste und hartnäckigst verfolgte Maßnahme das Verbot, eine Geschichte der besiegten Gruppen zu schreiben. Durch Verlockungen oder Drohungen werden die Unterworfenen dazu getrieben, ihre Geschichte zu vergessen; oder wenn nicht zu vergessen, dann sich ihrer zu schämen, so daß sie nicht bereit sind, sie öffentlich zu erzählen. Die Zukunftslosigkeit der Gruppenidentität ist dann erwiesen worden, sobald es erfolgreich gelang, ihr eine bewahrenswerte Vergangenheit abzusprechen. Wer die Geschichte des eroberten Volkes erzählt oder niederschreibt, wird mundtot gemacht, ins Gefängnis gesteckt, bestochen oder einer Gehirnwäsche unterzogen, damit er seine Darstellung ändert. Die Erziehungseinrichtungen der Eroberten – jene wichtigsten Träger der als Stammesunsterblichkeit auftretenden kontinuierlichen Erinnerung – werden aufgelöst. Entweder wird den Besiegten untersagt, Geschichte zu unterrichten, oder sie erhalten neue Lehrbücher und neue Lehrpläne. Die extremste und radikalste Maßnahme, zu der die Eroberer gerne greifen, sofern sie ihnen durchführbar scheint, besteht darin, die Sprache der eroberten Gruppe zu verbieten, jene Trägerin der eigenständigen, in einer autonomen Kultur abgelagerten Geschichte.

Wann immer sich das Gleichgewicht der Kräfte verschiebt, wird die Geschichte neu erzählt. Die Hegemonie über das historische Bewußtsein hängt eng mit der Herrschaft über die materiellen Bedingungen der Gegenwart ab – und die wechselseitige Abhängigkeit wirkt in beiden Richtungen. Hegemonie folgt der Herrschaft nach – aber häufig beginnt eine Herausforderung dieser mit einem Guerillakrieg gegen jene.

Die Bemühungen, Geschichte auf andere Weise neu zu erzählen, Licht und Schatten anders zu verteilen, spiegeln oftmals die mörderischen Kämpfe zwischen den Eliten um die Herrschaft über die Gruppe wider. Wie auch im Falle von Auseinandersetzungen zwischen Gruppen verteidigen und beweisen konkurrierende Eliten ihren Alleinvertretungsanspruch auf die kollektiv von der Gruppe angeeigneten »allgemeinen Werte«, indem sie sich auf das besondere Alter ihrer jeweiligen Erbstücke innerhalb der angeblich gemeinsamen Tradition berufen. Sie müssen die Bedeutung ihrer eigenen Vorfahren herausstreichen und diejenigen ihrer Mitbewerber um die Macht herabsetzen oder schlechtmachen. Zu diesem Zweck kämpfen sie darum, im Rückblick ihre eigene Auswahl großer Namen und Taten unsterblich zu machen. Sie fördern ihre eigenen Listen von Heiligen und Schurken, und sie streben danach, die Grenze zwischen dem »Historischen« und dem »Nicht-Historischen«, dem Erhabenen und Gemeinen, dem Vergänglichen und Dauerhaften neu zu ziehen.

Ein nahezu klinisches Beispiel für die Rolle, die die vergangene Geschichte als Schlachtfeld für die Austragung gegenwärtiger Machtkonflikte spielt, ist die Zerstörungsorgie, deren Zeugen wir jüngst im ganzen nach-kommunistischen Ost- und

Mitteleuropa wurden: Geschichtsbücher wurden eingestampft, Museen geschlossen, Straßen umbenannt, Denkmäler abgerissen. Am aufschlußreichsten geschah dies auf dem Staatsgebiet, das in den letzten vierzig Jahren als »Deutsche Demokratische Republik« auftrat und während all dieser Jahre bemüht war, seine eigene Version von der deutschen Identität zu liefern, indem sie die bis dahin gemeinsame orthodoxe Version der deutschen Vergangenheit umschrieb. Die umjubelte Ablehnung der revidierten Darstellung war mit all ihren symbolischen Folgen das erste und vielleicht entscheidende Glied in der langen Kette von Kapitulationen, die gemeinsam zum *Anschluß* (Dt. im Orig.) an das »andere Deutschland« führten.

Kollektivierte Sterblichkeit

Das Wirken für die Unsterblichkeit der Gruppe läßt sich als der Versuch interpretieren, die von der Todesfurcht erzeugte Energie für spezifische Gruppeninteressen nutzbar zu machen und selbstverständlich auch für die Interessen der etablierten oder der aufstrebenden Eliten der Gruppe. Der allgegenwärtige Trieb, die biologische Sterblichkeit zu transzendieren, ob nun in einer bewußt vertretenen und überlegten Form oder als undurchschauter, unbewußter Druck, durchzieht die Lebensbeschäftigungen aller »normalen« Individuen und sucht aktiv nach Ventilen, um die gestaute Energie freizusetzen. Manche dieser Ventile sind so individuell wie die Ängste, denen sie dienen. Solange persönliche Autonomie ein Privileg bleibt, das nur verhältnismäßig wenige Personen besitzen (und in den meisten Gesellschaften wird sich an diesem Privileg, diesem Unterscheidungskriterium und Differenzierungsprinzip nichts ändern),[26] sind individuell betätigte Ventile für die große Mehrheit keine gangbare Möglichkeit. Zudem sind individuelle Ventile, was wahrscheinlich stärker ins Gewicht fällt, vom Standpunkt der bestehenden und verteidigten Herrschaftsstruktur aus potentiell umstürzlerisch.

Individuen, die fähig sind, ihren Trieb nach Transzendenz durch autonom betätigte Ventile freizusetzen, können weitgehend auf institutionalisierte, machtgestützte Einrichtungen verzichten. Auf diese Weise werden sie in einem Maße unabhängig, das für die gesellschaftliche Disziplin, und, schlimmer noch, für die Sicherheit der herrschenden Eliten wenig Gutes verheißt. Die privilegierten Individuen können prinzipiell in offenem Widerstand gegen die offiziellen, Unsterblichkeit verleihenden Agenturen ihren eigenen Anteil an der Unsterblichkeit erwerben. Vielleicht gelingt es ihnen sogar, sich eine höherwertigere, eine »vielversprechendere« Art von Unsterblichkeit zu verschaffen, als sich die amtlichen Verteiler selbst leisten können. (Und sie wissen dies auch so gut, daß sie die Mächtigen verspotten und durch ihre maliziöse Frage erblassen lassen, wer denn in der französischen Regierung für den Kulturbereich zuständig war, als Balzac seine Romane schrieb.) Zumindest in dieser Hinsicht (deren politischer Einfluß nicht zu unterschätzen ist) können sie auf die Erpressung der Herrschenden mit einem Achselzucken reagieren und die Köder der ernannten Türhüter der Unsterblichkeit belächeln – wodurch sie den Mächtigen des Tages ihre schlagkräftigste Waffe entreißen. Der große Schweizer Schriftsteller Max Frisch, der als Symbol des Widerstands gegen die gesetzgebenden Ambitionen der etablierten Mächte gut in Erinnerung ist, konnte davon sprechen, daß Identität die Absage an das sei, was andere von uns verlangen und was sie in den Bezeichnungen festlegen, die sie uns anheften. Frisch konnte es sich auch leisten, dem Grundsatz des Wohnorts (d. h. einer durch die Bindung an ein staatliches Territorium definierten Souveränität) den Grundsatz des *Werkes* als bestimmenden Charakterzug von Leben und Unsterblichkeit entgegenzustellen.[27]

Die Selbstsicherheit und das eigensinnige Selbstvertrauen, das nur der Verfügbarkeit individueller Ventile für Transzendenz erwachsen kann, war und ist einer der Hauptgründe für das endemische Mißtrauen gegenüber den Intellektuellen, von dem sich bis heute keine herrschende Elite frei zu machen vermochte. Keinesfalls läßt sich die Furcht vor den potentiell »individuell Unsterblichen« als Äußerung der Wahnvorstellungen von Machthabern abtun. Die politischen Eliten verhalten sich durchaus realistisch, wenn sie erwarten, daß die Privilegierten – und nur sie – ihre Herrschaft anfechten werden; haben sie doch bereits den Brückenkopf der persönlichen Autonomie besetzt, von dem aus sie die Eroberung der Allgemeinheit in Angriff nehmen können. Diesen und nur diesen Leuten gelingt es, sich dem Zugriff der Regierenden zu entziehen. Und was noch verheerender ist, nur sie bringen genug Hingabe und Mut auf, um das Wild der Regierenden zu jagen und den Massen, deren Bedürfnis nach Transzendenz bislang durch kollektive, von den bestehenden Eliten verwaltete Ventile kanalisiert wurde, ein verführerisches und glaubwürdiges Gegenangebot zu machen.

Was die Massen betrifft – also jene, die noch keine individuelle Autonomie erlangt haben oder nur eine eingeschränkte, verstümmelte oder scheinbare Individualität besitzen –, so haben sie keinen Zugang zu den individuellen Ventilen des Triebes nach Transzendenz, weshalb sie leicht und sogar bereitwillig in die Fallgrube der »kollektiven Unsterblichkeit« stürzen. Diese kollektive Unsterblichkeit verheißt ihnen so wenig Individualität, wie ihr Leben ihnen in der Praxis sichert. Die Zukunft der Gruppe, die sie durch ihre Mühen und ihre Opfer zu garantieren aufgerufen sind, wird nicht ihren Namen tragen. Bestenfalls werden sie auf dieselbe anonyme Weise in die Zukunft eingehen, in der sie jetzt ihr Leben fristen – als Masse, als »Volk« – als Zahlen in den Statistiken. Soweit es sie betrifft, ist die Gruppe nicht nur nach außen, sondern auch nach innen egoistisch (vielleicht vor allem nach innen). Sie verlangt lautstark und überzeugend, daß die Massen allen persönlichen Bestrebungen entsagen und ihre Sehnsucht zu überdauern allein in das »Wohl der Gruppe« investieren sollen. Sie sind aufgefordert, viele, möglicherweise alle, tiefempfundenen Bedürfnisse zu vernachlässigen, die von vorneherein als »bloße Wünsche« abgetan und als bedeutungslos für die entscheidende Aufgabe erklärt werden, nämlich den »im Interesse aller liegenden« Fortbestand der Gruppe zu sichern. (Sollten sie gleichwohl darauf beharren, ihre »Wünsche« Bedürfnisse zu nennen, so werden sie öffentlich als »egoistisch« verurteilt.) Wenn die Gruppe damit durchkommt, dann deshalb, weil die Massen aufgrund ihres unverhohlen und hoffnungslos kollektivierten irdischen Lebens nur in einer ähnlich kollektivierten Form die einzig vernünftige – sowohl erreichbare als auch wünschenswerte – Aussicht auf Fortdauer erblicken können.

Dieser Umstand macht die »Massen« (die Benachteiligten, die »Ungebildeten«, die Unterklassen, die Unterprivilegierten, die aller persönlich verwandten Mittel zur Transzendenz beraubten Nicht-Individuen) zum unerschütterlichsten Bollwerk von Nationalismus und Fremdenangst. Es macht sie zu begeisterten Anhängern und entschlossenen Kämpfern für den Ruhm der Gemeinschaft – auch wenn sie selbst nur wenig daran teilhaben. Die Macht der egoistischen Gruppe ist letztlich ihre einzige Entschädigung für den niederdrückenden Mangel an persönlicher Macht – an einer Macht, die, besäßen sie sie, aus ihnen autonome und selbstsichere Individuen machen würde (wie es die Intellektuellen und Wohlhabenden sind). Da ihre persönlichen Hoffnungen auf Transzendenz von Anfang an zum Scheitern verurteilt sind und daher selten bewußt gehegt werden, ist die Fortdauer der Gruppe für die Massen die einzige (wenn auch bloß zweitbeste) Möglichkeit, Unsterblichkeit zu erlangen. Sie sonnen sich im Glanz der Überlegenheit ihrer Gruppe über deren Konkurrenten. Die Massen werden viel dafür tun, um das selektive Überleben der Gruppe zu unterstützen – das heißt ein Überleben, dessen Preis der Tod oder die Verunglimpfung aller Konkurrenten ist. Für sie ist dies der einzig denkbare Widerstand gegen die Sterblichkeit; die einzige Form, in der Unsterblichkeit (wenngleich nur indirekt und als anonymer Anteil) zu ihrem Los werden kann.

Johann Gottlieb Fichte, ein früher Prophet der modernen deutschen Nationalstaatlichkeit, war sich dieser Verbindung sehr wohl bewußt. Sie wurde sogar zum Leitgedanken seiner

Reden an die deutsche Nation. »Durst nach Nachruhm ist eine verächtliche Eitelkeit«, versicherte Fichte – einer der ehrgeizigsten Männer seiner Generation, der für den Intellekt, und allein für diesen, das Recht auf Unsterblichkeit verkündete – seinem weniger begabten, imaginierten Landsmann. Doch sollte jener nicht, wie er eilends hinzusetzt, »seinen Platz auf dieser Erde und die ihm verliehene kurze Spanne Zeit bezahlen (wollen) mit einem auch hienieden ewig dauernden, so dass er, als dieser einzelne, wenn auch nicht genannt durch die Geschichte [...] dennoch in seinem eignen Bewusstseyn und seinem Glauben offenbare Denkmale hinterlasse, dass er auch dagewesen sey?« Für ihn, der in seinem irdischen Leben wenig Gelegenheit hatte zu entdecken, daß er in der Tat ein unverwechselbarer, unwiederholbarer und auch unentbehrlicher »Einzelner« war, mag die einzig realistische Form der Unsterblichkeit »die Hoffnung der ewigen Fortdauer des Volkes [...] ohne Einmischung und Verderbung durch irgend ein Fremdes und in das Ganze [...] nicht Gehöriges« sein. Auf diese Unsterblichkeit kann er vernünftigerweise setzen, da es »das Ewige [ist], dem er die Ewigkeit seiner selbst und seines Fortwirkens anvertraut«. Durch diese Kollektivierung – ja Entpersönlichung – aller Unsterblichkeitsträume streift der Tod selbst seine Individualität ab, so daß er mit einem Leben in Einklang ist, das schon zuvor seiner Individualität beraubt wurde: »wem eines [ein Vaterland] überliefert worden ist, [...] der kämpft bis auf den letzten Blutstropfen, um den theuren Besitz ungeschmälert wiederum zu überliefern an die Folgezeit«. Für die treuen Söhne ihrer Nation, die ihres Lebens nicht achten, wenn die glänzende Aussicht auf die Ewigkeit der Nation über den Leichen ihrer Gegner winkt, hält Fichte einen Trost bereit: »für sie, für eine Ordnung der Dinge, die lange nach ihrem Tode über ihren Gräbern blühen sollte, verspritzen sie mit dieser Freudigkeit ihr Blut. [Ein] wahrhafter Deutscher [kann] nur leben wollen, um eben Deutscher zu seyn und zu bleiben und die Seinigen zu eben solchen zu bilden.«[28]

Solange sich an dieser Lage der Massen nichts ändert, bleiben sie ein fruchtbarer Boden für jede totalitäre Gruppenpolitik – nach innen streng diszipliniert, nach außen egoistisch und grausam. Gruppen bleiben egoistisch – *können* und *müssen* egoistisch bleiben –, wenn einem Großteil ihrer Mitglieder Individualität verwehrt ist. Die friedliche Koexistenz von Gruppen und eine gleiche Verteilung von Freiheit innerhalb der Gruppen sind aufs engste miteinander verflochten.

Der Egoismus der Gruppe und ihre aggressive Sorge um das kollektive Überleben erklären sich daraus, daß den Gruppenmitgliedern bzw. ihrer Mehrheit alle Mittel verweigert werden, individuelle Wege zur Transzendenz zu finden, und daß sie durch diese Verweigerung zur Masse werden. Einmal in Gang gesetzt, neigt das Vorherrschen von Handlungen, die (realistisch oder nicht) das Überleben der Gruppe bezwecken, seinerseits dazu, jene Bedingungen zu verstärken, die es in erster Linie unentbehrlich machten. Es fesselt die Gruppenmitglieder noch stärker an die existentielle Lage, die ihnen als Masse zukommt. Die Gruppe vermag ihren Massen nur dann einen ehrlichen Dienst zu erweisen (d.h. stets spektakulärer und überzeugender zu bekunden, daß die Gruppe eine Aussicht auf Unsterblichkeit hat), wenn der hingebungsvolle Einsatz der Gruppenmitglieder für »das Wohl der Gemeinschaft«, zum Nachteil ihrer eigenen Chancen auf Individualisierung, unwiderruflich und jeden Tag vollkommener ist; wenn ihnen mithin der Zugang zu individuellen Ventilen für den Trieb nach Transzendenz endgültig versperrt ist. Aus dem daraus resultierenden Teufelskreis führt kaum ein Weg hinaus.

Die Gruppe wacht darüber, daß die Hingabe, je vollständiger und unüberlegter sie ist, desto mehr wie ein Passierschein zum ewigen Ruhm erscheint. Wie Tsvetan Todorow so scharfsinnig auf den Punkt brachte, »wird es möglich, zahllose Menschenleben im Namen der Verteidigung *des Menschen* zu opfern. [...] Die Helden sind auf diese Weise bereit, ihr eigenes Leben nicht weniger als das Leben der anderen zu opfern, falls das Opfer dem erwählten Ziel dient.«[29] Das betreffende, auserkorene Ziel ist die Idee der Gruppe – und es spielt keine Rolle, wie viele

Mitglieder der Gruppe für das Überleben dieser Idee sterben müssen. In einem grausigen Tanz von Mittel und Zwecken wird die Unsterblichkeit der Gruppe – der stolzen, würdigen, ruhmreichen Gruppe, für die es sich zu sterben lohnt – an der Bereitwilligkeit gemessen, mit der ihre Mitglieder ihr Leben auf deren Geheiß hin opfern. Die Gruppe versichert sich der Unsterblichkeit, indem sie ihre Toten zählt. Es ist der Tod, der zum Symbol ihrer Unsterblichkeit wird. Je mehr Tote, um so besser.

Dies ist, soviel wird man wohl zugeben müssen, keine geringe Leistung. Das grundlegende Mittel menschlichen Überlebens – das Kapital der spontanen Geselligkeit, der Mitmenschlichkeit, des Zusammengehörigkeitsgefühls – ist enteignet und zu einem Schatz gehortet worden, der ausschließlich den Händen der rechtmäßig eingesetzten Autoritäten der Gruppe überantwortet und dazu verwendet wurde, die Abwertung des menschlichen Überlebens in der Hierarchie verteidigenswerter Güter zu finanzieren. Die Gruppe lehrt ihre Mitglieder keine altruistische Teilnahme am Wohlergehen ihrer Mitmenschen, sie sahnt nur die bereits bestehenden Neigungen und Fähigkeiten ab, und hat sie genügend beisammen, tut sie den Rest als verächtlichen Sippenegoismus ab. Der kollektivierte Egoismus der Gruppe saugt seine Lebenssäfte aus der elementaren Offenheit der Menschen gegenüber ihren Mitmenschen – bis nur noch eine ausgetrocknete Hülle in der welken Gestaltlosigkeit der Massen zurückbleibt.

Wie Paul Tillich annahm, hat die Angst vor der Leere und Sinnlosigkeit des Lebens die älteren Ängste vor dem Schicksal, der Schuld und der Verdammnis verdrängt. Ich möchte die These aufstellen, daß dieser Wandel aufs engste mit der Enteignung der Geselligkeit durch den Hang der Gruppe zur Selbsterhaltung zusammenhängt.

Todesfurcht ist ein allgemein menschlicher Zug, ja der bestimmende Charakterzug einer spezifisch menschlichen Existenz. Aber wovor fürchen wir uns, wenn wir den Tod fürchten? Was fürchten wir, wird der Tod uns rauben? Auf der Suche nach einer Antwort, könnten wir Schlechteres tun, als die von Joseph Haroutunian angebotene zu betrachten:

> *Da das Leben der Menschen ein Austausch, eine communio* ist, bedeutet ihr Tod, das Ende des Austausches oder ein Scheitern der *communio*. Das durch den Tod ausgelöschte Sein, ist ein Mitsein, ein gemeinschaftliches Dasein, ein Mitmenschsein. Tod bedeutet daher nicht das Ende des körperlichen Lebens oder die Auflösung eines Organismus, sondern die Trennung der Mitmenschen von einander, welche der Tod des Menschen ist. [Angst vor dem Tod] ist nicht die Angst vor dem Verlust des Seins als solches, sondern Angst vor dem Ausgeschlossensein aus dem Verkehr dieser Mitmenschen.... Die Angst vor dem Tod, die den Menschen auszeichnet, ist eine Funktion der Liebe. Wir fürchten uns vor dem Tod, oder vielmehr vor der Auslöschung, weil wir, im großen und ganzen, unsere Nächsten wie uns selbst lieben.[30]

Die Ausbeutung der Geselligkeit, die weitreichende Atomisierung, die Ersetzung der Mitmenschlichkeit durch Verwaltung – lauter Kennzeichen der modernen Massengesellschaft – lösten die herkömmliche Furcht vor dem Tod durch spezifisch moderne Ängste vor der Leere und der Sinnlosigkeit des Lebens ab. Die aus »dem Scheitern der *communio*« resultierende Einsamkeit ist nicht mehr das schreckliche Schicksal, das uns mit dem Tode droht. Sie beginnt schon lange, bevor sich der Tod uns nähert – sie durchzieht das Leben selbst. Möglicherweise wird die Aufgabe, das Überleben der Gruppe zu sichern, dadurch erleichtert. Das geforderte Opfer scheint nicht mehr so groß zu sein. Kriege, mitsamt der sie begleitenden Massenmorde und Massenselbstmorde, mögen eine bedeutend sinnvollere Alternative zur Leere des friedlichen Lebens sein. Dieser Umstand macht es jedoch sehr viel schwerer zu leben. Man ist versucht zu sagen, der wahre Preis, der für die Unsterblichkeit der egoistischen Gruppe bezahlt wird, besteht darin, daß der Tod leichter ist als das Leben.

Anmerkungen

1 Arthur Schopenhauer, *Die Welt als Wille und Vorstellung*, Bd. II/2, S. 746. In den *Parerga und Paralipomena* lesen wir: »Von diesem Gesichtspunkte aus wäre unser Leben anzusehen als ein vom Tode erhaltenes Darlehn: der Schlaf wäre dann der tägliche Zins dieses Darlehns.« (Bd. II/1, S. 299).

2 Schopenhauer, *Paralipomena und Parerga*, Bd. II/1, S. 307.

3 Schopenhauer, *Paralipomena und Parerga*, Bd. II/1, S. 311; Bd. I/1, S. 221.

4 Schopenhauer, *Die Welt als Wille und Vorstellung*, Bd. II/2, S. 743, 671, 543.

5 Paul Valéry, *Regards sur le monde actuel et autres essais* (Paris 1945), S. 168, 169f., 172.

6 Philippe Ariès, *L'Homme devant la mort* (Paris 1977), S. 36 [Dt. *Geschichte des Todes* (München 1982), S. 42]. Die »Domestizierung« des Todes äußerte sich in der kühlen, gleichgültigen Haltung gegenüber Gräbern und Begräbnisriten. Bis zum 18. Jahrhundert lagen die Friedhöfe inmitten bevölkerter Wohngebiete. Die Toten und die Lebenden vermischten sich ungehindert, und die Lebenden ließen sich offensichtlich durch das *memento mori* der täglichen Nachbarschaft zu den Toten nicht stören.

7 Johan Huizinga, *Herfsttij der Middeleeuwen* (1918). [Dt. *Herbst des Mittelalters* (Stuttgart 1975) S. 190–208.]

8 Georg Simmel, »Das Individuum und die Freiheit«, S. 213, 214.

9 Ernest Gellner, *Nations and Nationalism* (Oxford 1983), S. 34. [Dt. *Nationalismus und Moderne* (Berlin 1991), S. 56f.]

10 Robert Muchembled, *L'invention de l'homme moderne: sociabilité, moeurs et comportements collectives dans L'Ancien Régime* (Paris 1988), S. 12, 13, 150. Muchembled hat den (in polemischer Absicht gegen das von Norbert Elias verbreitete Modell eines »nach unten Durchsickerns« gewendeten) Gedanken, die Auswirkungen des »Zivilisationsprozesses« seien äußerst zweischneidig und hätten krasse Unterschiede hervorgebracht, auch in anderen Schriften systematisch verfolgt. (Vgl. vor allem *La violence en Village: sociabilité et comportements en Artois du XVe au XVIIe siècle* (Paris 1989.) Nach Muchembled beschränkten sich die tiefgreifendsten Abweichungen in den Empfindungen und den Verhaltensmaßstäben des Alltags auf eine kleine Elite. Sie fungierten gleichermaßen als Vehikel für die Distanzierung der Elite wie auch als Ausgangspunkt für eine neue Perspektive, von der die übrige Bevölkerung ausgeschlossen blieb, da sie im ganzen für gewöhnlich und zumindest anfänglich für *unzivilisierbar* gehalten wurde. Der Zivilisationsprozeß läßt sich wohl am besten als »Rekomposition« der neuen Kontroll- und Herrschaftsstruktur verstehen, nachdem sich herausgestellt hatte, daß die vormodernen Institutionen für eine gesellschaftliche Integration ungeeignet und zudem im Niedergang begriffen waren. Diesen Sachverhalt habe ich ausführlicher in meinem Buch *Legislators and Interpreters: On Modernity, Postmodernity and the Intellectuals* (Cambridge 1987) dargestellt.

11 Vgl. Theodor W. Adorno/Max Horkheimer, *Dialektik der Aufklärung*, a.a.O. S. 10–23.

12 Ebd. S. 23, 29.

13 Maurice Barrès, *Scènes et doctrines du nationalisme* (Paris 1902), S. 8–13. Régis Debray hob die Eigentümlichkeit des französischen Nationalismus hervor, die sich vor allem der bahnbrechenden Rolle der französischen Revolution bei der Entdeckung und Propagierung der nationalistischen Strategie als einer Antwort auf jene Aufgaben verdankte, die von der fortschreitenden Moderne gestellt wurden. Aufgrund der historischen Umstände bewahrte der französische Nationalismus einige seiner eigentümlichen Merkmale bis auf den heutigen Tag. Nie waren sie jedoch auffälliger und weniger von anderen entlehnbar als während des unmittelbaren Nachspiels der Revolution, in dem Frankreich praktisch als einziges Land seine Bevölkerung als »Nation« bezeichnete. Zu jener Zeit, so Debray, »hatten die Franzosen das Privileg, ein Volk zu repräsentieren, welches ›Das Volk‹ verkörperte – und so gelang es dem französischen Nationalismus eine Zeitlang unentdeckt schäbigen Chauvinismus mit großherzigem Messianismus zu vermengen«. (*Le scribe: genèse du politique*, S. 127.)

14 Barrès, *Scènes et doctrines du nationalisme*, a.a.O., S. 16, 20.

15 Wie Reinhold Niebuhr es ausdrückt, wird jede »altruistische Leidenschaft in die Auffangbecken des Nationalismus gelenkt [abgelassen]«, so daß »der Patriotismus die Selbstlosigkeit der einzelnen in nationalen Egoismus überführt«; ist diese Aufgabe erfüllt (doch nie ein für alle Mal und verläßlich) (?), nehmen Nationen Kritik an ihrem egoistischen Provinzialismus (Engstirnigkeit) übel, »Nationen kreuzigen ihre moralischen Rebellen zusammen mit ihren Verbrechern auf derselben Schädelstätte« (*Moral Man und Immoral Society: A Study in Ethics and Politics* [New York 1948], S. 91, 88). Niebuhr behauptet weiter, alle Nationen seien im Innern unmoralisch (oder vielmehr manipulierten sie die Sittlichkeit der einzelnen so, daß sie für unmoralische Zwecke brauchbar wird): »patriotische Gefühle nehmen in der Brust des heutigen Menschen eine solche – uneingeschränkte – Gewalt an, daß die Nation carte blanche erhält, diese aus der Hingabe der Individuen gebildete Macht für welche Zwecke auch immer einzusetzen. [...] Die Nation dämmt so den Egoismus der Einzelnen ein und sorgt gleichzeitig dafür, daß er sich Luft endlich verschaffen kann (S. 93, 95). Man fühlt sich an Canettis Worte erinnert: »Wenn ihr nackt gegeneinander antreten müßtet, würde euch das Schlachten schwerer fallen. – Die mörderischen Uniformen.« (*Die Provinz des Menschen*, S. 20.)

16 Dominique Schnapper, »Diversités et permanences«, in: *Le Débat* 63 (1991), S. 90. In seiner glänzenden Studie über gruppensanktionierte Aggression (*Cannibalism: Human Aggression and Cultural Forms* [New York 1974]) hat Eli Sagan weitgestreute Formen »sozialer Aggression« untersucht, »die von der Gesellschaft als legitim und moralisch abgesegnet werden« (S. XV). Er macht deutlich, daß solche Formen in den meisten Fällen wirkungsvoll sind, weil bestimmte Mitglieder der menschlichen Gattung implizit oder explizit als nichtmenschlich »ins Aus definiert« werden. Die eingeschränkte,

gruppenspezifische Version des Gattungsegoismus verhält sich normalerweise ambivalent zur Selbsterhaltung der ganzen Gattung, die von ihr gleichzeitig unterstützt und modifiziert wird.

17 Vgl. Jean-François Lyotard, *Le Postmoderne expliqué aux enfants: Correspondance, 1982–1985* (Paris 1988), S. 36f, 44f.

18 Jacques Derrida, *L'Autre Cap* (Paris 1991), S. 49, 71f.

19 Canetti, *Die Provinz des Menschen*, a.a.O., S. 177.

20 Karl Deutsch, *Contemporary Political Science: Toward Empirical Theory* (New York 1967), S. 217. Vgl. die Erörterung bei Peter Alter, *Nationalismus* (Frankfurt am Main 1985).

21 In *L'Ombre de Dionysos: contribution à une sociologie d'orgie* (Paris 1985) schlägt Michel Maffesoli eine andere begriffliche Unterscheidung vor: *social* als Bezeichnung für die Art »mechanisch-rationaler Beziehungen«, die von den legislativen und exekutiven Gewalten der organisierten Gesellschaft gefördert und geschützt werden, und *sociétal*, um jenes »Zusammengehörigkeitsgefühl«, das über »bloß rationale Vereinigung hinausgeht«, zu benennen. *Socialité* stünde dann für die »Basissolidarität«, die sich in den Handlungen des *sociétal* äußert.

Ich selbst habe ausführlich die Substitution gesellschaftlich gefördeter Normen für unkontrollierte und ihrem Wesen nach unkontrollierbare (»nicht-rationalisierbare«) Moraltriebe erörtert. Vgl. »Effacing the Face« und »Moralizing Actors, Adiaphorizing Action«, beide Aufsätze sind erschienen in: *Theory, Culture, Society* (1991).

22 Willem Frijhoff, »L'Etat et l'éducation (XVIe–XVIIe siècle): une perspective globale«, in: *Culture et l'idéologie dans la genèse de l'Etat moderne* (Ecole Française de Rome 1985), S. 101.

23 In einem nicht modernen (oder, wie Kant sagen würde, nicht-republikanischen) Rahmen wird Identität nach Lyotards Interpretation (vgl. Lyotard, *Le Postmoderne expliqué aux enfants*, S. 68–79) auf eine automatische, ja tautologische Weise perpetuiert, wodurch sowohl die Notwendigkeit als auch die Gelegenheit für kritische Überlegungen abgewehrt wird: Bestimmte Geschichten werden dauernd wiederholt und beziehen ihre identitätsstiftende Autorität aus der Tatsache, daß die »richtigen Leute« sie erzählen, d.h. Leute, die diese Identität verkörpern, und zwar gerade deshalb, weil sie diese bestimmten Geschichten erzählen. Unter modernen Bedingungen hingegen ist der Diskurs über die Identität *abwägend*. Er muß Fragen aufwerfen und sie mit Hilfe von Regeln zu beantworten suchen. Er muß im Laufe seiner Entwicklung Rechtfertigungen und Legitimationen liefern, um die Erklärungen identitätswirksam zu machen. Die Fragen lauten: »Was sollen wir sein?«, »Was sollen wir tun, damit wir sind, was wir sein sollen«?, »Wie können wir dieses Ziel erreichen«? Fragen dieser Art geben unmittelbar die Bühne frei für Spezialisten, Experten, Berater und deren Arbeit – Forschung, Untersuchungen, Berichte, Statistiken. Sie führen auch zur »Herrschaft der Begründung«, die sich dadurch auszeichnet, daß sie unter sorgfältiger Einhaltung der Normen Entscheidungen trifft und rechtfertigt, daß sie das Recht hat, verbindliche Aussagen zu machen, und über ein Verfahren verfügt, Aus-

sagen aufzuheben, die nicht als Teile des Diskurses legitimiert sind. »Abwägende Diskurse« zur Identität und ihre Ergebnisse sind endemisch brüchig – und diese Brüchigkeit ist unabwendbar, da sie die Voraussetzung für jegliche Affektivität ist, die der Diskurs besitzt oder zur Schau stellt. Grundsätzlich können eine Reihe von Diskursen nebeneinander herlaufen und zu ambivalenten Ergebnissen hinsichtlich der Identität führen. Der abwägende Diskurs »macht Sinn«, ja mag überhaupt erst deshalb stattfinden, weil die Ziele und Werte, die er zu begründen sucht, nicht vorgegeben oder gewiß sind, und weil Identität nicht »vorherbestimmt« ist, auch wenn die Vorherbestimmtheit als rhetorisches Mittel im Laufe des Diskurses verwandt wird. Alle Werte können am Ende nicht mehr Autorität beanspruchen als die eines *Projektes*, d.h. eines »auf ein Ziel gerichteten Willens«.

24 Lyotard, *Le Postmoderne expliqué aux enfants*, a.a.O., S. 81. Lyotard spricht von der »Aporie der Autorisierung«, die sich stets dann äußert, wenn eine *besondere* Institution, sagen wir die französische Nationalversammlung, eine Erklärung über *allgemeine* Recht unterzeichnet. »Wie können wir in letzter Instanz wissen, ob die Kriege, die eine einzelne Körperschaft im Namen allgemeiner Prinzipien führt, wirklich Befreiungskriege und nicht vielmehr Eroberungskriege sind?« (S. 79).

25 V. G. Kiernan, *The Lords of Human Kind* (London 1988), S. 311.

26 Zu einer umfassenden Darlegung dieser These vgl. mein Buch *Freedom* (Milton Keynes 1988).

27 Vgl. Michel Contat, »L'homme sans identité«, in: *Le Monde* vom 6. April 1991, S. 11.

28 Johann Gottlieb Fichte, *Reden an die deutsche Nation*, Werke VII hg. von I. H. Fichte (Berlin 1971), S. 380, 382, 384, 388, 389.

29 Tsvetan Todorov, *Face à l'extrême* (Paris 1991), S. 14, 16.

30 Joseph Haroutunian, »Life and Death Among Fellowmen«, in: *The Modern Vision of Death*, hg. v. Nathan A. Scott, jr. (Richmond 1967), S. 84 f, 87 f.

IV.
Moderne oder die Dekonstruktion der Sterblichkeit

Norbert Elias bemerkte »eine eigentümliche Verlegenheit, der Lebenden in der Gegenwart eines Sterbenden. Sie wissen oft nicht recht, was zu sagen. Der Sprachschatz für den Gebrauch in dieser Situation ist verhältnismäßig arm.« Elias setzt erklärend hinzu: »Peinlichkeitsgefühle halten die Worte zurück.«[1] Die *Zivilisation* – jenes Losungswort, das die Moderne gewählt hat, um sich abzugrenzen und gegenüber ihren Vorläufern und Nachbarn im Raum eine Befehlsposition einzunehmen – hat die Schamschwelle erhöht. Im Gegensatz zu unseren entfernten Vorfahren und »Menschen, die anders als wir sind«, reden wir nicht über grausige und blutige Angelegenheiten. Wir verbergen hinter geschlossenen Türen das, was die anderen in der Öffentlichkeit taten oder tun. Wir ekeln uns vor dem Aufscheinen jener Realitäten, die wir in die verriegelten Keller unseres ordentlichen und stilvollen Daseins verbannt haben. Der Tod ist nur eines unter anderem, was so entfernt worden ist; daher die Verwirrung, das anerzogene Gefühl von Scham, das uns in der unmittelbaren Begegnung mit dem Tod erstarren läßt.

Elias' Beschreibung unserer seltsamen Unfähigkeit, uns gegenüber Sterbenden zu verhalten und Worte zu finden, ist fraglos richtig. Dennoch ist seine Erklärung nicht die einzig naheliegende. In der Tat wissen wir nicht, was wir den Sterbenden sagen sollen, obwohl wir uns zuvor gerne und angeregt mit ihnen unterhalten haben. Gewiß sind wir verlegen und ziehen es, um Schamgefühle zu vermeiden, vor, der Gegenwart Sterbender zu entfliehen, auch wenn wir in früheren Tagen ihre Gesellschaft gesucht und jeden gemeinsam verbrachten Augenblick genossen haben. Aber ist es die anerzogene Unfähigkeit, über tiefe, unangenehme und schmerzliche Gefühle zu reden, die uns wirklich zum Schweigen verurteilt? Ist es unsere kultivierte Abneigung gegen Grausamkeit, durch die wir die Sterbenden zur Einsamkeit verdammen? Vielleicht ist es nicht nur Taktgefühl, was uns sprachlos macht (zumindest nicht diese Feinfühligkeit allein), sondern auch die schlichte Tatsache, daß wir einem Menschen, der sich der Sprache des Überlebens nicht mehr bedienen kann, nichts zu sagen haben; einem Menschen, der im Begriff steht, die Welt des geschäftigen, durch jene Sprache heraufbeschworenen und gewahrten Scheins zu verlassen. Schon seit ein paar Jahrhunderten ist der Tod nicht mehr wir ehedem *Eintritt* in eine andere Phase des Seins. Mittlerweile ist der Tod auf einen reinen und einfachen *Abgang* reduziert worden, auf den Augenblick des Aufhörens, auf das Ende allen Planens und aller Zwecke. Heutzutage ist der Tod die ganz und gar persönliche Beendigung jener durch und durch persönlichen Angelegenheit, die Leben heißt. Daher hat der Tod keine Bedeutung, die mit den Worten erfaßbar wäre, die wir einstudiert haben und deren Gebrauch uns gestattet ist; mit den Worten, die vor allem auf das gemeinschaftliche und öffentliche Leugnen oder Verbergen dieser Grenze unserer Macht ausgerichtet sind. Wir können den Sterbenden einzig und allein die Sprache des Überlebens anbieten, gerade sie aber ist unfähig, eine Situation zu begreifen, die die Sterbenden nicht zu verhehlen in der Lage sind (im Gegensatz zu uns, die wir immer noch den Blick von ihnen abwenden und sie im Stich lassen können).

Die Sprache des Überlebens ist eine *instrumentelle* Sprache, gedacht als Mittel und Anleitung für zweckgerichtetes *Handeln*. Es ist eine Sprache der *Mittel* und Zwecke, der Handlungen, deren Sinn den von ihnen geförderten Zwecken entstammt und deren Begründung darin liegt, daß sie den Zwecken gut dienen. Diese Sprache vermag das Phänomen des Todes nicht anders als die anderen Elemente des instrumentalisierten Lebens aufzunehmen: d.h. als Gegenstand einer Praxis, als informierte, zielstrebige und konzentrierte Bemühung. Als ein besonderes Ereignis mit spezifischen und vermeidbaren Ursachen: als ein Ereignis, das allein durch die *Aufgabe*, es *hervorzurufen oder zu verhindern*, es geschehen oder nicht geschehen zu lassen, wahrgenommen wird und in den Bereich des Bedeutungsvollen eindringt. Damit in einer derart instrumentellen Sprache über den Tod geredet werden kann, muß er zunächst in das Vokabular potentiell tödlicher, aber auch potentiell heilbarer Krankheiten übersetzt werden. Jene *Norm* des menschlichen Daseins, die keinerlei Ausnahme kennt, muß daher als eine *Anormalität* dargestellt werden; das unbezweifelbarste (das einzig wahrhaft gewisse) Lebensereignis muß in eine Ansammlung kontingenter Bedingungen aufgelöst werden, deren Folgen jeweils ungewiß sind: in nicht-unvermeidliche, veränderbare und manipulierbare Bedingungen. Die Gewißheit des Todes wirkt lähmend; die Ungewißheit des Ergebnisses stärkt die Tatkraft und spornt zum Handeln an. Oder in der Sprache des Überlebens ausdrückt: die praktische Beschäftigung mit bestimmten Lebensbedrohungen verdrängt die metaphysische Beschäftigung mit dem Tod als dem ausweichlichem Ende des Daseins. Sich in Form halten, Sport treiben, »ausgewogen essen«, mehr Ballaststoffe, weniger Fett zu sich nehmen, Raucher meiden oder die Verunreinigung des Trinkswassers bekämpfen: all das sind bewältigbare Aufgaben, solche, die sich durchführen lassen und die das nicht handhabbare Problem (oder vielmehr das Nicht-Problem) des Todes (an dem sich nichts ändern läßt) in eine Reihe äußerst handlicher Probleme umformulieren (an denen sich manches, ja sogar eine Menge ändern läßt).

Dies kommt den Bedürfnissen aller mit Ausnahme der Sterbenden entgegen, d.h. jener, die nichts tun können, weil sie mit keiner Aufgabe konfrontiert sind, die ein Handeln erfordert und es sinnvoll macht Welchen Rat können wir ihnen geben? Was immer wir sagen, wird falsch und sinnlos klingen, denn was immer sie tun, hat keinen Zweck. Deshalb ziehen wir es vor, die Sterbenden so weit auf Abstand zu halten, daß eine

Kommunikation nicht mehr möglich ist. Die Sterbenden sterben weniger *einsam*, als vielmehr *schweigend*. Es gibt nichts, worüber wir in der einzigen, von uns beherrschten und geteilten Sprache mit ihnen reden könnten – der Sprache des Überlebens. Die Unmöglichkeit eines Gesprächs, das Schweigen zwischen uns, die kleinmütige, die Ohnmacht verbergende Stille ist die tiefste Ursache der Verlegenheit. Unsere gewöhnliche Findigkeit und Betriebsamkeit haben uns im Stich gelassen, und dessen hat man sich in einer Welt zu schämen, die menschliche Qualitäten an dem Können mißt, das sich in der Effizienz und Effektivität des Handelns zeigt.

Der Zusammenbruch der Kommunikation mit den Sterbenden ist der Preis, den wir, die Bürger der modernen Welt, für den Luxus eines Lebens zu bezahlen haben, aus dem das Gespenst des Todes auf unbestimmte Zeit verbannt worden ist. Es ist der Preis für die charakteristisch moderne Weise (um an Franz Rosenzweigs treffende Worte zu erinnern), in der »der Tod seines Stachels und Hades seines Pesthauchs« beraubt wurde. Das moderne Zweck-Mittel-Denken hat *Sterblichkeit dekonstruiert*. Die Dekonstruktion schafft nicht den Tod ab, aber sie hinterläßt ihn schmucklos, nackt, jeder Bedeutung entkleidet. In der Produktionsstätte des Lebens ist der Tod nichts als Abfall; ein nutzloser Überrest, das vollkommene Fremde in der semiotisch reichen, geschäftigen und selbstsicheren Welt geschickter und findiger Akteure. Der Tod ist *das Andere* des modernen Lebens. Natürlich war er immer »das Andere« des Lebens. Doch das Andere des *modernen* Lebens zu sein, ist etwas ganz besonderes, da sich die Moderne durch einen ihr eigenen, ihr eigentümlichen, modernen Umgang mit dem Anderen ihrer selbst auszeichnet.

Claude Lévi-Strauss sah einen der entscheidendsten Unterschiede zwischen unserem modernen Gesellschaftstyp und anderen – einfacheren – Gesellschaften darin, daß diese »anthropophagisch« sind, unsere dagegen »anthropoemisch« ist: sie *essen* ihre Feinde, während wir unsere *erbrechen*. Wir werden mit dem Anderen dadurch fertig, daß wir es abtrennen, isolieren, auf den Müllhaufen werfen und den Abfluß des Vergessens hinunterspülen (und so verdeckt unsere Identität herstellen und reproduzieren). Demgegenüber verhalten sich die »Kannibalen« völlig anders: entweder buchstäblich oder metaphorisch, in Wirklichkeit oder in unserer Phantasie[2]. Wie Eric Cheyfitz in seiner jüngst erschienenen Untersuchung über die westlichen »Darstellungen der Wilden« vorschlug, »äußert oder stellt der Kannibalismus eine radikale Vorstellung von Verwandtschaft dar, die die Grenzen zwischen den feindlichen Gruppen überschreitet«; »der Kannibalismus drückt unmittelbar, wie die Sippenzugehörigkeit, die ihrem Wesen nach zweideutige Beziehung aus, die zwischen dem Selbst und dem Anderen besteht«.[3] Man ist versucht zu sagen, Kannibalismus sei ein indirekter – sowohl verquerer als auch verstohlener – Tribut an die Nicht-Endgültigkeit, die Nicht-Absolutheit der Trennung zwischen dem Selbst und dem Anderen, eine Verbeugung vor der fortdauernden und unauflöslichen Dialektik von Einheit und Differenz, Trennung und Wiedervereinigung, die auf eine andere, weniger dramatische und alltäglichere Weise, in der »vormodernen« Neigung enthalten ist, inner- und zwischengesellschaftliche *Trennungen* in bezug auf *Blutsverwandtschaft* und *Affinität* zu formulieren oder durch das Zusammenspiel von ehelichen Verbindungen und Inzestverboten. In der modernen anthropoemischen Einstellung ist von der Dialektik der Verwandtschaft nichts mehr übriggeblieben. Die Kluft zwischen dem Selbst und dem Anderen tendiert dahin, als absolut und unwiderruflich bestimmt zu werden. Die Trennung sollte ihre Relativität nicht durch die Aussicht auf Wiedervereinigung offenlegen können. Ihre Endgültigkeit hat durch die materielle oder symbolische Vernichtung des Anderen gewahrt zu werden.

Der moderne Umgang mit dem Tod und den Sterbenden – jene Verhaltensregel, mittels deren die moderne »Dekonstruktion der Sterblichkeit« gelingt – ist nur ein Beispiel für die generell »anthropoemische« Art und Weise, den Anderen zu konstituieren und mit seiner konstituierten Gegenwart fertig zu werden.

Die Moderne ist der Trieb, alles zu beherrschen; eine von Hoffnung, Ehrgeiz und Selbstvertrauen durchzogene Seinsweise – ein Verhaltens- und Einstellungskomplex, der dem entspricht, was François Lyotard als die Cartesianische Entschlossenheit beschrieb, »einer durch die Unterwerfung und Aneignung der ›Natur‹ geordneten Zeitreihe Finalität aufzupfropfen«. Im Laufe des 18. Jahrhunderts setzte sich diese Seinsweise in Europa durch und erhielt ihren klarsten theoretischen Ausdruck in der Philosophie der Aufklärung.

Herrschaft über die Natur konnte nichts anderes heißen als Emanzipation von der Notwendigkeit. Was als *Emanzipation* galt, hing davon ab, wie *Notwendigkeit* in der Theorie gedacht wurde (es konnte sich um die Emanzipation von der Unwissenheit, der Borniertheit, der Ausbeutung oder der Armut handeln), und dasselbe traf auch auf die Mittel zu, denen die Durchführung der Emanzipation anvertraut wurde (ein kultureller Kreuzzug war unter Umständen ein ebenso gutes Mittel wie die Vereinheitlichung des Rechts, eine Revolution oder ein wissenschaftlich-technologischer Fortschritt). Trotz aller Uneinigkeit und Unterschiede kamen alle Emanzipationsmodelle und alle Werkzeuge zu ihrer Erfüllung letztlich in der Vorstellung überein, Geschichte sei eine geordnete Zeit, die schließlich zur »allgemeinen Freiheit, zur Freisprechung der ganzen Menschheit« führe.[4]

Der Drang, alles zu beherrschen (sich von Notwendigkeit, Abhängigkeit und Unfreiheit zu emanzipieren), den wir »Moderne« nennen, duldete schwerlich Widerstand. Voltaires Schlachtruf *écrasez l'infâme* verbunden mit Helvetius' Ausspruch *l'éducation peut tout* stand für jene Mischung von atemberaubendem Ehrgeiz und grenzenlosem Selbstvertrauen, die sich in einem Sendungsbewußtsein niederschlug, das weder Hindernisse anerkannte noch Ausflüchte tolerierte. Wir können es tun, wir wollen es tun, also werden wir es tun. Der Unwissende wird aufgeklärt, der Wilde zivilisiert und das Chaos dazu gebracht werden, der Ordnung der Dinge zu dienen. Die Welt wird zum Spielfeld der Vernunft werden – der menschlichen Vernunft. Nieder mit dem Unerwarteten, dem Unvorhergesagten und Unvorhersagbaren. Weg mit dem Zufall. Nur das wird eine Existenzerlaubnis erhalten, was zuvor eine Nützlichkeitsüberprüfung durch die Vernunft durchlaufen hat. Für das Fest der allgemeinen Freiheit braucht man eine Einladungskarte.

Soll man sich daher wundern, wenn im 18. Jahrhundert »der Tod zum ersten Mal als der größte Skandal des Lebens betrachtet wurde«?[5] Bis dahin war der Tod mit Ariès berühmtem Wort »zahm«. Freilich galt dies generell von der Welt mit all ihren täglichen Nöten, Seuchen, Kriegen und Überschwemmungen. Nicht daß es leicht war, mit den gewaltsamen und grausamen Einbrüchen in das gewohnte Leben fertig zu werden, und zweifellos wurden sie nicht freudig begrüßt, aber der plötzliche und unbarmherzige Umsturz des Gewohnten schien ebenso »normal«, unveränderbar und unentrinnbar – ja gottgesandt – wie das Gewohnte selbst zu sein. Dies alles war Teil des menschlichen Geschicks, und es war nicht Aufgabe der Menschen, das Schicksal zu ändern. Das Unveränderbare mag bedauert oder beklagt werden, aber letztlich heißt es, sich zu arrangieren. Von größter Bedeutung ist jedoch, daß es nicht zum Handeln anspornt, nicht mit dem Bewußtsein des Versagens droht und daher auch keine Demütigung zufügt. Was aber ist, wenn sich das Schicksal ändern, wenn sich die Welt zu einem geschützteren und angenehmeren Ort machen läßt und dieser Wandel durch das Eingreifen der Menschen unter Anleitung der menschlichen Vernunft herbeizuführen ist? Dann wird das ehedem »Zahme« zum »Wilden«. Sein Fortbestand gilt nun als Tadel, als Herausforderung, da es kein Recht hat, so zu sein, wie es ist, und nur kraft menschlicher Trägheit, Fehler oder Unfähigkeit noch in seinem gegenwärtigen, unerfreulichen Zustand verharren darf. Seine Fortdauer ist ein Skandal. Es zeigte sich schnell, daß der Tod von allen Unglücken des irdischen Daseins das hartnäckigste war, unbekümmert gegenüber allen menschlichen Bemühungen. Er war in der Tat der *größte* Skandal, der harte, unwandelbare Kern menschlicher Ohnmacht in einer Welt, die zunehmend dem Willen und Scharfsinn der Menschen unterworfen wurde. Der Tod war das letzte, aber anscheinend unverrückbare Relikt des Schicksals in einer Welt, die immer mehr von der Vernunft geplant und kontrolliert wurde.

Der Tod war eine klare Verneinung all dessen, wofür die kühne neue Welt der Moderne stand, insbesondere ihres anmaßenden Versprechens der unteilbaren Souveränität der Vernunft. In dem Augenblick, wo er aufhörte »zahm« zu sein, wurde der Tod zu einem schuldhaften Geheimnis, buchstäblich zur Leiche im Schrank des sauberen, ordentlichen, zweckmäßigen und gefälligen Heims, dessen Bau die Moderne verhieß. Die energischsten Vorsichtsmaßnahmen waren angezeigt, damit die Leiche nicht entdeckt wurde; und sollte dies nicht gelingen, dann durfte zumindest nicht darüber geredet werden; und im Falle, daß sich auch dies als undurchführbar erwies, mußte sie zu einem Bestandteil des Hauses deklariert werden. Es war geboten, die betrübliche Tatsache, daß die Leiche nicht entfernt worden war, und wohl auch nie entfernt werden würde, unter einer dicken Schutzschicht des Schweigens zu verbergen. Der Tod wurde, wie Geoffrey Gorer so denkwürdig bemerkte, zu jenem »Aspekt der menschlichen Erfahrung«, der »von Natur aus als beschämend und abscheulich gilt, so daß man niemals zu offen über ihn sprechen oder ihn erwähnen darf, und dessen Erfahrung dazu neigt, sich im Verborgenen abzuspielen und von Gefühlen der Schuld und der Unwürdigkeit begleitet zu werden«.[6] Der Tod ist unaussprechlich geworden. Man sprach nicht über den Tod – jedenfalls nicht bereitwillig und niemals ohne Verlegenheit. (Es ist immer peinlich, ein Geheimnis ans Tageslicht zu bringen, verlangt dies doch nach einer öffentlich akzeptablen Reaktion, für die öffentlich akzeptierte Regeln oder Richtlinien weder festgelegt sein mochten noch festgelegt sein sollten.) Das anhaltende Schweigen hatte zur kollektiven Unfähigkeit geführt, sinnvoll über den Tod zu reden und sich sensibel gegenüber denjenigen zu verhalten, die vom Tod auf eine nicht zu verhehlende Weise betroffen werden – die Sterbenskranken, die Hinterbliebenen, die Trauernden. Robert Fulton hat die Folgen prägnant zusammengefaßt: »Wir sind dabei, uns dem Tod gegenüber so zu verhalten, als sei er eine ansteckende Krankheit [...] Der Tod wird mittlerweile als Folge einer persönlicher Nachlässigkeit oder eines Unglücksfalls betrachtet. Und wie bei anderen ansteckenden Krankheiten auch werden die Todkranken von ihren Mitmenschen isoliert.« Gorer erinnert sich daran, wie Freunde auf die Trauer nach dem Verlust eines geliebten Menschen reagierten:

Die Leute, deren Einladungen ich abgelehnt hatte, murmelten etwas vor sich hin und beeilten sich fortzukommen, obschon sie gebildet waren und geschliffene Umgangsformen besaßen. Offenbar verfügten sie über keine Rituale, die ihnen halfen, einem Trauernden gegenüberzutreten, der seinen Schmerz nicht verbirgt. Ich vermute, sie fürchteten sich davor, daß ich mich meinem Schmerz überlassen und sie zu Zeugen einer peinlichen Gefühlsaufwallung machen könnte.

Die verstohlenen Blicke, das zusammenhanglose Gemurmel, das die Sprachlosigkeit verdecken soll, die allzu offensichtliche Erleichterung beim Abschied: dies alles sind unverkennbar Anzeichen einer aus der anhaltenden Verschwörung des Schweigens hervorgegangenen, *anerzogenen Unfähigkeit.* Überlieferte und erlernte Reaktionsweisen auf den Schmerz anderer Menschen fehlen einfach, ebenso wie gesellschaftlich vermittelte und gebilligte Äußerungen des eigenen Schmerzes. Daher das »schlecht angepaßte Verhalten«, »angefangen bei der Trivialität sinnloser ›Geschäftigkeit‹ über die privaten Rituale dessen, was ich Mummifizierung nannte, bis hin zur Apathie der Verzweiflung«.[7] (Es ist interessant, daß das von Gorer beobachtete irrationale Verhalten verblüffend dem zusammenhanglosen Kampfgebaren eines Stichlings in einem Experiment gleicht. Verhaltensforscher hatten den nestbauenden Fisch in ein Aquarium gesetzt, das zu klein war, um das »verteidigte Territorium« von dem gemiedenen »fremden« zu trennen. Da instinktive Verhaltensregeln in dieser außergewöhnlichen Situation versagten, nahm das unglückliche Opfer des Experiments weder eine offensive noch eine defensive Haltung ein, statt dessen grub es seinen Kopf in den Sand, als würde es sich auf den Nestbau vorbereiten.)

Insgesamt mündete die kollektive Ent-fähigung in die charakteristisch moderne Mischung aus öffentlicher Gefühllosigkeit und privater Empfindsamkeit, die für die normale Reaktion auf das von Hinterbliebenen und Trauernden erfahrene Leid bezeichnend ist. Nicht weniger modern war die betonte Weigerung, dem Schauspiel des Todes beizuwohnen oder es zu zeigen. Das kunstreiche Schaugepränge und die augenfällige Pracht der öffentlichen Begräbnisse verschwand. Die Hinrichtungen von Verbrechern, einst beliebte Anlässe für Volksfeste, wurden künftig heimlich, zu ungewohnter Stunde, hinter dikken Mauern und mit möglichst wenig Zeugen vollstreckt. Schließlich wurden auch die Toten, die vordem auf den Kirchhöfen bestattet wurden, als sollten sie die Kirchgänger jeden Sonntag an die Eitelkeit ihres irdischen Strebens mahnen, weit genug von den Wohnvierteln entfernt und in die Ghettos der Friedhöfe eingesperrt. Diese bezweckten nicht nur, die Leichen abzusondern und zu verbannen, sondern auch die trauernden Friedhofsgänger. In der Worten Michel Vovelles:

> *Der letzte Ausdruck dieser Weigerung, den Tod zur Schau zu stellen, war, nachdem der barocke Pomp (der öffentlichen Leichenzüge) schwand und öffentliche Hinrichtungen als anstößig empfunden wurden, jener Prozeß, in dem die Toten selbst der Welt der Lebenden entrückt wurden […] Sämtliche Autoritäten – staatliche, wissenschaftliche, kirchliche – arbeiteten Hand in Hand, als es gegen Ende des 18. Jahrhunderts darum ging, die Friedhöfe in den großen Städten soweit wie möglich vom Herzen der Stadt entfernt anzulegen. Das königliche Edikt von 1776, durch das die Bestattung der Toten auf den Kirchhöfen untersagt wurde, sanktionierte lediglich die spontane Entwicklung.*[8]

Der Weg des Leichenzuges hatte so kurz wie möglich zu sein und blieb in den meisten Fällen hinter den Friedhofsmauern verborgen, damit Augen und Gefühle »argloser Passanten« nicht beleidigt wurden. Durch die neue Sitte, die Sterbenden zu hospitalisieren, wurden diese dem Blick der Öffentlichkeit tatsächlich lange vor den letzten Riten entrückt – schon bei den ersten Anzeichen des nahenden Todes. Wie Philippe Ariès sagte, wurde der Tod (neben all den Vorgängen, die die »dunkle biologische Seite« des *homo sapiens* verrieten) zu etwas *Unschicklichem* – Schmutzigem und Befleckendem. Wer von einem derart schändlichen und abstoßenden Leiden heimgesucht wurde, hatte den Blicken entzogen zu werden. So entstand ein neues Bild vom Tode: »der gemeine und heimliche Tod, heimlich eben deshalb, weil er gemein und schmutzig ist«.[9] Doch besser noch als die dicken Mauern entfernter Friedhöfe, die Verschwiegenheit der Begräbnisse, die Absonderung der Leidtragenden und die Abschiebung der Sterbenden aus ihren Häusern (ja aus jedem Raum, wo ein Leben in Vergessenheit des Todes geführt werden sollte) in die Krankenhäuser, Sterbekliniken oder Pflegeheime, vermochte die *analytische* Dekonstruktion der Sterblichkeit die Verschwörung des Schweigens zu schützen. In unseren Tagen, schreibt Ruth Menahem in *La Mort apprivoiseé*, »wird der Tod als etwas ›von außen‹ Kommendes betrachtet. Man stirbt nicht, man *kommt* ums Leben« (»Wodurch ist er ums Leben gekommen?« – fragen wir schnell).[10] Von einer existentiellen und *unvermeidlichen* Lage der Menschheit ist Sterblichkeit in verschiedene Ereignisse des privaten Todes dekonstruiert worden, die alle eine *vermeidbare* Ursache haben; der Tod als eine natürliche Tatsache ist in eine Reihe von Ergebnissen vieler und verschiedenartiger, jedoch unverkennbar und unveränderlich *menschlicher* Handlungen dekonstruiert worden. Man war gefährlich nahe daran, den Tod zu einer persönlichen Schuld zu erklären; im Gefolge der modernen Dekonstruktion der Sterblichkeit ist es kaum vorstellbar, daß niemand am Erlöschen des Lebens schuld sein sollte; daß kein nennbarer, identifizierbarer Schuldiger hinter dem Verbrechen des »ums Leben bringen« stehen sollte. »Der Tod hat aufgehört, als natürliches und notwendiges Phänomen zu gelten. Er ist ein Fehlschlag, ein *business lost*... Wenn der Tod eintritt, wird er als Zwischenfall aufgefaßt, als Zeichen ärztlicher Unfähigkeit oder Ungeschicklichkeit...«, schreibt Ariès.[11] Selbstverständlich wird die Wahrheit, daß es »am Ende« kein Entrinnen vor dem Tod gibt, nicht geleugnet. Sie ist nicht zu leugnen; aber sie ließ sich von der Tagesordnung streichen, von einer anderen Wahrheit verdrängen: nämlich daß jeder einzelne Todesfall (vor allem der Tod, der den einzelnen – mich – in diesem bestimmten Augenblick – jetzt – bedroht) zu verhindern ist bzw. aufgeschoben oder ganz vermieden werden kann. Der Tod als solcher ist unvermeidlich, aber jeder konkrete Todesfall ist kontingent. Der Tod mag allmächtig und unbesiegbar sein, die einzelnen Todesfälle sind es nicht.

Der Tod – jeder Tod – hat stets eine Ursache, und jeder einzelne Todesfall hat eine besondere Ursache. Deshalb werden die Leichen seziert, untersucht, durchleuchtet und geprüft, bis *die Ursache* gefunden ist: ein Blutgerinnsel, Nierenversagen, Blutsturz, Herzstillstand, Lungenembolie. Nie hören wir, daß Menschen sterben, weil sie sterblich sind. Sie sterben lediglich aufgrund einzelner *Ursachen*, sie sterben, weil es eine *einzelne* Ursache gab. Keine pathologische Untersuchung gilt als abgeschlossen, solange die einzelne Ursache nicht entdeckt ist. Die Todesursachen sind vielfältig, aber wenn man genug Zeit hat, lassen sie sich alle aufzählen. Kann ich zwanzig Ursachen besiegen, ihnen entgehen oder sie überlisten, dann gibt es zwanzig Ursachen weniger, denen ich zum Opfer fallen kann. Man stirbt nicht einfach so, man stirbt an einer *Krankheit* oder wird *ermordet*. Nichts, was ich tue, wird mich vor der Sterblichkeit schützen. Aber ich kann eine ganze Menge tun, um ein Blutgerinnsel oder Lungenkrebs zu verhindern. Ich kann aufhören, Eier zu essen, die Finger von Zigaretten lassen, Sport treiben, mein Gewicht kontrollieren und noch vieles mehr. Und während ich alles Gebotene tue und mich zwinge, das Schädliche zu unterlassen, bleibt mir keine Zeit mehr, über die *letztendliche* Sinnlosigkeit meines Tuns nachzugrübeln, über die düstere und potentiell lähmende Wahrheit, daß jede einzelne von mir ergriffene Maßnahme so narrensicher sein mag, wie sie will, ohne die Sinnlosigkeit meiner Anstrengung auch nur einen Deut kleiner zu machen. So feiert die Sache der instrumentellen Vernunft immer neue triumphale Siege – und im Trubel der Feste geht die Nachricht, daß der Krieg verloren ist, unter.

Wir werden dazu erzogen, so zu denken (oder nicht zu denken). Laut einer amerikanischen Untersuchung hat ein durchschnittliches Kind, das im Jahre 1971 vierzehn Jahre alt war, ungefähr 18000 Todesfälle im Fernsehen miterlebt.[12] Die meisten Menschen, die auf dem Bildschirm starben, wurden getötet. Einige andere (doch keineswegs viele) starben, weil sie nicht gegen eine Krankheit kämpften, oder zumindest nicht rechtzeitig und entschieden genug. Jeder (»im Fernsehen erlebte«) Todesfall hatte eine Ursache und war aus eben diesem Grund *vermeidbar* – d.h. kontingent. Diese Kontingenz, diese Vermeidbarkeit, diese ermutigende und beruhigende Grundlosigkeit des Todes ist gewöhnlich das Hauptthema solcher Fernsehsendungen, in denen Menschen ums Leben kommen – individuelle Menschen, die unter individuellen Umständen leben.

In ihrer faszinierenden Studie über die medizinische Versorgung in Belfast belegte Lindsay Prior zeitgenössische Dekonstruktionsverfahren und deren Einfluß auf die Todesvorstellungen und indirekt auch auf die Lebensstrategien.

> *In Belfast stirbt man wie in den meisten anderen westeuropäischen Ländern an einer Krankheit, und nicht etwa an Altersschwäche. Man wird Opfer einer Straftat oder eines Unfalls. [...] Tod und Sterben werden gerade deshalb in die Krankenhäuser verbannt, weil sie vor allem als etwas betrachtet werden, was dem Körper geschieht. Der Tatsache, daß erst der Arzt und nicht etwa der Priester gerufen wird, belegt hinreichend, wie die menschliche Sterblichkeit aufgefaßt wird. [...] Der Tod gilt hauptsächlich als Krankheit und Abweichung, nicht als etwas Natürliches, und dem Arzt fällt die Aufgabe zu, den Tod zu bescheinigen und dessen Ursache anzugeben [...] Die Totenscheine veranschaulichen ebenfalls die Meinung, daß Menschen zwar an allerlei Ursachen zugleich sterben, es aber immer möglich ist, eine einzelne und plötzliche Todesursache zu isolieren. [...] Der Tod wird als ein Leiden gefaßt, das sich behandeln läßt.*[13]

Die Ärzte, die zwischen mir und meinem Tod stehen, bekämpfen nicht die Sterblichkeit; wohl aber kämpfen sie mutig und geschickt gegen ihre möglichen Ursachen. Sie bekämpfen *tödliche Krankheiten*. Recht häufig gewinnen sie die Schlacht. Jeder Sieg ist ein Anlaß zum Jubeln: wieder einmal ist der nahende Tod aufgehalten und zurückgetrieben worden. Manchmal verlieren die Ärzte. Und dann wird, wie Helmut Thielicke sagte, der Tod eines Patienten – *dieses* Patienten, *hier* und *jetzt* – »als so etwas wie eine persönliche Niederlage empfunden. Der Arzt ist gleichsam ein Anwalt, der seinen Prozeß verliert und dem die Grenze seiner Macht präsentiert wird. Kein Wunder, daß er sein Haupt verhüllt und sich abwendet.«[14] Eine Niederlage vor Gericht zieht nicht die Nützlichkeit und Sachkundigkeit der Anwaltschaft in Zweifel. Schlimmstenfalls wirft sie einen Schatten auf die Fähigkeiten eines bestimmten Anwalts. Ebenso untergräbt ein nicht verhinderter Todesfall keineswegs die Autorität des ärztlichen Standes. Schlimmstenfalls schadet er dem Ruf eines einzelnen Arztes. Doch die Verurteilung eines einzelnen Standesmitglieds bestätigt nur die Autorität der Zunft. Der Fehler lag darin, daß der Arzt nicht zu den Instrumenten und Behandlungsmethoden gegriffen hat, die er *hätte* anwenden *können*. Schuldig ist er deshalb, weil die Zunft als ganze *fähig* ist, das zu tun, was er als ihr Mitglied, das es hätte besser wissen müssen, nicht getan hat, obwohl er dazu in der Lage gewesen wäre. Kommt jedoch ein Sachverständigenrat zu dem Ergebnis, der Verdacht auf Unterlassung einer Hilfeleistung sei unbegründet, weil die geeigneten Mittel und Behandlungsverfahren in dem Moment nicht verfügbar waren, dann erhält das Bestreben, die verlorene Schlacht gegen die Sterblichkeit hinter den bejubelten, siegreichen Gefechten und Scharmützeln gegen Cholesterin, Infektionen und Tumore zu verbergen, einen neuen mächtigen Auftrieb: wir erfahren, daß die Mittel *noch nicht* erfunden worden sind. Die nötigen Apparate wurden noch nicht entwickelt, der Impfstoff noch nicht entdeckt, die Technik noch nicht erprobt. Aber mit genügend Zeit und Geld wird dies möglich sein, und das sollte es auch.

Prinzipiell ist es unmöglich, daß eine Krankheit nicht überwunden werden sollte. Denken Sie etwa, eine andere Krankheit würde Leben bedrohen, wenn diese eine, hier und jetzt, überwunden sei? Nun ja, mit diesem Problem werden wir uns beschäftigen, sobald es aktuell ist. Zunächst sollten wir uns auf die vorliegende Aufgabe konzentrieren, auf die Schwierigkeit hier und jetzt. Das *können* wir und werden wir auch fürderhin tun.

Letztlich ist der Tod vom Henker zum Gefängniswärter gemacht worden. Der große Kadaver der Sterblichkeit ist von Kopf bis Fuß in dünne Scheibchen beunruhigender, aber dennoch heilbarer (zumindest potentiell heilbarer) Leiden zerschnitten worden, die sich nun säuberlich in alle Ecken und Winkel des Lebens einfügen. Der Tod kommt nicht am Ende des Lebens. Er ist von Anfang an da und bedarf einer ständigen Überwachung, die keinen Moment nachlassen darf. Der Tod beobachtet uns (und muß beobachtet werden), wenn wir arbeiten, essen, lieben oder uns ausruhen. Durch seine vielen Abgesandten beherrscht der Tod das Leben. Es mag weiterhin sinnlos sein, den Tod zu bekämpfen, doch gegen die Ursachen des Sterbens anzugehen, wird zum Sinn des Lebens.

Keine Umkehrung der alten stoischen Überlegung, wie die Todesfurcht abzuwenden sei, könnte radikaler sein. Solange wir existieren, sagte Epikur, ist der Tod nicht da, und wenn der Tod da ist, existieren wir nicht mehr: daher betrifft der Tod weder die Toten noch die Lebenden... In unserer modernen Zeit geht der Tod unter den Lebenden einher und betrifft *sie* – durch jene zahllosen täglichen Vorschriften und Verbote, die uns nicht einen Augenblick des Vergessens erlauben. Ein zweifelhafter Gewinn, möchte man sagen. In einem Kommentar zu Pascals Vorschlag, der unerwartete Tod sei weniger schrecklich als das ständige Denken an den Tod, auch wenn er nicht droht, bemerkt Thielicke, das Grausigste des Todes liege »im Tod als *Gedanken*, in jenem Gedanken, der sich als Schatten über das *Ganze* des Lebens legt und ihm den Stempel des ›Seins zum Tode‹ aufdrückt«.[15]

Im Zuge der Dekonstruktion der Sterblichkeit und der daraus folgenden »Privatisierung« des Sterbens hat der Tod, eben weil er als »heilbare Krankheit« präsentiert wurde, aufgehört, der letzte, aber entfernte Horizont des Lebens zu sein, und wurde statt dessen zum täglichen Alptraum des Lebens. Die lebensspendende Verheißung schlägt sich in einer lebensvergiftenden Drohung nieder. Jetzt heißt es, das ganze Leben in den Dienst des Kampfes gegen die »Ursachen des Todes« zu stellen. Der anhaltende Schrecken läßt sich nur durch die Umtriebigkeit, »etwas dagegen zu tun«, zerstreuen, durch die nahezu hysterische Geschäftigkeit und das unaufhörliche Ausschnüffeln meuchlerischer Verschwörer. Das Ergebnis ist, wie Gorer meinte, eine »exzessive Beschäftigung mit der Todesgefahr« – als stünde mehr auf dem Spiel als die Ersetzung *einer* »Todesursache« durch eine *andere*. Beispielweise, »verbirgt sich hinter einem Großteil der Aufregung, den Verkauf von Zigaretten oder die Zigarettenwerbung zu stoppen, die Annahme, ohne diese Leidenschaft würden Menschen unsterblich sein«.[16]

Eschatologie ist erfolgreich in Technologie umgesetzt worden. Die Überlebensbemühungen konzentrieren sich heute auf die Frage, »Wie muß ich es anstellen«, und nicht auf die Frage »Was muß ich tun«. Nicht, was zu tun sei, sondern »wie gut« es getan worden ist, liefert den Maßstab für alle Episoden, in die sich der Kampf ums Überleben aufsplittert. Die Transzendierung der Sterblichkeit ist von der Verstand und Tatkraft benötigenden Aufgabe abgelöst worden, die technische Lebenskapazität zu transzendieren. Die irdische, der Lebensgröße angepaßte Zweckrationalität triumphiert so über das metaphysische, Ewigkeit einschließende Ziel. Das Ereignis triumphiert über die Zeit und die lebensfähige Gegenwart über den zukünftigen Tod. Die Zukunft ist aufgehoben und aus dem Blick verbannt worden. Ihre Stelle hat Benjamins *Jetztzeit* (Dt. im Original) eingenommen, eine nicht-fließende Zeit, eine fortsetzungs- und folgenlose Zeit, eine kontinuierliche Gegenwart.

Die existentielle Unruhe darf künftig in dem täglichen Getue um die *Gesundheit* nahezu vergessen werden. Sterblichkeit erzeugt eine *Angst* (Dt. im Original), gegen die kein Kraut gewachsen ist, Krankheit hingegen ist nur mit *Furcht* besetzt, für die es bekanntlich eine *Therapie* gibt. Eine Krankheit ist überwindbar, und deshalb lähmt Furcht (im Gegensatz zur *Angst*) nicht, sondern spornt zum Handeln an. Zwar mag die Aufhebung des Todes nicht zu einem realistischen Lebensziel erklärt werden können, doch das gilt nicht für die Gesundheit. Wievieles läßt sich nicht meiden, um die Gesundheit zu schützen? Allem Schädlichen aus dem Weg zu gehen, ist so zeitraubend, daß keine Zeit mehr für das metaphysische Grauen bleibt – fraglos ist das der angenehmste und reizvollste Aspekt der Furcht um die Gesundheit. Man braucht nicht die Hände in den Schoß legen; man kann etwas gegen den Tod tun; gewiß, nicht gegen den Tod allgemein – wohl aber gegen diese oder jene Todesursache, vor der man uns gewarnt hat. Wir nehmen die Ermahnungen der Ärzte ernst: Zunächst sollten wir uns auf dieses Problem, hier und jetzt, konzentrieren, wenn es so weit ist, werden wir uns der anderen Schwierigkeit zuwenden. Wir hören und lesen, daß auch jene Männer und Frauen, denen ihre außergewöhnliche Langlebigkeit Weltruhm einbrachte (von den »gewöhnlichen« sehr alten Menschen ganz zu schweigen), letztlich an einer Nierenkrankheit, an Leberversagen oder einer Lungenentzündung gestorben sind. Anscheinend stirbt niemand, weil Menschen sterblich sind.

Eine paradoxe Spiegelung dieser Denkweise ist die von der ärztlichen Zunft geförderte und durch zahlreich veröffentlichte Statistiken *medizinischer Behandlungen* zur *objektiven Tatsache* verfestigte Meinung, daß »die natürlichen Todesursachen allein abnehmen. Es zeichnet sich sogar eine noch aufschlußreichere Tendenz ab, denn viele Todesfälle infolge von Krankheit sind zum Teil durch bewußte oder unbewußte menschliche Absichten verursacht worden.«[17] Offensichtlich sind die Verfasser von Statistiken nur zögernd gewillt, von einem »natürlichen« Tod zu reden (von einem Tod, für den sich keine schuldhaften Gründe entdecken ließen). Die ärztliche Praxis erklärte den »natürlichen Todesfall« für illegal und machte seine Überreste verdächtig; für eine Weltanschauung, die Sterblicheit in eine Vielzahl individueller Geschehnisse mit je eigenen, prinzipiell zu verhindernden Ursachen aufsplittert, stellt die »ungeklärte Todesursache« eine Herausforderung dar.

Wie gründlich und langanhaltend die Hilfe auch sein mag, die uns diese Überlebenspolitik gewährt, sie ist nicht frei von Rückschlägen. Möglicherweise vergißt man darüber, daß die fortgesetzten Etappensiege bestenfalls zu einem zeitweiligen Nachlassen der gegnerischen Initiative führen, aber keinen endgültigen Sieg darstellen. Weshalb uns auch keine längere Ruhepause vergönnt ist. Der Tod ist Sache eines Augenblicks, die Verteidigung der Gesundheit und die Wachsamkeit gegenüber ihren Feinden bereiteten hingegen lebenslang Mühe. Tritt der Tod erst am Ende des Lebens ein, so füllt die Verteidigung der Gesundheit demgegenüber das ganze Leben aus. Für den Tausch von *Unsterblichkeit* gegen *Gesundheit* müssen wir mit einem Leben im Schatten des Todes bezahlen; um den Tod aufzuschieben, ist es notwendig, sein ganzes Leben dem Kampf gegen den Tod zu widmen. Eine Politik, welche die Sorge ums Überleben in unsere eigenen Hände legt, denkt den Tod als individuelles Ereignis. Jeder Tod ist anders; jeder Tod ist persönlich; jeder Tod ist eine private Erfahrung; jeder Tod ist einsam.[18] Und so ist auch das Leben, sobald es erst einmal unter die Herrschaft eines so begriffenen Todes geraten ist, individuell, eingekapselt, isoliert, ungeteilt und einsam. Wurde mein Tod durch etwas verschuldet, was ich getan habe, oder durch etwas, was ich hätte verhindern können (und so durch meine Untätigkeit oder meine Nachlässigkeit verursacht), dann ist Überleben erneut zu meiner Privatsache und meiner persönlichen Verantwortung erklärt worden. Je konsequenter ich die kollektiv nahegelegte oder aufgezwungene Überlebensstrategie anwende, um so mehr bin ich allein gelassen.

Die differenzierende Magie

Trotz all der atemberaubenden Wunder der modernen Medizin und mehr noch trotz ihrer Versprechen (vorausgesetzt es gibt genügend Gelder) »weicht der Tod nicht« – wie Charles Wahl nüchtern feststellte – »der Wissenschaft und Rationalität«. Nachdem die Moderne den Tod in die Verantwortung und die Obhut der Vernunft und einer vernunftgelenkten Technologie überstellt hat, konnte sie nicht verhindern, daß sich die Vernunft der Aufgabe als nicht gewachsen erwies. Und so müssen wir schließlich »notgedrungen schwerere Verteidigungsgeschütze einsetzen, das heißt, auf Magie und Unsterblichkeit zurückgreifen«.[19] Odette Thibault stellt die rhetorische Frage: »Sind die Techniken, die uns glauben machen, wir hätten Macht über den Tod, nicht in Wirklichkeit unsere neuen exorzistischen Riten, eine neue Form der Magie?«[20] Da die Medizin über ihre letztendlichen Schranken hinwegtäuscht (oder nicht die ganze Wahrheit sagt) und unter der Hand die erfolgreiche Behandlung partieller Leiden an die Stelle des (aussichtslosen) Kampfes gegen die unheilbare Krankheit der Existenz treten läßt, schlägt sie und die von ihr hervorgebrachte Technologie in eine Spielart der Magie um. Sie verspricht (wenn auch mehr durch Unterlassung als ausdrücklich), was sie nicht einhalten kann, während sie die Aufmerksamkeit mit Hilfe einer immer verblüffenderen Demonstration staunenerregender chirurgischer Eingriffe, Wunderarzneien und ehrfurchteinflößender, hoch-technologischer Apparate von der Nichtigkeit des Versprechens ablenkt.

Gerade der Kostenaufwand und der hochentwickelte technologische Stand der »fortgeschrittensten« modernen Medizin scheinen ein machtvoller, psychologisch beruhigender Faktor zu sein. Was so kostspielig, komplex und mysteriös ist, muß für einen Laien irgendeine magische Kraft besitzen. Und wer sich die Mühe macht, diese Medizin einzusetzen, muß die ernste Absicht haben, die Krankheit zu bekämpfen, und seine Aussichten, die Schlacht zu gewinnen, können gar nicht anders als gut sein. »Wir werden nichts unversucht lassen, um den Feind zu besiegen«, *gleichgültig wie hoch die Kosten sind*. Die ungeheuere Kostspieligkeit der Apparate steigert das Ansehen und auch die angenommene Vertrauenswürdigkeit derer, die sie bedienen. Zudem flößt sie jenen, an denen die Apparate ausprobiert werden sollen, neue Lebenszuversicht ein und schützt solche Hoffnungen davor, durch mangelnden praktischen Erfolg desavouiert zu werden. (Es fehlt nie an einer entlastenden Interpretation, die sowohl die Hoffnungen als auch die Produktion der Apparate am Leben erhält: »Hätte uns doch mehr Geld zur Verfügung gestanden; wäre die nötige Ausrüstung nur rechtzeitig angeschafft worden; hätten die Forscher ihre Experimente nur schneller abgeschlossen...«)

Die steigenden Kosten der hochentwickelten medizinischen Techniken ziehen jedoch zwangsläufig eine weitere Einschränkung ihrer Zugänglichkeit nach sich. Eine scharfe Differenzierung der ärztlichen Dienstleistungen ist die Folge. Nur verhältnismäßig wenig Patienten können in den Genuß von Techniken gelangen, die dermaßen kostenintensiv sind. Die Existenz so hochentwickelter, äußerst teurer, noch-nicht-diskreditierter und somit heftig begehrter Waffen spaltet die potentiellen Nutznießer in zwei Gruppen, in die Gruppe derer, die eine Behandlung »benötigen«, und in die Gruppe derer, die sie »weniger benötigen«. Wer zu welcher Gruppe zählt, hängt nicht notwendigerweise von einer »rein medizinischen« Beurteilung (was immer das heißen mag) des Falles ab. Ob nun ärztliche Behandlung und medizinische Einrichtungen vollständig kommerzialisiert werden oder vollständig sozialisiert werden (also nicht nach den Regeln des Marktes verteilt werden), ändert am Ergebnis sehr wenig: noch immer gilt es, eine Auswahl zu treffen, auch wenn sich deren Kriterien ändern. In den Vereinigten Staaten mit ihrem privaten Krankenversicherungssystem ist das nahezu alleinige Auswahlkriterium die finanzielle Lage der Patienten und deren Bereitschaft, Geld für eine ausgezeichnete medizinische Versorgung auszugeben.

In seiner berühmten, in den 60er Jahren durchgeführten Studie über zwei Krankenhäuser stieß David Sudnow auf einschneidende Unterschiede bezüglich dessen, was in ihnen als Standardfürsorge und als normale medizinische Behandlung galt. Eines der beiden Krankenhäuser mit dem Decknamen »Landeskrankenhaus« wurde aus öffentlichen Mitteln finanziert und betreute hauptsächlich mittellose Patienten, während es sich bei dem anderen, »Josephskrankenhaus« genannten Krankenhaus um eine Privatklinik mit vorherrschend wohlhabender Klientel handelte. Zunächst einmal zeigte sich, daß die Ärzte und das Pflegepersonal im Landeskrankenhaus sehr viel weniger bemüht waren, die Gefühle der Patienten und ihrer Angehörigen zu schonen oder die Grenzen ihrer Kunst zu verschleiern. »Die bloße Wahrscheinlichkeit das Wort ›Autopsie‹ zu hören, ist im Landeskrankenhaus wesentlich höher, obwohl in beiden Einrichtungen annähernd gleich viel Autopsien vorgenommen wurden.« Im Landeskrankenhaus neigten die Ärzte gewöhnlich dazu, die »Todesursache« *nicht in den Bereich* »ihres eigenen begrenzten Einsatzes für den Gesundheitszustand« der Patienten fallen zu lassen. Sie verwahrten sich gegen die in ihren Augen ungerechtfertigten Forderungen der Verwandten, mehr Mittel einzusetzen oder größere Anstrengungen zu unternehmen, um das Leben ihrer Angehörigen zu retten. Sie distanzierten sich schnell vom möglichen Ergebnis ihrer Behandlung und bestanden, im Falle eines ungünstigen Verlaufs, darauf, daß sie für die »wirklichen Ursachen« nicht verantwortlich seien. »In ihrem täglichen Umgang mit den Familien, (der selten »täglich« ist), sind sie bestrebt, keine Versicherungen abzugeben und ihnen statt dessen zu vermitteln, daß »diese Art der Medizin« generell nicht ihre Sache sei. Die Begegnungen zwischen Ärzten und Verwandten glichen dem bürokratischen Umgangston, der Unterschichtsangehörigen von verschiedensten Sozialeinrichtungen her vertraut ist, z. B. die ›Wir werden tun, was wir können‹-Haltung.« All dies steht Punkt für Punkt in schroffem Gegensatz zu der Behandlung, die im Josephskrankenhaus für routinemäßig und angemessen gehalten wurde. Im Landeskrankenhaus waren keine Fälle von

»äußerer Herzmassage« verzeichnet, »wenn das Herz eines Patienten nicht mehr mit dem Stethoskop hörbar und dieser älter als vierzig Jahre war. Im Josephskrankenhaus hingegen [...] ist es in einem solchen Fall völlig normal, eine Herzmassage durchzuführen, und drastischere Eingriffe, wie beispielsweise Adrenalininjektionen direkt ins Herz, sind nichts Ungewöhnliches.« (Wir sollten festhalten, daß Herzmassagen und Adrenalininjektionen längst nicht mehr so aufsehenerregend und beeindruckend sind wie zu der Zeit, als Sudnow seine Untersuchung abschloß, so daß sie nahezu kein Indikator mehr für Diskriminierung sind. Heutzutage sind »die Grenzen der Medizin« sehr viel weiter hinausgeschoben worden, und Organtransplantationen wie auch elektronische und computergesteuerte Apparate haben die Vorreiterrolle einer Unterschiede machenden Technik übernommen. Angesichts der Kostspieligkeit der neuen Ausstattung und des für ihren Einsatz erforderlichen Fachwissens verschärfen sich nur die diskriminierenden Prozesse, die Sudnow in einem verhältnismäßig frühen Stadium festgehalten hat. Alles in allem – so faßt Sudnow seine Ergebnisse in einer recht allegorischen Weise zusammen – »läßt sich eine unmittelbare Beziehung zwischen der Lautstärke des Martinshorns und der Dauer seiner Einschaltung und dem angenommenen ›sozialen Wert‹ des transportierten Kranken beobachten«.[21]

Wird der Tod als Ergebnis einer im Grunde genommen heilbaren Krankheit neu bestimmt, dann wird die Verlängerung des Lebens in bezug auf die medizinische Versorgung durch Fachleute zu einem ungleich verteilten Gut. Eine Krankheit bekämpfende Medizin gerät auf die lange Liste jener Mechanismen, mittels deren gesellschaftliche Unterschiede erzeugt werden. In der Praxis wird dem Leben der Individuen ein unterschiedlicher Wert beigemessen. Obgleich die oberen Zehntausend nicht notwendigerweise länger leben werden, wird doch ihr *Recht* auf ein längeres Leben (wenn auch nur versteckt oder hinterrücks) entweder bürokratisch dekretiert oder durch Marktmechanismen abgesichert.

Die Verheißung, wenn schon nicht die Sterblichkeit zu überwinden, so doch jede spezifische Todes*ursache*, entspricht der Selbstsicherheit, ja sogar der Hybris, durch die sich der Geist der Moderne seit den Anfängen und über weite Strecken seiner Geschichte ausgezeichnet hat. Rückschläge schienen nur ein zeitweiliges Ärgernis zu sein, jegliches Übel lediglich ein Überbleibsel früherer menschlicher Torheit, deren Auslöschung die triumphierende Zivilisation schließlich verkünden wird, jedes Leiden nur ein Nebenprodukt der Unwissenheit, die schon bald von narrensicherem Wissen verdrängt werden wird. Ganze Bibliotheken wurden über die noch-nicht-verwirklichte, aber ohne Zweifel zu erreichende menschliche Allmacht geschrieben. Die folgende – bereits 1775 niedergeschriebene – selbstbewußte Meinungsäußerung kann als ein Beispiel für viele gelten: »Wer zweifelt noch daran, daß die menschliche Gattung, wird sie nur richtig gelenkt, jede denkbare Gestalt annehmen kann?«[22]

Je größer die Hoffnung, desto unsanfter das Erwachen. Als sich die von der Vernunft diktierten Reformen ablösten – jeweils verursacht durch den bitteren Nachgeschmack der zerstörten Hoffnungen ihrer Vorgängerin –, wurde es zunehmend schwieriger, die Belege dafür zu ignorieren, daß sich die Realität hartnäckiger als erwartet gegen menschliche Manipulation sträubte. Als das 19. Jahrhundert zu Ende ging, erstickte der ursprüngliche Optimismus allmählich unter der wachsenden Flut düsterer Vorzeichen. In seiner Studie über das neue Gefühl von Verzweiflung, das der akuten Sorge um die »Erziehung des Menschen« Nahrung gab, fand J. R. Searle heraus, daß

> *Autoren aus der Mittelklasse, die sich mit der »sozialen Frage« beschäftigten, von den 1870er Jahren an mit Furcht auf die Gelegenheitsarbeiter und Bewohner der Elendsviertel in den großen Städten blickten. Sie bemerkten sowohl mit Enttäuschung als auch mit Besorgnis, daß diese Menschen nicht auf die Versuche der Gesetzgeber und Wohlfahrtsorganisationen »reagierten« hatten, sie auf ein höheres materielles und so-*

ziales Niveau zu heben, und einige waren versucht, dies durch die Annahme einer Degeneration in den Städten zu erklären...[23]

»Degeneration« war das Schlüsselwort. Es drückte eine neue Beunruhigung aus, und zwar so, daß sie direkt ins Herz der früheren, tröstlichen Vorstellung eines geradlinigen Fortschritts traf, der nur eine Richtung kannte – höher und immer höher. *Degenerationsphänomene* unterschieden sich tiefgreifend von jenen, die man als das noch »unvollendete Geschäft« des unaufhaltsamen Zivilisationsprozesses wegzuerklären pflegte. Sie waren keine Relikte oder Rückstände, die noch niedergebrannt (schon bald) und dann beseitigt (unmittelbar danach) werden müssen. Sie erwiesen sich als ungleich düsterer als die freundlichere, weniger beunruhigende Version des Kulturpessimismus gewöhnlich annahm. Dieser sah in der Zähigkeit der »negativen« Phänomene bloß Anzeichen dafür, daß, allen euphorischen Erwartungen zum Trotz, die Vernunft und das von ihr beseelte Werk nicht (ganz so) allmächtig oder unüberwindlich waren und man deshalb die Gegebenheit einiger hartnäckiger und unüberschreitbarer Grenzen des Fortschritts einräumen müsse. Der Gedanke der »Degeneration« ging darüber hinaus. Er beinhaltete, daß die unerwünschten Phänomene, die den Recht und Ordnung liebenden Stadtbewohnern nicht weniger Kopfschmerzen bereiteten als den Gesetzgebern, keineswegs vorzivilisatorischen Ursprungs waren, sondern vielmehr nachzivilisatorisch. Es handelte sich um unvorhergesehene, doch sehr wahrscheinlich unvermeidliche Produkte des zivilisatorischen Strebens selbst sowie des entscheidenden, daraus folgenden Wandels der menschlichen Lage. 1909 resümierte Karl Pearson die neue Besorgnis und erklärte, daß »Überleben der Schwachen« sei ein »charakteristischer Zug« des modernen Stadtlebens. Die Zivilisation habe ihre eigenen Krankheiten, und man würde nicht ganz fehlgehen, wollte man sagen, sie sei selbst eine Krankheit. Wenn der Fortschritt bislang auf so schmähliche Weise versäumte, sein Versprechen zu erfüllen, wenn die Menschheit nirgends dem erhofften Sieg über den Tod näherkam, dann deshalb, weil die alten Ursachen der Sterblichkeit, auf die sich die Verbesserungsbemühungen konzentriert hatten, von neuen Ursachen abgelöst worden waren, die zumeist auf das Konto der Zivilisation gingen.

Der Gedanke der »Degeneration« nahm an, daß der Zivilisationsprozeß insgesamt eine *verderbliche* Wirkung hatte, unbesehen der vielen alltäglichen Annehmlichkeiten, die er uns zu verschaffen wußte (Freud pries, wie man sich erinnern wird, die Zivilisation zumindest ob ihres Sieges über den Schmerz und den Schmutz, wenn schon nicht wegen anderer Dinge). Einer Version zufolge verursachte der zivilisatorische Druck – jene beständige Gewalt gegen die innersten menschlichen Bedürfnisse und Triebe – weitverbreitete Neurosen und erfüllte das tägliche Leben mit pathologischem Verhalten. Nach einer anderen Version ermöglichte das künstlich friedliche und abgefederte Leben einem niederen, »unwürdigen« Menschenschlag, dessen Verschwinden und Aussterben unter weniger verzerrten, natürlich harten Bedingungen garantiert wäre, zu überleben und sich zu verpflanzen. Wieder einer anderen Version zufolge führte das behagliche und geschützte Leben paradoxerweise in den vorzivilisatorischen Zustand zurück, von dem der Überfluß uns zu befreien versprach – dieses Mal freilich nicht in Form ungezähmter Barbarei, sondern der *Dekadenz*: des Sturzes aus dem Zustand der Verfeinerung und Raffinesse in den Abgrund unkontrollierter Leidenschaft oder der aussichtslosen Leere des *ennui*. Welche Vorstellungen auch immer in den komplexen Begriff der Degeneration eingingen, ein Zug war allen Versionen gemeinsam: die Vorstellung einer radikalen *Medikalisierung* der meisten persönlichen oder kollektiven Ängste, alle Aspekte des persönlichen Lebens oder der gesellschaftlich gestalteten Lebensbedingungen wurden als quälend, unerwünscht und furchteinflößend empfunden. Laster wurde als Krankheit gedacht und Unmoral als pathologisch.[24] Gegen Ende des 19. Jahrhunderts wurden Sünde und Verbrechen – in einer öffentlichen, von Medizinern beherrschten Debatte – zu der allumfassenden Kategorie der *Krankheit* verschmolzen.

Man brauchte bloß an irgendeinem »sozialen Problem«, einem »persönlichen Unglück« zu kratzen und schon würde ein pathologisches Phänomen zum Vorschein kommen, das nach einem ärztlichen Eingriff verlangte – nach einer Operation, einer Diät, einer Arzneiverordnung, einer krankenhausartigen, überwachten Haft. Hinter der Plage der Innenstädte – Landstreicherei und Bettelei – verbarg sich Neurasthenie, hinter streikenden Arbeitern eine Massenpsychose, die ihre Opfer für die entflammenden Aufrufe der Demagogen empfänglich machte. Selbst die »normalen« Lebensumstände des überaktiven, unter erhöhter Spannung stehenden und von den heftigen Wellen des Konkurrenzdrucks erschütterten Bürgers, das »normale« Leben der ausschweifenden und müßigen Sprößlinge privilegierter und wohlhabender Familien oder der Mittelschichtsfrauen, die durch ihre Funktionslosigkeit in eine sexuell verwurzelte Hysterie getrieben wurden, waren von einer spezifischen, allgegenwärtigen Pathologie befallen. Wie Ruth Harris zusammenfaßt, »sahen Ärzte überall Gefahren [...] Sie bestanden zunehmend auf Heilverfahren.«[25]

Das heißt nicht, daß der dramatische Wandel im öffentlichen Diskurs einer Ärzteverschwörung anzulasten wäre. Zwar läßt sich der Umstand, daß der ärztliche Diskurs einen zentralen Punkt im sozialen und politischen Denken besetzte, in gewissem Maße den eifrigen Bemühungen der Mediziner zuschreiben, das Ansehen ihrer Zunft zu steigern, doch ihre Mühen wären zweifellos im Sande verlaufen, wären die sozialen Bedingungen nicht für das besorgte Interesse und folglich für die breite Billigung der durch die Zweiteilung von normal/pathologisch (oder genauer von Gesundheit/Krankheit) strukturierten Auffassung reif gewesen.

Literaturwissenschaftler haben ebenso wie Politologen seit geraumer Zeit bemerkt, daß beliebte und/oder tonangebende Geschichten in der Regel mehr über die Mentalität und die Belange des sozio-kulturellen Milieus aussagen, in dem sie verfaßt und verbreitet wurden, als über ihre erklärten Gegenstände. Diese semantische Verbindung ist beispielsweise eingehend in Untersuchungen über die Bilder vom »unzivilisierten Menschen«, vom »Wilden«, vom »Eingeborenen« in der europäischen Literatur erforscht worden. So lesen wir in einigen der maßgebenden neueren Forschungen über das Thema: »Die Art von Werten, die vermittels der symbolischen Gestalt der Eingeborenen in den einzelnen Werken untersucht werden, legen häufig offen, welche Aspekte der Zivilisations- und Naturgesetze für eine Gesellschaft von besonderem Belang sind« (wobei in der Literatur des 19. Jahrhunderts sexuelle Freizügigkeit und gesetzlich unregulierte Gewalt als besonders bedrohlich herausragten), oder wir lesen: »Die indigenen Völker sind semantische Bauern auf einem vom weißen Begriffsschöpfer kontrollierten Schachbrett« (und spiegeln so die Mischung von Furcht und Versuchung wider, die die »Begriffsschöpfer« gegenüber ihren eigenen, schlecht unterdrückten Sehnsüchten empfanden). Und als letzte Kostprobe:

> *Der Begriff »Zügellosigkeit« [...] gehört zu einer Gruppe sich selbst beglaubigender Erfindungen, zu denen unter anderem auch die Vorstellung von »Wahnsinn« und »Häresie« gehören. Diese Wörter werden nicht bloß verwendet, um eine bestimmte Beschaffenheit oder einen bestimmten Seinszustand anzuschwärzen, sondern auch um den Wert ihrer dialektischen Antithesen zu bekräftigen: »Zivilisation«, »geistige Gesundheit« bzw. »Rechtgläubigkeit«. [Die] moderne Kulturanthropologie hat den Gedanken der »Wildheit« als den unterdrückten Gehalt* sowohl *der zivilisierten* als auch *der primitiven Menschheit konzeptuell erfaßt.*[26]

Meine These ist, daß die konzeptuelle »Pathologisierung« des Alltags (nebst ihren unumgänglichen Begleitern »Medikalisierung« und »Psychiatrisierung«), diese herausstechendste Leistung des Diskurses der »Degeneration«, ein unvermeidliches Ergebnis der Todesfurcht war, die sich durch die Dekonstruktion der Sterblichkeit, die oberste Strategie der Moderne, bloß unterdrückten, doch nie zerstreuen ließ. Hinter dem dünnen Schleier der täglichen Beschäftigung mit der Gesundheit und der Bekämpfung zahlloser Krankheiten verbarg sich die endliche Wahrheit der Sterblichkeit. Diese Wahrheit (deren nackter Anblick zu sehr schreckte und lähmte) war es, die veräußerlicht, begrifflich verarbeitet und dann wieder in den Bereich des rationalen Diskurses eingeführt wurde, dicht eingehüllt in den schützenden Mantel der organischen oder psychischen Leiden, der ungeschliffenen, ungezügelten, von Leidenschaften getriebenen Wildheit des »unzivilisierten Menschen« dort draußen oder hier im Inneren, der »bedrohlichen Klassen« um die Ecke der zivilisierten Straße oder der schwächlichen und willensschwachen Weiblichkeit, die aus den ihr zugewiesenen Quartieren entwich und die männliche, tatkräftige, nur den Fähigsten als Wohnstätte zugedachte Welt verseuchte.

Im Einklang mit dem Geist der Moderne war »Degeneration« der Intention nach ein präziser, wissenschaftlicher Begriff – und wurde als solcher ausgegeben. Seinen Einfluß und seine ideologiebildende Macht verdankte er dieser Behauptung. Dennoch würde er, käme es je ernsthaft dazu, praktisch keiner einzigen Prüfung standhalten, die echte wissenschaftliche Begriffe gemeinhin durchlaufen müssen. Wie Daniel Pick herausfand, wurde »*dégénérescence*«

> *im 19. Jahrhundert niemals überzeugend auf ein festes Axiom oder eine Theorie zurückgeführt, trotz des ausdrücklichen Bestrebens, die begriffliche Fragen ein für alle Mal in maßgebenden Schriften zu lösen. Vielmehr handelte es um einen wandelbaren Begriff, der im Hin und Her zwischen Geisteswissenschaften, literarischen Schöpfungen und soziopolitischen Abhandlungen entstand, ausgeweitet, verfeinert und neugebildet wurde.*
> *Es war ein undurchführbares Unterfangen, Degeneration zu »verwissenschaftlichen«, zu objektivieren und von den vielen unterirdischen Welten politischer und sozialer Ängste zu befreien.*
> *Gesellschaftskritik wurde zu einer »wissenschaftlichen Wahrheit« gemacht. […]*
> *Entscheidend aber war, daß Degeneration sich nicht auf etwas Festes bezog, sondern auf ein wunderliches Kaleidoskop von Interessen und Objekten…*[27]

Im Gegensatz zu zeitgenössischen, rückblickenden Klagen meine ich, daß die sattsam bekannte Verschwommenheit des Begriffs nicht Ergebnis einer nachlässigen oder mangelhaften wissenschaftlichen Sorgfalt war und daß sie dem geistigen und praktischen Potential des Begriffs keinen Abbruch tat. Wahrscheinlich wäre der Begriff nicht halb so erfolgreich gewesen, wenn die wiederholten Bemühungen, ihn »zu fixieren«, seine Bedeutung zu reduzieren und zu spezifizieren, positivere Ergebnisse gezeitigt hätten. Allein weil er in seinem faktischen Zustand von Ungenauigkeit und Verwirrung verharrte, vermochte der Gedanke der Degeneration die Rolle auszufüllen, der er in Wahrheit seine ungestüme Karriere verdankte: nämlich als Sicherheitsventil für die erfolglos unterdrückte Wahrheit der unheilbaren Sterblichkeit einer Gattung zu fungieren, der man wiederholt versichert hatte, sie könne jedes Hindernis auf ihrem Weg zu einem idealen Leben überwinden und wegschaffen; nur so konnte er zur Mülltonne für Ersatzsorgen jeglicher Art werden, die alle durch dasselbe unaussprechliche, geheime Band mit der einen großen Sorge verknüpft waren, über die sich die Mitglieder dieser Gattung keine Gedanken machen durften und die aus eben diesem Grund ständig anderer, ersatzhafter Sorgen bedurften und diese zur Ursache der Unruhe machten.

Das, wodurch jeder andere wissenschaftliche Begriff für untauglich und unbrauchbar erklärt worden wäre, war die Hauptquelle der intellektuellen Anziehungskraft und des öffentlichen Einflusses, den der Degenerationsgedanke ausübte. Die Tatsache, daß der Gedanke so großzügig dehnbar und auf nahezu alle sozialen Ängste anwendbar war, gleichgültig worauf sie sich gerade konzentrierten oder unter welchen Namen sie firmierten – sei es Alkoholismus, die Ausbreitung von Geschlechtskrankheiten, der Mangel an gesunden Rekruten für den Burenkrieg, anarchistische Bombenleger, die Massen auf dem Vormarsch, feministische Agitation, der Zustrom »rassisch fremder« Einwanderer oder eine zu hohe oder zu niedrige Geburtenrate; die Tatsache, daß er sich auf Tendenzen oder Zustände bezog, die unsichtbar und einer direkten empirischen Beobachtung unzugänglich waren, bekannt allein durch ihre Manifestationen und somit immun gegen eindeutig falsifizierende Experimente; die Tatsache, daß die Idee unverhohlen unspezifisch blieb und so eine nahezu allgegenwärtige Degenerationstendenz vermuten ließ bzw. suggerierte, alles und jedes könne jederzeit und überall der Degeneration zum Opfer fallen – das alles trug zur anhaltenden Popularität einer Vorstellung bei, die (dank dieser wissenschaftlich untauglichen Eigenschaften) Maßnahmen ermöglichte, deren Ambivalenz und Widersprüchlichkeit der Irrationalität der sie auslösenden Misere nicht nachstanden:

> *Die Degeneration mit ihrer potentiell verderblichen und zerstörerischen Auswirkung auf den Willen der Leidenden wurde gleichzeitig als mögliches Schicksal aller verallgemeinert und, paradoxerweise, als die Situation der anderen partikularisiert...*
> *Einerseits wollten die »Spezialisten« eine soziale Bedrohung isolieren – »schädliche Elemente« aufspüren, wegschaffen, ausmerzen und isolieren. Andererseits hatte es den Anschein, als lauere die Degeneration überall und fordere massive öffentliche Hygienefeldzüge, eine gründlichere Untersuchung ganzer Bevölkerungsgruppen.*[28]

Auch hier gilt wieder: die logische Widersprüchlichkeit, die dem Gedanken der Degeneration offenbar untrennbar innewohnt, beeinträchtigte keineswegs seine praktische Nützlichkeit. Der Widerspruch mag im Gegenteil sehr wohl unentbehrlich gewesen sein, um all die Ängste und Neurosen, die mit seiner Hilfe wegerklärt, beschwichtigt, beruhigt, wenn nicht gar geheilt werden sollten, im Gedanken der Degeneration anklingen zu lassen. Anders wäre er der ungeheuer schwierigen Aufgabe, vor die er sich gestellt sah, wohl nicht gewachsen gewesen. Dank des unscharfen und widersprüchlichen Bildes der Degeneration gelang es, die Gefahr, die wegen ihrer gnadenlosen, grausamen Allgemeinheit geistig und emotional so lähmend zu sein pflegte, tröstlicherweise auf eine bestimmte Kategorie der »Anderen« festzulegen. Jetzt hatte die einst allgegenwärtige, schwer greifbare, verstreute und alles durchdringende Gefahr eine Adresse und dazu noch eine genaue. Sie hat ihren Ort im Raum, ihre Träger, ihre irdischen, angebbaren Schuldigen. Mit deren Hilfe ließ sich die Gefahr *in effegie* verzeichnen, isolieren, mit Stacheldraht und Warntafeln umgeben, einschließen und bekämpfen – vielleicht sogar bändigen oder beseitigen. Die Gefahr hatte nun einen Namen. Sie wurde zu einem Gegenstand – und Gegenstände lassen sich handhaben, bearbeiten, zum Positiven umgestalten oder wegwerfen. Gegenstände haben nichts Übernatürliches an sich, sie bleiben beruhigenderweise innerhalb der Reichweite und des Handlungsvermögens der Menschen und können einer zweckgerichteten, geplanten, konsistenten, wirkungsvollen und *rationalen* Behandlung unterzogen werden.

Wenn man handeln kann und hoffen darf, daß die Handlung rational ist, verzweifelt man nicht. Solange man *handelt*, läßt sich die Verzweiflung in der Schwebe halten: solange man weiß, daß noch nicht alles verloren ist, daß »noch etwas getan werden kann« und solange dieses »etwas«, das »sich tun läßt«, noch nicht getan wurde, so daß man seine Hoffnung darein setzen und inbrünstig daran glauben kann. Rationale Anstrengungen fahren fort, die unergründlichen Tiefen der Irrationalität auszutrocknen. Zwar werden sie nie den Boden erreichen, doch wenigstens braucht man, solange die Bemühungen anhalten, nie an den Boden zu denken.

Das Töten des Todes

Entgegen ihren selten erzählten, aber täglich gehegten Träumen hat die Moderne Sterblichkeit nicht überwunden. Da es ihr nicht gelang, das Höchste zu erreichen, peilte sie statt dessen Ersatzziele und Lösungen zweiter Wahl an. Wie wir sahen, verbannte sie den Tod und die Sterbenden aus den Augen und so hoffentlich auch aus dem Sinn. Sie interpretierte die Chimäre des endgültigen Sieges über den Tod in eine lange Kette zeitweiliger Triumphe über seine gegenwärtig am meisten erörterten Ursachen um. An die Stelle der einen großen Sorge ums Überleben ließ die Moderne die vielen kleinen – handhabbaren – Sorgen über ausgesuchte Sterbeursachen treten. Alles in allem »entfernte sie die Metaphysik« aus der Sterblichkeit. Der Tod ist unter neuzeitlichen Bedingungen nicht länger »gezähmt«, statt dessen ist er rationalisiert worden. Im gesellschaftlichen Raum wurde ihm eine eigener abgetrennter Ort zugewiesen. Er wurde der Obhut ausgewählter, sich mit ihren wissenschaftlichen Zeugnissen brüstender Spezialisten anvertraut; er wurde als ein geistiger Raum kartographiert, der mit benannten und erkennbaren Gegenständen und Ereignissen angefüllt ist; er wurde in ein Netz von Techniken und Verfahren eingebunden, deren Effizienz und Wirksamkeit meßbar waren.[29]

Die häufigen Ausbrüche von Panik – sei es anläßlich von Degeneration oder Dekadenz, sei es wegen eines Vitalitätsverlustes oder der Ausbreitung »genetischer Defekte« – waren unvermeidliche und zu erwartende Begleiterscheinungen des Rationalisierungsprozesses. Sollte die Panik zum Handeln anstacheln, statt bloß den Verstand zu verhöhnen und den Willen zu lähmen, dann hatte sie ein Ventil von der Art zu finden, daß ein »verständlicher Gegenstand« für die kompensatorischen Bemühungen in Gestalt der Träger eines drohenden Verhängnisses ernannt wurde. Den Urhebern der Degeneration einen Namen zu geben, sie abzusondern, einzusperren, zu neutralisieren und auszulöschen, war daher ein wesentlicher Teil der modernen Rationalisierung des Todes – und zudem ein unabdingbarer Teil, kein ungefähres, launiges, bedauernswertes und zu verhinderndes Zufallsgeschehen.

Ist die diffuse und unmenschliche Aussicht der Sterblichkeit erst einmal lokalisiert und »humanisiert« worden, braucht man nicht mehr müßig auf das drohende Verhängnis zu warten. Man kann *etwas tun*, etwas »Vernünftiges« und »Nützliches«. Man kann tätig werden und auf eine zweckrationale Weise handeln. In Übereinstimmung mit der neuzeitlichen Mentalität lassen sich Tod und Überleben als »Probleme« fassen. Und dann sollte es möglich sein, ernsthaft über eine Lösung für diese Probleme nachzudenken und darauf alle bewährten Fähigkeiten und Fertigkeiten anzuwenden, mit denen die Moderne ihre Bewohner ausgerüstet hat. Man kann Mittel und Zwecke sorgfältig gegeneinander abwägen, nach den nötigen

Ressourcen für die Durchsetzung der Mittel forschen, deren Kosten kalkulieren und eine Kosten-Nutzen-Bilanz für das ganze Vorhaben aufstellen. Man kann also mit anderen Worten ein *rational* Handelnder angesichts (und trotz) der Misere sein, die die Rationalität hemmt.

Es ist daher kein irrationaler Akt, die Todesfurcht auf die ernannten Träger von Degeneration und Krankheit zu konzentrieren; nicht das geheimnisvolle, ursprüngliche, »dionysische« Aufstoßen in einer im wesentlichen durchsichtigen, konstruierten und »apollinischen« Welt. Ein solches Verhalten ist nicht Folge des erneuten Auftauchens von Gefühlen, welche die Herrschaft der Vernunft nicht vernichten konnte, kein vorübergehendes, wie immer lästiges Reizmittel, das schließlich endgültig hinter sich zu lassen ist. Die Angst, die sich aus der Sterblichkeit nährt, auf die angeblichen Urheber des Verfalls und der Zersetzung zu richten, ist eine vollkommen rationale Neigung. Oder vielmehr ist dieses Verfahren eine notwendige Bedingung für die Aufrechterhaltung der fiktiven Voraussetzungen, die rationales Handeln ermöglichen, und folglich ein *Sine-qua-non*-Beiwerk der Moderne.

Der spezifisch moderne Umgang mit der Todesangst – der Versuch, die Sterblichkeit in eine institutionelle und geistige Haft zu stecken und dort festzuhalten – hat allerdings seinen Preis: man braucht ständig die »bedrohlichen Anderen« als Träger der ansteckenden und tödlichen Krankheit. Wo es eine Nachfrage gibt, wird sich bald ein Angebot einstellen. Der einzige »Puffer«, den die Wissenschaft gegen die Angst liefern konnte, schreibt Sander L. Gilman, »bestand darin, Kategorien zu schaffen, die vollkommen geschlossen waren. Daher wurden Krankheitsformen erfunden, die so definiert waren, daß sie nur einer klar abgrenzten Gruppe von Menschen gefährlich werden konnten.« Nun ja, so ganz »vollkommen geschlossen« waren sie nicht. Die erkrankten Gruppen durften nicht nur selbst gefährdet sein, sie hatten auch ein Risiko für den »gesunden« Teil der Gesellschaft darzustellen. Sie mußten potentiell ansteckend sein (d.h. falls keine Vorsichtsmaßnahmen ergriffen wurden, um sie unschädlich zu machen, zu isolieren oder zu vernichten) –, andernfalls würde durch ihre »Entdeckung« kaum jene Unruhe beschwichtigt, welche die Schaffung der erkrankten Gruppen überhaupt erst nötig machte.

Unter den von Gilman untersuchten, erkrankten Gruppen waren jene, die sich durch rassische Merkmale definieren ließen, besonders verbreitet (was nicht weiter erstaunt, läßt die Rasse doch an »übermenschliche« Faktoren denken, die sich den kulturellen Manipulationen entziehen – ähnlich den gleichermaßen unkontrollierbaren und an sie erinnernden Elementen der menschlichen Lage, denen ursprünglich das paranoische Fieber entsprang). »Gestützt durch das Ansehen der Wissenschaft im 19. Jahrhundert wurde der Gedanke des rassischen Unterschiedes im 20. Jahrhundert zu einem Mittel für die Manipulation und schließlich Zerstörung ganzer Gruppen [...] Rassenstereotypen sind mit Krankheitsbildern verbunden worden. [Der Andere ist] sowohl krank als auch ansteckend, sowohl geschädigt als auch schädigend.«[30] Da der rassische Diskurs eng mit dem Diskurs der Krankheit und Pathologie verwoben war, rückten Absonderungs- und Isolationsverfahren in den Mittelpunkt praktischer Belange. Es wurde zum Gebot der Stunde – buchstäblich zu einer Sache auf Leben und Tod –, die Rassen voneinander zu isolieren (d.h. die unterlegenen, todbringenden Rassen von den überlegenen, gesunden entfernt zu halten), ja, es wurde zum entscheidenen Gebot der *Hygiene*.

Hygiene, die moderne Verfahrensweise, Krankheiten (die einzige, wenn auch schreckenerregende Verkleidung, in der der Tod den Alltag heimsuchen darf) einzudämmen, bedeutet in den meisten Fällen, daß ein bestimmter Abstand zu wahren ist. Man sollte sich von »schmutzigen Orten« und »schädlichen Stoffen« fernhalten. Den körperlichen Kontakt mit allem, was als bedrohlich für die Lebensverlängerung gilt, zu meiden, wird zur Hauptsorge der Hygienebewußten. Der Hygiene ist durch Mittel gedient, die zur Erleichterung der Trennung gedacht sind: Besen und Bürsten, Seife, Putzmittel und Waschpulver. Bei den Stoffen, die durch die Säuberungstätigkeit abgesondert werden, handelt es sich um *Schmutz*, und sie sollten an abgelegene, ghetto- oder friedhofsähnliche, scharf bewachte Orte verfrachtet oder bevorzugt gänzlich vernichtet werden (in Klär- oder Müllverbrennungsanlagen).

Die Hygiene ist, um es noch einmal zu sagen, das Produkt der Dekonstruktion der Sterblichkeit in eine unendliche Reihe individueller Todesursachen einerseits und des Kampfes gegen den Tod in eine unendlich fortsetzbare Serie von Schlachten gegen bestimmte Krankheiten andererseits. Da diese Dekonstruktion ein Versuch ist, das Unausschöpfliche auszuschöpfen – also ein von Anfang an zum Scheitern verurteilter und daher um seiner bloßen Fortsetzung willen zur Unterdrückung des Wissens um seine Unmöglichkeit genötigter Versuch –, vermag sie die Besorgnis nur eine Zeitlang aufzuheben und in dem Gezeter zu ersticken, das die Aufregung der Jagd und Verfolgung vorübergehender und flüchtiger Ziele begleitet. Keine Hetzjagd ist die letzte, keine Trophäe endgültig und ein für allemal zufriedenstellend. Daher die Zwanghaftigkeit, die Anspannung und die Hysterie, von denen Hygienemaßnahmen umgeben sind. Der Schmutz (»der sichtbare und unsichtbare Schmutz« – wie die Werbung, stets eifrig bemüht, menschliche Ängste auszuschlachten, ihren Kunden schnell in Erinnerung ruft), die Bakterien, die Viren, die verwesenden und somit zweifellos giftigen Stoffe, sie alle erregen heftige Furcht und *Abscheu* (jene emotionale Folgeerscheinung des Wunsches, zwischen sich und dem anstößigen Gegenstand einen Abstand zu schaffen und zu wahren), die ihrerseits Ersatzventile für den großen metaphysischen Schrecken der Sterblichkeit sind. Derart irrationale Gefühle und die von ihnen ausgelösten irrationalen Maßnahmen sind wiederum die Kehrseite der neuzeitlichen Rationalisierung des Todes.

Der Rassendiskurs und die rassistische Politik der Moderne (in denen sich deutlich manifestiert, wie die moderne anthropoemische Strategie – im Unterschied zur anthropophagischen – die Ordnung aufrechterhält) lassen sich als Beispiele für die allgemeinere Beschäftigung der Moderne mit Hygiene verstehen, diesem realistischen Ersatz für den unrealistischen Traum, dem Tode entgehen zu können. Das Vokabular der Hygiene und die rhetorischen, den Rassendiskurs durchziehenden Figuren sind weder zufällig noch grundlos. Auch sind sie mehr als bloße Metaphern: der Rassendiskurs ist, wie alle anderen zahlreichen Diskurse der Differenzierung und Trennung, tatsächlich ein integraler Bestandteil des Hygienedenkens und der von der Hygiene bestimmten Verhaltensweisen der Moderne.

So stammen die ergriffenen Maßnahmen zur Entschärfung und Neutralisierung der den »fremden Rassen« und anderen »Krankheitsträgern« innewohnenden Gefahren aus dem Arsenal der Hygienevorschriften: Die Identifizierung der anstößigen Substanz und die Einschränkung ihrer Bewegungsfreiheit nicht weniger als das Unterfangen, sie »unter Kontrolle« zu bringen, auf speziell dafür vorgesehene und gut gekennzeichnete Orte zu beschränken, sie dorthin zu transportieren, wo die Entfernung einen Kontakt ausschließt, und schließlich ihre physische Vernichtung, der Genozid, der Holocaust – der symbolische Tod des Todes, das Töten des Todes in effigie.

Die Träger von Krankheit und Degeneration zu töten, ist wie das Abtöten von Bakterien und Viren, eine lebensdienliche und lebenssteigernde Tat. Es wird nicht als Mord, sondern als Lebensrettung betrachtet. Weil das zerstört Leben »wertloses Leben« und zudem dem Leben feindlich gesonnen ist, muß es getötet werden, damit es nicht seinerseits tötet. Die Vernichtung des unwerten Lebens gilt als eine Säuberungsaktion, die allein im Lichte der Hygienevorschriften beurteilt werden muß und die ihre Rechtfertigung aus der obersten Aufgabe, das Leben zu erhalten, bezieht – einer Aufgabe, die moralisch einwandfrei und zudem Grundlage aller moralischer Gebote ist.

Das Töten der ernannten Krankheitsträger ist ein symbolischer Ersatz für das Töten des Todes. Aber große Teile des täglichen Lebens in einer modernen Gesellschaft scheinen ihrerseits ein symbolischer Ersatz zweiten Grades zu sein: das Töten der Krankheitsträger in effigie. Der Holocaust ist kein alltägliches Ereignis in der Moderne gewesen. Aber er diente als Urbild und Urmetapher für viele tägliche Beschäftigungen und Tätigkeiten. Er tritt in unzähligen symbolischen Verkleidungen zu Tage – in zahllosen modernen Phobien, jenen Garnisonen des Todes mitten im Leben. Manchmal taucht er als eine »moralische Panik« auf, die sich gegen die jüngste Inkarnation des »Volksteufels« richtet (zwei trefflich gewählte Ausdrücke von Stanley Cohen) –, sei es, wie Jugendliche sich neuerdings kleiden, in der Öffentlichkeit auftreten und ihre Sexualität praktizieren, sei es ein anderer Affront gegen den Durchschnittsgeschmack und den gewöhnlichen Verhaltenskodex, etwa ein neuer musikalischer oder künstlerischer Stil, der empörend weniger Achtung für festverwurzelte Gewohnheiten zeigt, oder sei es ein öffentliches Zurschaustellen von zuvor verbotenen oder verheimlichten Aspekten des menschlichen Verhaltens oder das plötzliche Verwischen vormals undurchdringlicher (Generations-, Geschlechter-, und Klassen-) Schranken. Zu anderen Zeiten taucht er als der Schrecken einer früher ungewöhnlichen, nun zunehmenden Form der Kriminalität oder einer ähnlichen Bedrohung für das gegenwärtige Modell von »Recht und Ordnung« auf, gefolgt von einer neuen Welle des öffentlichen Aufschreis und der Forderung nach strengeren, härteren und »durchgreifenderen« Strafen – wobei körperliche Züchtigung besonders beliebt ist, und je näher sie (buchstäblich oder allegorisch) der Todesstrafe kommen, um so besser. Zu wieder anderen Zeiten tritt er in den bestürzenden Gerüchten über düstere Verschwörungen oder kriminelle Nachlässigkeit seitens der Hohen und Mächtigen (der »großen Konzerne«, ausländischer oder internationaler Unternehmen, gelegentlich auch der Regierungsstellen) an die Oberfläche. Sie werden beschuldigt, die Lebensmittel, die Luft, das Wasser, wenn nicht die gesamte lebensspendende »Umwelt« (diese leicht gutartigere Graswurzelversion des *Lebensraums* [Dt. im Orig.] der Völkermordorganisatoren) zu verschmutzen, zu verschlechtern, zu vergiften. Und manchmal tritt der Holocaust symbolisch als Furcht vor neuen und noch unerforschten biologischen Gefahren in Erscheinung: vor bislang unbekannten Viren, bakteriellen Infektionskrankheiten und giftigen Stoffen, die hauptsächlich wegen ihres Neuheitseffekts und des anscheinenden Fehlens einer »sicheren Heilmethode« und weniger aufgrund ihrer tatsächlichen Verbreitung und belegten Todesrate erschrecken.

Immer und überall äußert sich der symbolische »Todestötungs«-Drang in Verteidigungsmanövern der Stammes: darin, daß ein entschiedener Feind der Stammessicherheit ausgemacht wird und Maßnahmen ersonnen werden, um die vermeintliche Neigung des Feindes abzuwehren, den Stamm zu infiltrieren und dessen Sicherheit von innen heraus zu zerstören. Hier handelt es sich um ein Gruppenverhalten, das nicht mit dem »Territorialverhalten« von Nationalstaaten verwechselt werden darf. Das entsprechende Verhalten gilt der Gruppe und nicht dem Nationalstaat, da es nur sekundär mit der Verteidigung (und noch weniger mit der Eroberung) eines Territoriums zu tun hat. Stämme sind nicht territorial definiert, sie existieren nicht im Raum, sondern im historisch-kulturellen Diskurs. Um zu überleben (oder vielmehr, um sich sicher zu fühlen) benötigen sie keine territoriale, sondern kulturelle Souveränität (obgleich die Rechtshoheit über ein Territorium und die Zwangsmittel, die den Landesherrschern zur Verfügung stehen, zur Sicherung der kulturellen Überlegenheit beitragen mögen – weshalb Stämme häufig eine quasi-nationalstaatliche Autonomie fordern). Die Hauptzielscheibe und der (negativ) bestimmende Faktor im Innern der Stammessolidarität ist nicht der Feind *jenseits* der territorialen Grenzen, sondern »der Feind im Innern« – ein veränderliches Symbol des Todes, der – obgleich *fremd* – nicht von »außen« kommt, sondern eine Art parasitäres Dasein *im Inneren* des lebenden Organismus vom Augenblick seiner Geburt an fristet. Der boshafte Schrecken, den der Stammesfeind bereitet, beruht gerade auf seinen todesähnlichen Eigenschaften, d.h. auf der Ungreifbarkeit, der Unbestimmbarkeit und der Zweideutigkeit von »draußen sein« und »im Innern sein« und auf der Ambivalenz seines teils fremden (ihm mit Vorliebe zugewiesenen) und teils einheimischen (von ihm begehrten) Status.[31]

Die beliebtesten Anwärter auf die Rolle der Feinde, von den Stammespraktiken sedimentiert und gleichzeitig am Leben erhalten, sind die Einwanderer – jenes Substrat der unbeständigen Anderen (der Nomaden, der Menschen »ohne festen Wohnsitz«, der Menschen »am falschen Ort«, der herumziehenden, unsteten, über- und unterbestimmten Menschen) –, die *hereinkommen* und plötzlich, im Gegensatz zu ihrem Charakter, nicht mehr weiterziehen, die mit der Absicht kommen zu bleiben. Zigeuner mögen hinkommen, wo sie wollen, stets wecken sie die zuvor schlafenden Stammesinstinkte und werden mit der sonst unerkennbaren Stammessolidarität von jedem Ort vertrieben werden, an dem sie sich niederlassen. So liefern sie ein dauerhaftes, zeitloses Muster für die allen Stammeseindringlingen zugedachte, unangenehme Lage. (Als wolle man damit die Katze aus dem Sack lassen, werden Zigeuner weitgehend als Träger ansteckender Krankheiten betrachtet und sämtliche Vertreibungskampagnen normalerweise im Namen der »Hygiene« durchgeführt.) Die Anwesenheit von Migranten legt die Zerbrechlichkeit der sozialen und kulturellen Sicherheit der Einheimischen offen. Sie erschüttert stellvertretend jegliche Sicherheit, denn in allen wichtigen Fragen geht es unverhohlen um die soziale und kulturelle Sicherheit. Die sozial und kulturell geformten Lebensstrategien spinnen jene Sicherheit, die so eifrig errichtet wird, um die fundamentale Unsicherheit vergessen zu können, der man zwar zu entrinnen suchen kann, aber ohne Erfolg, da sich nichts Wesentliches gegen sie ausrichten läßt. Migranten ziehen daher Anschuldigungen auf sich, die in metaphorischer Weise die tiefsitzende Furcht vor dem Tod und todbringenden Krankheiten beschwören. Sie enthüllen das gut gehütete Geheimnis; sie entlarven und verraten symbolisch, wie instabil die menschlichen Verteidigungen in Wahrheit und wie sinnlos alle Ansprüche auf Dauerhaftigkeit menschlicher Einrichtungen sind. Tatsächlich erschrekken sie, ähnlich wie Krankheiten, deshalb, weil sie über einen unheimlichen Hang verfügen, sichtbar zu machen, was mit so großer Mühe, und mit gemischtem Erfolg, aus dem Blick und dem Gedächtnis verbannt werden sollte. Und deshalb werden sie – mit Hilfe all der erprobten Techniken ärztlicher Praxis – wie Krankheiten bekämpft.

Sehr häufig und spontan wird nach den oben erwähnten Maßnahmen der Abtrennung, der Isolation und Entfernung (Deportation) gerufen. Sie stehen alle für dieselbe Absicht, nämliche eine »sichere« Distanz (d.h. eine für die gefürchtete Infektion unüberbrückbare Distanz) zu schaffen zwischen der zu verteidigenden Bevölkerung und dem »fremden Stamm«, der die Verteidigung verwundbar macht. Man hofft, daß die ergriffenen Maßnahmen den gestörten Gleichgewichtszustand zweier sympathetischer Glieder wiederherstellen, die, wie Frazer vor langer Zeit entdeckte, von jedem magischen Denken anerkannt werden: Ähnlichkeit und räumliche Nähe. Die *Un*ähnlichkeit des »fremden Stammes«, die diskursiv begründet und durch die unterschiedliche, ihnen im alltäglichen Verhalten zugedachte Behandlung objektiviert wurde, widerspricht der beharrlichen physischen Nähe der »Fremden« und der unliebsamen Häufigkeit der Begegnung. Und die Trennung würde hoffentlich jene ärgerliche und beunruhigende Ambivalenz wegschaffen: die fehlende Ähnlichkeit durch das Verbot und die Verhinderung räumlicher Nähe ergänzen.

So sieht die Strategie aus, die von der modernen Medizin und allgemeiner von der modernen »therapeutischen« Gesellschaft etabliert wurde, deren Weltbild und pragmatische Grundsätze vom medizinischen Diskurs tief beeinflußt wurden. Im großen und ganzen besteht sie darin, die »Todesursachen« (oder die Todesgefahren) zu identifizieren und im gesellschaftlichen Raum zu lokalisieren (was einer genauen Bestimmung ihrer wahrscheinlichsten Träger gleichkommt), und des weiteren darin, die »bedrohlichen Orte« (oder »gefährlichen Kategorien«) einer besonderen Überwachung und Behandlung zu unterwerfen und bevorzugt zu isolieren (zu hospitalisieren), um den Schaden abzuwehren, den sie dem »gesunden Kern« zufügen können, falls sie sich frei bewegten und mit ihm vermischten. Die Vernichtung der Todesursachen ragt als äußerste, radikalste und letzte Lösung stets am Horizont auf und liefert zudem ein fertiges, verführerisches Modell für die »endgültige Lösung« der tödlichen Schrecken einer Stammesinfiltration.[32]

Wir sollten noch einmal wiederholen, daß die medizinischen Maßnahmen Ersatzlösungen für die unlösbar existentielle Lage sind. Sie lenken bloß die Aufmerksamkeit von den großen, nicht zu bewältigenden Fragen ab und auf andere, kleinere hin, die sich erledigen lassen. Die Ohnmacht angesichts des »größten Problems« muß durch den fanatischen Eifer und die hitzige Aufregung über die kleineren Probleme ausgeglichen (erstickt?, verschleiert?, niedergeschrien?) werden. Daher die Hysterie – gleichgültig, ob die gewitterte Gefahr nun von salmonelleninfizierten Hühnern, Rauchern, wahnsinnigen Rindern, Homosexuellen, Türken in Deutschland, Algeriern in Frankreich, Schwarzen in England oder von Zigeunern überall auf der Welt ausgeht. Durch die Unterdrückung des Wissens um die Nicht-Endgültigkeit, um die hoffnungslos zeitliche Natur jeder Erlösung, um die Gefährdetheit wie auch die endemische Ergebnislosigkeit aller Überlebensanstrengungen wird die echte Furcht vor dem frühzeitigen Tod solange gemästet und aufgebläht, bis sie neurotische Dimensionen annimmt.

All zu oft und gewiß zu häufig, als daß wir uns moralische Selbstzufriedenheit und politische Gelassenheit leisten könnten, schlug der kühne Traum vom Töten des Todes in die Tötung von Menschen um. Das spezifisch moderne Projekt, Sterblichkeit zu dekonstruieren, ist es, was die moderne Gesellschaft (nicht völlig paradox) mit ihrem starrsinnigen und möglicherweise unverbesserlich massenmörderischen Trieb erfüllt, der unter der dünnen Oberfläche moderner Formen des Stammesdenkens lauert. Zweifellos würde er noch häufiger an die Oberfläche kommen, wenn keine politischen Vorsichts- und Gegenmaßnahmen ergriffen würden. Freilich behandeln sie bloß die Symptome und nicht die Ursache des angeborenen Gebrechens.

Anmerkungen

1 Norbert Elias, *Über die Einsamkeit der Sterbenden* (Frankfurt am Main 1982), S. 39.

2 In Wirklichkeit verfügen wir über keinerlei Mittel, um herauszufinden, in wiefern die Schreckensgeschichten, von denen die Erzählungen der Europäer über »ihre Begegnungen mit den Wilden« überfließen, tatsächlich vom Verhalten der fremden Stämme berichten, und in wiefern es sich um Projektionen der Berichterstatter und der von ihrem Stamm gewaltsam geförderten Identität handelt. Das Wort »Kannibale« gelangte über Kolumbus in die europäischen Sprachen. Angeblich hatte er es von einem seiner indianischen Gewährsleuten gehört, mit denen er sich freilich, wie er selbst einräumte, nicht unterhalten konnte. »Kannibalismus« wurde schnell zu einer Definition und zum Beweis für die Barbarei der Wilden. Das Verspeisen der Feinde ist schließlich ein unserem *anthropoemischen* Verhalten diametral entgegengesetzter Brauch und mithin ein Brauch, der aus eben diesem Grund und entsprechend unserem anthropoemischen Verhalten als abstoßend empfunden werden und einen heftigen Wunsch nach Distanzierung erzeugen mußte.

3 Eric Cheyfitz, *The Poetics of Imperialism: Translation and Colonisation from »The Tempest« to »Tarzan«* (London 1991), S. 149. In *Time and the Other: How Anthropology Makes its Object* (New York 1983) entwickelt Johannes Fabian den Begriff der *Chronopolitik*: Im Gefolge des europäischen Welteroberungsdranges »tauchte die Anthropologie auf und begründete sich selbst als einen allochronischen Diskurs, das heißt als eine Wissenschaft über andere Menschen aus anderen Zeiten«. Um die westliche Überlegenheit zu »rationalisieren und ideologisch zu rechtfertigen bedurfte es immer allochronischer Distanzierungsprogramme« (S. 143, 149). Fabian scheint zu meinen, in der Gestalt, die der »wilde Andere« im europäischen Geist und in seinen gelehrten Abhandlungen Gestalt angenommen hat, zeige sich eine eher krude, eigenen Interessen dienende Zweckhaftigkeit. Es wäre klüger gewesen, den Vorwurf, es handle sich hier um eine beabsichtigte Propagandaausübung, beiseite zu lassen und sich auf die innige Verknüpfung zwischen der Herrschaftspraxis und jener Weltanschauung zu beschränken, die intellektuell eine Welt widerspiegelt, wie sie aus den von der Herrschaftspraxis zwangsläufig sedimentierten Machtverhältnissen hervorgeht.

4 Jean-François Lyotard, *Le postmoderne expliqué aux enfants: Correspondence 1982–1985* (Paris 1988), S. 44 f.

5 Michel Vovelle, *La Mort et l'Occident, de 1300 à nos jours* (Paris 1983), S. 382. Wie zu erwarten stand, war die erste Reaktion auf die Erkenntnis, daß der Skandal sich weder auflösen würde noch einfach wegzureden war, eine Verschwörung des Schweigens: »Philosophen oder einfache Leute von gutem Geschmack [...] waren sich in einem Punkt einig: Man solle aufhören,

sich vor dem Tod zu fürchten und ihn zur Hauptsorge seines Lebens zu machen.« In einem Kommentar zu Pascals Gedanken, »es ist leichter, zu sterben ohne nachzudenken, als an den Tod zu denken, ohne zu sterben«, bemerkte Voltaire spöttisch, »es ist unsinnig zu sagen, daß der Mensch leichter oder schwer stirbt, wenn er gar nicht an den Tod denkt. Wer nichts fühlt, leidet nicht.« (S. 384)

6 Geoffrey Gorer, »The Pornography of Death«, zuerst erschienen in: *Encounter* (1955). Hier zitiert nach Geoffrey Gorer, *Death, Grief, and Mourning in Contemporary Britain* (London 1965), S. 171. Das Thema Tod wurde gewissermaßen *tabuisiert*: es kann sich nur in der Phantasie Luft machen, »belastet mit lustvoller Schuld oder schuldhafter Lust« – ein charakteristisches Merkmal der Pornographie. »Wenn wir den Tod zu etwas machen, was in der gesitteten Gesellschaft nicht erwähnt werden darf – ›nicht vor den Kindern‹ – dann sorgen wir geradezu für die Fortdauer der ›horror comics‹.« (S. 175) Die pornographische Phantasie gelangt zu ihrem Recht, wo ein realistisches Verhalten kein lebbarer Weg ist: »Zumindest in England ist der Glaube an ein Leben nach dem Tod, wie ihn das Christentum lehrt, sehr selten auch bei jener Minderheit, für die der Kirchgang und das Gebet ein wichtiger Teil ihres Lebens ist.« Erwartungsgemäß »ist es ohne einen solchen Glauben zu schrecklich geworden, den natürlichen Tod und den körperlichen Verfall zu betrachten oder darüber zu reden« – das heißt, ihn vernünftig zu erörtern, statt über ihn mit jener der Pornographie eigenen, »lustvollen Schuld« zu phantasieren (S. 173).

7 »Einleitung« zu *Death and Identity*, hg. v. Robert Fulton (New York 1965), S. 4; Gorer, *Death, Grief, and Mourning* a. a. O., S. 14, 110.

8 Michel Vovelle, *Mourir autrefois: attitudes collectives devant la mort aux XVII*e *et XVIII*e *siècles* (Paris 1974), S. 200.

9 Philippe Ariès, *Geschichte des Todes*, a. a. O., S. 728. Ariès vermutet, die Abscheu vor dem Tod habe sich auf alle wahrnehmbaren Zeichen seines nahen Bevorstehens übertragen – auf Anblick oder Geruch des nahenden Todes. Wenn irgend möglich, sollten die Lebenden von den sichtbaren und stinkenden Erinnerungen an die unaufhebbare Vergänglichkeit des Lebens verschont bleiben. Der Tod ist »aus der Gesellschaft vertrieben« worden. (S. 117) Um 1870 wurde die Feuerbestattung – das beste Verfahren, sich endgültig und vollständig des Leichnams zu entledigen – eingeführt und nahm schnell an Beliebtheit zu.

Die Männer und Frauen der Neuzeit, schreibt Vovelle, »beschlossen, nicht mehr über den Tod zu reden« (*La Mort et l'Occident*, S. 670). Im letzten Drittel des 19. Jahrhunderts, so Ariès, »verliert sich« der Tod und »verschwindet. Er wird schamhaft ausgespart und zum verbotenen Objekt. [Um] nicht mehr dem Kranken, sondern der Gesellschaft, der Umgebung selbst die Belästigung und die allzu starke, unerträgliche gefühlsmäßige Belastung zu ersparen, wie sie die Widerwärtigkeit des Todeskampfes und die einfache Präsenz des Todes inmitten des vollen Lebens mit sich bringt…« (*Studien zur Geschichte des Todes im Abendland*, a. a. O., S. 57, 58.)

10 Zitiert nach Odette Thibault, *Maîtrise de la Mort* (Paris 1975), S. 34.

11 Ariès, *Geschichte des Todes*, S. 751.
12 Vgl. John Hick, *Death and Eternal Life* (San Francisco 1976), S. 86.
13 Lindsay Prior, *The Social Organization of Death: Medical Discourse and Social Practices in Belfast* (London 1989). S. 26, 25, 32, 33.
14 Helmut Thielicke, *Leben mit dem Tod* (Tübingen 1980), S. 74.
15 Vgl. Thielicke, S. 5, 18.
16 Gorer, *Death, Grief, and Mourning*, a. a. O., S. 114.
17 Vgl. Kenneth L. Vaux, *Will to Live – Will to Die* (Minneapolis 1978), S. 62 f.
18 »Die Einsamkeit des Sterbenden«, wie Norbert Elias sie uns vorstellt, scheint ein zu erwartendes Ergebnis jener »Episodisierung« des Todes zu sein, die von der Strategie der Selbstverantwortung hervorgebracht wird. Daß der Anblick von Sterbenden für unsere Zeitgenossen so anstößig ist, zeugt weniger vom Zartgefühl zivilisierter Empfindungen, als vielmehr davon, daß Sterbende ein Beweis für die letztendliche Vergeblichkeit unseres Bemühens sind, das »Problem des Lebens« durch das »Problem der Gesundheit« zu ersetzen. Die Einsamkeit der Sterbenden – der Versuch, sie aus den Augen (und wenn möglich, indem sie den Händen der Spezialisten überantwortet werden, auch aus dem Sinn) zu verbannen – ist eine logische Folge der Einsamkeit, in die wir uns aufgrund der unauslöschlich individuellen Sorge um unsere Gesundheit und die Funktionsfähigkeit unseres Körpers verstricken. Zudem fragt sich, ob Elias nicht das Selbstverständnis unseres Zeitalters irrtümlicherweise für die Wahrheit der Geschichte hält, wenn er meint, in »weniger entwickelten Gesellschaften« seien »magische Gebräuche« zur Bewältigung des Todes verbreiteter als in unserer eigenen (S. 72), oder wenn er annimmt, unsere wissenschaftlichen Erkenntnisse, für die der Tod ein unerschütterlich regelmäßiger Naturablauf sei, trüge zu einem »relativ großen Sicherheitsgefühl bei« (S. 73) – im Gegensatz zu den phantastischen Erklärungen der vormodernen Epoche. Man denke nur an die zahllosen Maßnahmen, die das ganze Leben der heutigen Männer und Frauen ausfüllen, damit das Überleben gesichert und der Tod gebannt wird. Die Experten von heute mögen ihnen bescheinigen, daß sie sich richtig verhalten, aber dasselbe sagten die Experten vergangener Zeiten unseren Vorfahren auch. Und die Art und Weise, in der wir die todesbekämpfenden Maßnahmen durchführen, unterscheidet sich nicht groß von der Zwanghaftigkeit magischer Riten. Ebenso gut könnte man behaupten, die von der modernen Wissenschaft gebotene Sicherheit landet, verglichen mit jener, die von den Überzeugungen verheißen wurde, für deren Glaubwürdigkeitsverlust und Ausmerzung die moderne Wissenschaft verantwortlich ist, weit abgeschlagen auf dem zweiten Platz.
19 Charles Wahl, »The Fear of Death«, in: *Death and Identity*, S. 57.
20 Thibault, *Maîtrise de la mort*, S. 124.
21 David Sudnow, *Passing On: The Social Organization of Dying* (Englewood Cliffs 1967), S. 51, 98, 103, 104. Die gesellschaftlich differenzierende Auswirkung der medizinischen Kunst ist zu neuen und beispiellosen Grenzen vorgestoßen (allerdings nur als Aussicht bzw. Verheißung, weniger als materielle Tatsache), als sich unter den Reichen die »Einfrierungsgesellschaften«

(cryonics societies) zu bilden begannen. 1966 hatte R. C. W. Ettinger vorgeschlagen, »Leichname könnten eingefroren und später, sobald die Medizin eine Heilmethode für die Krankheit, an der die Person »starb«, entdeckt habe, wieder aufgetaut werden«. (Jack B. Kamerman, *Death in the Midst of Life: Social and Cultural Influences on Death, Grief, and Mourning* [Englewood Cliffs 1988].) Das Einfrieren war die äußerste Version der Differenzierung: sie war von Anfang an ein unverschleiertes Angebot, denen, die es sich leisten konnten und wollten, ein Überleben (Unsterblichkeit?) zu ermöglichen.

22 James Burgh, *Political Disquisitions* (London 1775) Bd. 3, S. 176. Zitiert nach Andrew Scull, »Moral Treatment Reconsidered«, in: *Madhouses, Maddoctors and Madmen: The Social History of Psychiatry in the Victorian Era*, hg. v. Andrew Scull (London 1981), S. 114. Scull bemerkt dazu: »Dieser Glaube an die Verbesserungsfähigkeit des Menschen durch Umgestaltung der Gesellschaft und der Umwelt schlug sich in den unterschiedlichsten Einrichtungen nieder – in Fabriken, Schulen, Gefängnissen, Heimanstalten – sowie in der Entwicklung eines ganzen Schwarms zeitgleicher und strukturell ähnlicher Techniken sozialer Disziplinierung.

23 J. R. Searle, *Eugenics and Politics in Britain 1900–1914* (Leyden 1976), S. 20.

24 Ruth Harris, *Murders and Madness, Medicine, Law, and Society in the Fin de siècle* (Oxford 1989), S. 255. So unterschied sich das 1852 von dem schwedischen Arzt Magnus Huss geprägte Wort »Alkoholismus« von den traditionellen Bezeichnungen für Trunksucht, wie *ivrognerie*, dadurch, daß es starkes Trinken als »krankhaft« definierte (ebd. S. 245). Es ist interessant, daß die Krankheit vor allem mit den offenkundig *modernen*, »künstlichen« und folglich besonders starken Alkoholika, wie etwa Branntwein, verbunden war. Im schroffem Gegensatz dazu galten etwa Wein oder Apfelwein in den damaligen Medizinbüchern als relativ harmlose, weil »natürliche«, *boissons hygiéniques*.

25 Harris, ebd. S. 13.

26 Gordon Johnston, »An Intolerable Burden of Meaning: Native Peoples in White Fiction«, in: *The Native in Literature*, hg. v. Thomas King, Cheryl Calver and Helen Hass (Oakville, Ontario 1987), S. 53. Terry Golde, »Fear and Temptation: Images of Indigenous People in Australia, Canada and New Zealand Literature«, in: ebd., S. 70; Hayden White, »The Forms of Wildness: Archaeology of an Idea«, in: *The Wild Man Within: An Image of Western Thought from the Renaissance to Romanticism* (Pittsburgh 1972), S. 5, 7.

Hayden White schlug den Ausdruck »ostentative Selbstdefinition durch Negation« für eine breitere Klasse ähnlich diskursiver Verfahren vor: »Sie scheint eine Art Reflexhandlung im Konflikt zwischen Nationen, Klassen und politischen Parteien zu sein und ist unter Gelehrten und Intellektuellen nicht unbekannt, die gegenüber dem *vulgus mobile* ihren Anspruch, zur Elite zu gehören, begründen wollen. Dieser Kunstgriff eignet sich insbesondere für Gruppen, in deren Fall es leichter ist, ihre Unzufriedenheiten anzuerkennen als ihre Programme zu rechtfertigen. [...] Wie der ›Wilde‹ der

Neuen Welt bezeichnen die ›bedrohlichen Klassen‹ der Alten Welt die Grenzen des allgemeinen Begriffs ›Menschheit‹, durch den die Vernichtung aller menschlichen Gruppen beeinflußt und gerechtfertigt wurde, die der Expansion wie auch dem Bedürfnis der Europäer im Wege standen, alles zu zerstören, was sie sich nicht einverleiben konnten.« (*Tropics of Discourse: Essays in Cultural Criticism* [Baltimore 1978], S. 152, 193.

27 Daniel Pick, *Faces of Degeneration: A European Disorder, c. 1848 – c. 1918* (Cambridge 1989), S. 7, 9, 10, 15.

28 Ebd. S. 42f, 106.

29 Dank dieser als fortschrittliche Leistungen der Moderne geltenden Hilfsmittel wurden die als »Verteidigung gegen den Tod« angebotenen Maßnahmen zum Gegenstand des empirisch überprüfbaren Kriteriums des »Nützlichen«. Elias Canetti schreibt darüber: »Am Nützlichen haben sich die Menschen zu Göttern ernannt, obwohl sie noch sterben müssen. Über diese ihre lächerliche Schwäche täuscht sie die Macht über das Nützliche hinweg. So wird sie in ihrer Einbildung immer schwächer. Das Nützliche vermehrt sich, aber die Menschen sterben wie die Fliegen. Wäre das Nützliche seltener nützlich, gäbe es keine Möglichkeit, genau zu berechnen, wann es bestimmt nützlich sein werde und wann bestimmt nicht, hätte es Sprünge, Willkür und Laune, so wäre niemand sein Sklave geworden. Man hätte mehr gedacht, man hätte sich auf mehr vorbereitet, man wäre auf mehr gefaßt. Die Linien vom Tod her zum Tod wären nicht verwischt, wir wären ihm nicht *blind* verfallen. Er könnte uns nicht mitten in unserer Sicherheit verhöhnen...« Da es nun so um uns steht, meint Canetti: »Mein Haß gegen den Tod setzt ein unaufhörliches Bewußtsein von ihm voraus [...] Die Sklaverei des Todes ist der Kern aller Sklaverei...« (*Die Provinz des Menschen*, S. 90, 92)

30 Sander L. Gilman, *Difference and Pathology: Stereotypes of Sexuality, Race and Madness* (Ithaca 1985), S. 215, 129f. Werden »bedrohliche Gruppen« über die Rasse definiert, so beinhaltet dies, wenngleich nur indirekt, daß die Krankheit, von der sie befallen wurden, *unheilbar ist*. Das erklärt die besonders unheilvollen Konsequenzen dieser Art Definition. Über eine der rassisch definierten Gruppen, die Juden, notierte Joseph Göbbels in sein Tagebuch, es sei aussichtslos, sie durch harte Strafen wieder in den Schoß der zivilisierten Menschheit zurückführen zu wollen. Sie würden auf ewig Juden bleiben, so wie die Deutschen stets Mitglieder der arischen Rasse blieben. (Vgl. *Survivors, Victims, and Perpetrators: Essays on the Nazi Holocaust*, hg. v. Joel E. Dinsdale [Washington 1980], S. 311.) Dinge und Menschen, die sich durch keinerlei Anstrengung verbessern ließen, gehörten nicht in eine nur mit solchen Gegenständen erfüllte Welt, bei denen man »etwas tun konnte«, um sie wiederherzustellen oder nützlich, gefällig und vollkommen zu machen.

31 Eine ausführlichere Erörterung dieses Sachverhaltes findet sich in meinem Buch *Modernity and Ambivalence* (Cambridge 1991), Kap. 2 und 3 [Dt. *Moderne und Ambivalenz* (Hamburg 1992)].

Die Furcht vor dem verfallenden Körper und seinen verseuchenden Ausdünstungen hat sich stets mit sozialen Ängsten vor Grenzüberschreitungen verbunden; beides diente, gewissermaßen als lebhafte Metapher für das jeweils andere Catherine Gallagher formulierte es so: »Ungeeignet als Metapher für Ordnung und Harmonie, da er so wenig transzendierbar wie vervollkommnungsfähig ist, rückte der Körper ins Zentrum eines sozialen Diskurses, der von Hygienevorstellungen besessen war, von der Frage, wie ein körperlicher Kontakt so weit wie möglich verringert werden könne und wie sich verhindern lasse, daß die nun alarmierend durchlässigen Grenzen des individuellen Körpers von einem Schwarm feindlicher Elemente, insbesondere den Ausflüssen anderer Körper, überschwemmt wurden. Die Ärzte wurden zu den angesehendsten Spezialisten für soziale Fragen. Man hielt die Gesellschaft für einen chronisch und unheilbar kranken Organismus, der nur am Leben erhalten werden konnte, wenn die verschiedenen schädlichen Elemente pausenlos ausgewaschen, durchgespült und ausgeschieden wurden. (»The Body versus the Social Body in the Works of Thomas Malthus and Henry Mayhew«, in: »*The Making of Modern Body: Sexuality and Society in the Ninetheenth Century*, hg. v. Catherine Gallagher und Thomas Lacquer [Berkeley 1987], S. 90.) In seiner einflußreichen Untersuchung über Arbeiter und Arme in London ließ Mayhew keinen Zweifel daran, daß Taschendiebe, Bettler, Prostituierte, fliegende Händler, Gaukler, Droschkenfahrer, Kutscher, Fährmänner und Seeleute – all jene, die eine große Ähnlichkeit zu heimatlosen, nomadisierenden und wurzellosen Stämmen aufwiesen – »eine stärkere Entwicklung der animalischen als der geistigen oder sittlichen Natur« zeigten und daß diese schauerliche Neigung eng mit körperlichen Veränderungen einherging, hervorgerufen durch das nicht-seßhafte Leben und »Herumstreunen« – z. B. »hohe Backenknochen und ein vorstehendes Kinn«.

32 Wie Stephen L. Chorover bemerkte, hielt sich die »Vernichtung unwerten Lebens« (ein Deckname für den von den Nazis geplanten und durchgeführten Genozid an all jenen, die als Gefahr für das gesunde Überleben der arischen Rasse galten), »was Zeit, Methode und Rechtfertigung betraf, an den Präzedenzfall, der von einer scheinbar wissenschaftlich objektiven und moralisch wie ethisch neutralen Ausübung geschaffen wurde«. (*From Genesis to Genocide: The Meaning of Human Nature and the Power of Behaviour Control* (Boston 1979) S 7.) Die Verbindung wurde von den Nazis aufgedeckt, doch keineswegs geschaffen oder auch nur erfunden. Entgegen dem verbreiteten »Trieb zu beschränken und zu vergessen« – entgegen dem, was wir um unserer Erleichterung willen gerne glauben wollen –, stellte Deutschland keine »Verirrung oder Degeneration, eine Art Krebsgeschwür am gesunden Körper« der westlichen Zivilisation dar (Pick, *Faces of Degeneration*, S. 240). »Die Zeit von 1939–1945 mag [...] als Verwirklichung, als gestaltgewordener Beleg all dessen erscheinen, was in den Viktorianischen und Edwardianischen Schriften über Fortschritt und Verfall, Verbrechen und gesellschaftliche Pathologie so unheilschwanger war.« (S. 239) In seiner erhellenden Studie über die wesentliche Übereinstimmung, die zwischen der von uns geschätzten Wissenschaft und den von uns verurteilten Nazimethoden herrscht, erklärte Robert Proctor, »die Rassehygieniker

stützten sich auf das Vorbild der amerikanischen Gesetze zur Einwanderung, Sterilisation und Rassenmischung, um ihre eigene Politik auf diesen Gebieten zu formulieren«. »Die Rassenforschung galt in der von Kuhn angegebenen Bedeutung als ›normale Wissenschaft‹.« (Robert Proctor, *Racial Hygiene: Medicine under the Nazis* [Boston 1988], S. 286, 285.)

V. Postmoderne oder die Dekonstruktion der Unsterblichkeit

Hier aber mußt du laufen, so schnell du kannst, um am gleichen Ort zu bleiben.
Lewis Carroll, Through the Looking-Glass

»Wollte man den gegenwärtigen Stand der Dinge benennen«, schreibt Baudrillard, »so würde ich sagen, wir befinden uns nach der Orgie. Die Orgie ist der explosive Augenblick der Moderne, der Augenblick der Befreiung in allen Bereichen.« »Heute ist alles befreit, das Spiel ist gespielt« – was immer zu befreien war, ist befreit worden. Die praktische Auswirkung einer Befreiung, der am Ende die Ziele ausgingen, nachdem sie allen Beschränkungen den Krieg erklärt und ihn gewonnen hat, ist, daß »wir in Wirklichkeit leer durchdrehen«.[1]

Die Moderne erklärte alle Beschränkungen für illegitim und mithin für anstößig; oder genauer, sie erklärte all solche Beschränkungen für illegitim, die (angesichts der gegenwärtigen oder zu erwartenden Beschaffenheit technischer Mittel) für unberechtigt erklärt werden *konnten* und (angesichts des kämpferischen Selbstvertrauens der modernen Gesinnung) auch dazu erklärt werden *mußten*. Alle oder nahezu alle, nicht von Menschen gemachte Beschränkungen fielen in diese Kategorie. Die Sterblichkeit, jener äußerste Angriff auf die menschliche Allmacht, jene letzte Herausforderung an die menschliche Vernunft, stand in vorderster Front; ja sie war das Vor- und Urbild aller Beschränkungen. Verglichen mit ihr schienen alle übrigen Beschränkungen geringfügig zu sein, nicht mehr als unvollkommene Metaphern, bloße Spiegelungen der letzten Grenze – schwach, vergänglich, nur darauf wartend, hinweggefegt zu werden und leicht durch kluge und angemessene von und für Menschen gemachte Regeln ersetzt zu werden. Sie stellten bloß zeitweilige Ärgernisse, bislang noch ungelöste Probleme dar –, die aber morgen, spätestens übermorgen zu lösen sind.

In diesem Weltbild stand »Natur« für alles, was die Vernunft noch nicht in Besitz genommen, unterworfen und umgeformt hatte. Die Ermächtigung der Vernunft bedeutete nicht mehr (aber auch nicht weniger) als die rechtliche Entmündigung der Natur. Der Natur wurde jegliche moralische Autorität abgesprochen. Am Ende sollte die Vernunft allein das Feld behaupten, so frei wie ehedem Gott und als alleinige Gesetzgeberin und Vollstreckerin ihrer Gesetze. Solange dieser schicksalshafte Augenblick noch nicht eingetreten ist, hat nichts Bestehendes eine hinreichende Daseinsberechtigung. Alles Seiende bezieht seine Bedeutung und seinen Wert daraus, daß es etwas anderem den Weg ebnet. Die Gegenwart hat keinen Wert an sich, sofern ihr überhaupt ein Wert zukommt, muß er sich aus der Zukunft herleiten (aus dem Blochschen *Noch-nicht-geworden*)[2], aus der großartigen Vision einer unteilbaren Herrschaft der Vernunft, für die die Gegenwart bloß ein Wegabschnitt auf dieses Ziel hin ist.

Die Zeit der Moderne war ein Pfeil mit einem Richtungsweiser. Was sie zu einem solchen Pfeil machte, waren die *Projekte* (Lyotards *métarécits*) –, die ihrerseits bereits revolutionäre Erzählungen waren, Erzählungen, die sich vollkommen von den traditionellen, »legitimierenden« und sinnstiftenden Geschichten unterschieden. Mit Begründungsmythen, die stets auf die Ursprünge verweisen, auf den Nullpunkt der Welt, des Landes oder des Stammes, hatten die neuen Erzählungen nichts mehr gemein. Die Fabeln aus früheren (vormodernen) Zeiten machten sich anheischig, das Sein durch seine Entstehung zu »erklären« und zu »rechtfertigen«. Nach der Entstehung gab es nichts mehr zu erklären. Sie war der einmalige, der *einzige* »Augenblick in der Zeit«, danach hat die Zeit aufgehört, ist zum Stillstand gekommen und ist nicht mehr. Die modernen Projekte (ein Pleonasmus versteht sich, denn ein Projekt kann nicht anders als modern sein) sind aus ganz anderem Stoff: es sind *Meta*-Erzählungen, Erzählungen, die verfaßt wurden, um etwas zu legitimieren (oder ihm die Legitimation zu entziehen), um allen anderen Erzählungen einen Sinn zu verleihen (oder deren Absurdität aufzudecken) und um die legitimen Erzählungen von den betrügerischen zu unterscheiden. Sie »suchen nicht in dem ursprünglichen Gründungsakt, sondern in einer noch nicht eingetroffenen Zukunft, das heißt, in einer noch zu verwirklichenden Idee nach Legitimation«. Eine Zeit, die das Konstrukt solcher Metaerzählungen ist, wird nicht angehalten, sondern im Gegenteil beschleunigt. Sämtliche konkurrierenden Erzählungen sind aufgefordert, sich an der noch ungeschriebenen Chronik der Zukunft zu überprüfen, sich selbst in den Errungenschaften von morgen zu beweisen. Der Blick nach hinten ist sinnlos geworden, und dadurch erübrigt es sich, Geburtsurkunden und peinlich genau gezeichnete Stammbäume vor sich her zu tragen Die Vision, das Postulat des zur Vollendung führenden Weges (kein Mythos, denn da der Weg noch nicht zurückgelegt wurde, ist seine Vision weder wahr noch falsch, sie muß erst noch *beglaubigt* werden), ist an die Stelle der Ursprungsmythen getreten.

Der Projekte waren viele, aber es waren alles *Projekte*. Und so erstreckte sich die Zeit vom »jetzt« zum »später«. Dies war eine Art Zeit, die das »Jetzt« abwertete, das allein an seiner Nähe, seiner Übereinstimmung mit dem »später« gemessen wurde. Die Verbindung zwischen dem »jetzt« und dem »später« nahm in dem Maße an Stärke zu, wie das »jetzt« seinen Gehalt verlor. Sollte die Ankunft der Zukunft gesichert sein, dann hatte die Gegenwart darauf zu verzichten, ihr vorzugreifen und die Ressourcen zu erschöpfen, die die Zukunft benötigen würde. Zur zukünftigen Befriedigung vermochte die Gegenwart nur dadurch beizutragen, daß sie *die gegenwärtige aufschob* – daß sie ihrem Maß an Glück und Freude entsagte. Die Projekte stellten Enthaltsamkeit als Selbsterfüllung dar.

Im totalitären Extremfall wurden die Gegenwart und ihre Bewohner als Dünger betrachtet (als Dünger der Geschiche – aber einer Geschichte, die im Begriff war *anzufangen*). Und wie es seiner Bestimmung entspricht, hatte der Dünger zu verwesen, damit neues Leben geboren wurde. In der langweiligen und gewöhnlichen Alltäglichkeit der Moderne sollten die Bewohner von der Gegenwart nicht mehr Lust erwarten als die stumpfsinnige und quälende Zeit zu gewähren vermag, die es nun einmal braucht, um den Text für die zukünftige, glanzvolle Galapremiere einzupauken.

Die zerlegte Ewigkeit

Wie wir schon früher sahen, dekonstruierte die Moderne die unüberwindbare Sterblichkeit in eine Reihe überwindbarer Leiden. Ihre *Projekte* dekonstruierten die höchste Seligkeit, in deren Genuß man wahrscheinlich nicht so bald kommen wird, in eine Reihe kleiner Gewinne, die man morgen auszukosten hoffen darf. Aber immerhin erst morgen – nicht heute. Ob sie nun von den Herrlichkeiten des nächsten Tages verdunkelt wird oder von einem entfernten, nebelhaften »irgendwann«, macht für die Gegenwart keinen großen Unterschied. Solange das Projekt die einzige Sinnquelle bleibt, ist die Gegenwart sinnlos, es sei denn, sie stellt sich bedingungslos in den Dienst der Zukunft.

Nun ist, wie Lyotard meint, die moderne Form des Lebens-mit-dem-Projekt, im-Schatten-des Projekts und auf-das-Projekt-hin heute nicht so sehr aufgegeben, vergessen oder gewaltsam unterdrückt, als vielmehr *liquidiert* worden. Sie hat gewissermaßen ihre frühere Festigkeit eingebüßt. »Liquidierung« ist nach Lyotard »eine Weise, das Projekt der Moderne zu zerstören, während gleichzeitig der Eindruck erweckt wird, es sei erfüllt.«[3] Nichts leichter als diesen Eindruck zu erwecken: dazu brauchte man nur zu akzeptieren, daß *die Zukunft heute ist.* Oder vielmehr, daß der Segen, den die Zukunft einst verhieß – Freiheit, Demokratie, Gleichheit, Reichtum, Sicherheit und was nicht alles – schon eingetroffen ist (abgesehen von einigen, binnen kurzem zu erledigenden, kleineren Verbesserungen). Keine Geschichte, keine ungelösten Wertekonflikte, keine Alternativen zum Bestehenden mehr. Der morgige Tag wird sich nicht vom heutigen unterscheiden; bestenfalls (und man meint *bestens*) wird jener mehr von derselben Art bringen. Daher gibt es keinen Grund, warum der heutige Tag als Opferlamm behandelt werden sollte, um den Gott von morgen günstig zu stimmen. In der Tat können wir sagen, »den Eindruck zu erwecken, es sei erfüllt«, *heißt*, das Projekt der Moderne zu zerstören – die moderne Lebensform, um eines Projektes willen zu leben.

Hat die Moderne den Tod in einen Sack voll unangenehmer, aber zähmbarer Krankheiten dekonstruiert, so daß sich im Tumult der nachfolgenden Krankheitsbekämpfung die Sterblichkeit vergessen ließ und nicht weiter beunruhigte, so ist in der am anderen Ende der Neuzeit aufgetauchten Gesellschaft die erhabene, aber entfernte unsterbliche Seligkeit in einen Sack voll größerer oder kleinerer, doch stets erreichbarer Befriedigungen dekonstruiert worden, so daß sich das Bild der höchsten Vollkommenheit in der Exstase des Genusses auflösen und aus dem Blick verschwinden konnte. Zwar läuft die Zeit immer noch, der Richtungsweiser ist allerdings im Fluß der Zeit verloren gegangen. Nun unterscheidet sich kein Augenblick mehr vom anderen. Jeder Augenblick oder kein Augenblick ist unsterblich. Die Unsterblichkeit ist da – aber nicht um dazubleiben Die Unsterblichkeit ist ebenso vergänglich und flüchtig wie alles übrige auch. Sie ist so nomadisch wie die Nomaden, denen sie dient... Ja, Nomaden zu sein, ist die existentielle Situation der verwaisten Abkömmlinge der Moderne.

In der vor-postmodernen Zeit war eine projektorientierte Philosophie der Welt ein passendes und verständliches Korrelat zu einem projektorientierten Leben. Das eine fand einen Widerhall im anderen: das gesellschaftliche (historische) Projekt der neuzeitlichen Philosophen und das persönliche (biographische) Projekt des neuzeitlichen Menschen. Sowohl die Geschichte als auch das Leben der Einzelnen liefen auf ein *vorausliegendes Ziel* zu; und beide kamen im Laufe der Zeit ihrem jeweiligen Ziel *näher*. Die Geschichte und das persönliche Leben waren gleichermaßen *kumulativ*. Sie erstiegen die Leiter der Zeit und zählten die bereits hinter ihnen liegenden Sprossen – jede Sprosse führte »in eine Richtung«, hoffentlich in die richtige Richtung« – nach oben zum Gipfel hinauf. Die Projekte verliehen nicht nur der Gegenwart Sinn und Richtung, sondern auch der Vergangenheit. Es war weniger die flüchtige und gewagte »gegenwärtige Gegenwart«, deren Aktien noch stets an der Börse der Geschichte oder der Biographie steigen und fallen konnten, die den »Richtungsweiser« des Zeitpfeils lieferte, als vielmehr die bereits »objektivierte« vergangene Gegenwart, erstarrt zu einem zusammenhängenden Kontinuum, abgelagert als vergangenes Solides und Festes (betrachtet als unveräußerlicher Gewinn, rechtlicher Besitz, irreversible Leistung und verdiente dem Konto gutzuschreibende Zinsen).

»Identität« (diejenige der Gesellschaft nicht weniger als die der Person) war etwas Errichtetes, etwas, was von Stufe zu Stufe, von Stockwerk zu Stockwerk, vom Erdgeschoß an zu errichten war. Jedes Geschoß ruhte auf dem unteren auf. Von den primitiven Wilden zu den Barbaren, von den Barbaren zu den zivilisierten Menschen – so schreitet die Geschichte vorwärts, nie überspringt sie Stadien, stets streckt sie sich erst dann nach dem höheren Stockwerk aus, wenn sie auf dem Stockwerk darunter festen Fuß gefaßt hat. Von der Kindheit über die Adoleszenz bis zum reifen Alter – so entwickeln sich die Biographien, auch sie überspringen keine Stadien. Die geschichtlich errichtete Identität wurde entlang der Linie des zunehmenden Wissens und Könnens verzeichnet; die biographisch errichtete Identität (in beiden Hinsichten von Paul Ricœur unterschieden als *mêmeté*, »mit sich selbst über die Zeiten identisch sein«, und als *l'ipseté*, »von anderen zur gleichen Zeit anwesenden Identitäten verschieden sein«) entwickelte sich entlang der Linie der beruflichen Karriere. Beide Linien waren Geraden, und wie bei jeder Geraden gab es nur eine Möglichkeit, zwei Punkte miteinander zu verbinden – um von einem Punkt zum anderen zu gelangen, hatte man eine bestimmte Strecke der Linie zu durchlaufen. Die Geschichte, so könnte man sagen, gehört ebenso wie die Biographie zu den *Markoff-Ketten*[4] (und nicht, wie wir später sehen werden, zu dem »Vergiß-die-Vergangenheit«-Typ der *Markoff-Prozesse*, die für die postmoderne Lage kennzeichnend sind): in der stochastischen Zeit der kollektiven und individuellen Identitätsbildung waren die Wahrscheinlichkeiten an jedem nachfolgenden Punkt gleichzeitig Produkte der Wahrscheinlichkeiten früherer Punkte und Determinanten der Wahrscheinlichkeiten zukünftiger Punkte.

Die moderne Welt war eine ausgefüllte Welt (die Überzeugung, daß »die Natur jede Leere verabscheut«, gehörte zu den verbreitetsten – wissenschaftlich bestätigten – Meinungen der Epoche). Es gab keine Zeitlöcher und keine Raumlöcher. André Lervi-Gourhan[5] prägte den Begriff der »Verbundenheit«, um die Erfahrung in einer traditionellen Lebenswelt zu beschreiben: von einer Örtlichkeit zu einer anderen gelangte man ausschließlich auf einem kontinuierlichen, bruchlosen Pfad, ohne auch nur einen Augenblick lang aus der umgebenden Welt »herauszukommen«. Wir könnten sagen, die Moderne setzte alles daran (wenn auch mit gemischtem Erfolg), die Gültigkeit des »Verbundenheits«-Prinzips für die historische und biographische Zeit zu garantieren. Was immer man tat, war schwerwiegend und gewichtig, denn alles Gegenwärtige lastete schwer auf dem, was noch kommen sollte: das zukünftige Schicksal des Projekts hing von heutigen Taten ab. Eine Leere, eine zeitweilige Entgleisung, ein sich Hinausbegeben aus dem unaufhaltsamen und *kontinuierlichen* Lauf der Zeit gab es nicht, denn: *il n'y avait pas de hors-temps*.

In der Tat zeigte sich die Moderne, was die Einhaltung des »Verbindungsprinzips« betraf, sehr viel unbarmherziger als ihre Vorläufer. Die Überreste der Diskontinuität, von traditionellen Gesellschaften toleriert, standen im Widerspruch zum kumulativen Fortschreiten des modernen Zeitflusses. Es erstaunt daher nicht, daß Weber betonte, der Protestantismus sei auf eine Weise in Einklang mit der Moderne gewesen, wie der Katholizismus, sein erklärter Gegner, es nie war und nie sein konnte. Während die römisch-katholische Kirche, von den Protestanten scharf kritisiert, das Leben in sündhafte, von einer Beichte zur nächsten reichende Abschnitte aufteilte, machte der Protestantismus es statt dessen zu einer »lebenslangen Pilgerschaft«, in der jede Tagesreise, jede Übernachtung zählte, da sie die Menschen dem ersehnten Bestimmungsort näher brachte. Die Moderne handelte von der Unmöglichkeit »noch einmal von vorne anzufangen«, von dem Verbot, »einen zweiten Versuch zu machen«. Die Frage – »Können wir bitte noch einmal anfangen?« –, die die Verfasser von *Jesus Christ, Superstar* Judas in den Mund legten, war keine Frage, die leicht über moderne Lippen gehen würde.

Das Jetzt, das wunderbare Jetzt

Postmoderne Nomaden ziehen anders als die protestantischen »Pilger des Lebens« zwischen *unverbundenen* Plätzen hin und her. Darin – und nicht in ihrer Sorge um die *Schaffung und Wahrung* ihrer Identität – unterscheiden sie sich von ihren pilgernden Ahnen, mit denen sie diese Sorge durchaus teilen. Die meisten der von Anthony Giddens[6] überzeugend aufgelisteten Attribute des modernen Identitätsbegriffs treffen auf die Nomaden nicht weniger als auf die Pilger zu. Für beide ist Identität eine Aufgabe, und zwar eine rückbezügliche zu überwachende Aufgabe, und eine Aufgabe, deren Überwachung allein in ihrer unaufhörlichen Verantwortung liegt. Für beide sind das Bilden und Aufrechterhalten der Identität Aufgaben, die niemals ruhen dürfen, eine Anstrengung, die nicht nachlassen darf. Worin sich Nomaden und Pilger – und zwar recht schroff – unterscheiden, das ist die Unverbundenheit des Zeit-Raums, in den die Identität der Nomaden eingezeichnet ist, im Gegensatz zur Verbundenheit der Zeit-Raum-Leinwand, auf der die Identität der Pilger gewebt wird.

Pilger wählen ihren Bestimmungsort früh und planen dementsprechend ihren Lebensweg. Wir können sagen, sie werden immer von einem »Lebensprojekt« geleitet, von einem umfassenden »Lebensplan«. Anders die Nomaden: ihr Vorstellungsvermögen geht nie über die nächste Karawanserei hinaus.

Würde man sie drängen, ihrem Weg einen Sinn zu geben, würden sie eher zurück als nach vorne schauen und (mit der »Einsicht der Rückschau«) die Verbindungen zwischen den Wegstationen einzeichnen, die sie damals gar nicht bemerkt hatten. Lediglich im Rückblick, falls überhaupt, erscheint ihnen die Reihe von Zufällen als eine stochastisch determinierte Kette. Nur in diesem *Ex-post-facto*-Sinn würden sie von ihrem Leben als Durchführung eines Lebensprojektes sprechen. Falls es ein Lebensprojekt gab, war es nicht Teil der psychologischen Realität der Nomaden. Nicht anders als die Pilger waren die Nomaden pausenlos damit beschäftigt, ihre Identität auszubilden, allerdings war ihre Identität »vorübergehend«, eine Identität »für heute«, eine vorbehaltliche Identität. Nomaden verbinden nicht den Zeit-Raum, sie ziehen durch ihn hindurch, und so ziehen sie auch *durch* Identitäten hindurch.

Das Verstehen kann durch zu große Entfernung (weil kein hinreichender empirischer Bezug für eine befriedigende Übersetzung gegeben ist) oder durch zu große Nähe beeinträchtigt werden (weil zu wenig opake Gegenstände – Bezüge ohne unmittelbar deutliche Bezugspunkte – vorhanden sind, um die Übersetzungsarbeit auszulösen). Wenn sich die nomadische Erfahrung unserem vollständigen Verstehen entzieht, solange wir im »Inneren« jener Erfahrung verweilen – solange die nomadische Situation für uns anhält –, dann entzieht sich uns auch, allerdings aus entgegengesetzten Gründen, die buddhistische Erfahrung der Welt und des Lebens-in-der-Welt. Und dennoch schafft die offenbare Resonanz der beiden eine einzigartige Gelegenheit für eine Übersetzung. Aufgrund dieser Resonanz erschließt sich dem postmodernen Bewußtsein mehr als seinen modernen Vorläufern die buddhistische Vision. Im Verlauf des Verstehens mag es mehr über sich erfahren. Diesen Eindruck gewinnt man jedenfalls in den 1990er Jahren aus der erneuten Lektüre von Mircea Eliades Darstellung der indischen Symbolik von Zeit und Ewigkeit, die bereits in den 40er Jahren verfaßt und 1952 veröffentlicht wurde. In jenem frühen Stadium seiner langen und hervorragenden Karriere als Schriftsteller war Eliade sehr darum bemüht, aus einer Überlieferung, die seinen Lesern fraglos als wunderlich und »archaisch« erscheinen mußte (d.h. als etwas Museales im Land der Moderne), »Sinn zu machen«, *unseren* Sinn. Immer wieder ruft Eliade seinen Lesern die »spezifischen Merkmale« in Erinnerung, welche »allein schon [...] ausreichen, den Unterschied zwischen der archaischen Welt und unseren modernen Gesellschaften zu verdeutlichen«. Dazu zählt Eliade das (vielleicht entscheidende) Merkmal, daß man sich »in den überlieferungstreuen Gesellschaften bewußt und willentlich bemühte, die Zeit periodisch aufzuheben, die Vergangenheit auszulöschen und die Zeit durch eine Reihe von Ritualen zu regenerieren...« Ein solches Trachten mußte selbstverständlich unter die Züge eines seltsamen, unverständlichen Anderssein gerechnet werden, da es den heiligsten Mythen der Moderne ins Gesicht schlug, den Mythen der kontinuierlichen, ein Ganzes bildenden und unumkehrbaren Zeit. Heute jedoch vermag das folgende, von Eliade äußerst genau, mit viel Mühe und Liebe gezeichnete Bild weder Anstoß zu erregen noch Rätsel aufzuwerfen.

Und so erfahren wir aus buddhistischen Schriften, daß »jede Existenz ungewiß, vergänglich, illusorisch« ist, bis dahin, daß »sogar das Weltall seiner Realität entkleidet« wird. Die Verständigen unter den Menschen betrachteten »die zeitliche Existenz des Menschen nicht bloß als eine *ad infinitum* fortschreitende Wiederholung bestimmter Archetypen und exemplarischer Handlungen [die das neuigkeitsliebende, moderne Bewußtsein vom ›traditionellen Bewußtsein‹ erwarten würde. Z.B.]; sie veranschaulichten es sich auch als einen *ewigen Neubeginn*«. »Das Wesen eines jeden Seienden ist sein ihm eigentümliches Zerteiltsein in eine Fülle von Momenten des Stehens und der Zerstörung«, schrieb Shantaraksita, ein buddhistischer Weiser. Das den Dingen innewohnende Im-Fluß-Sein macht sie unwirklich, ja das »Im-Fluß-Sein verhüllt die Irrealität«. Für Buddha (und seine Schüler) »existiert weder die Vergangenheit noch die Zukunft«, sämtliche Zeiten verwandeln sich »in Gegenwart«. Die buddhistische Welt ist eine Welt der »totalen Gegenwart«.

Aus dieser Auffassung ergeben sich zwei wichtige Folgen. Erstens ist jeder Augenblick von Bedeutung, da von der Zukunft nichts zu erhoffen ist, was nicht wiederum ein »Augenblick« sein wird, unbeständig und der Selbstzerstörung anheim gegeben. Jenen, die in der »ewigen Gegenwart« leben, rät Buddha, »nicht den Augenblick [zu] verlieren«, denn »in Klagen werden jene ausbrechen, die ihn verlieren«. Buddha preist die Mönche glücklich, die sich »ihres Augenblicks bemächtigt haben«, und beklagt jene, »für die der Augenblick vorüberging«. Das Erfassen der Wirklichkeit, gewissermaßen der *wahren* Wirklichkeit, nicht der Illusion, die statt dessen in den Augenblicken der profanen Zeit geboten wird –, ist *in jedem Augenblick möglich*; wenn es geschieht, dann »geschieht es *plötzlich*, wie ein *Blitz*«. Man beachte, daß es zu jeder Zeit eintreten kann und der Zeitpunkt, zu dem es eintritt, in keiner Weise von all den vorangegangenen Zeitpunkten abhängt.... Und die zweite, bereits in der ersten enthaltenen Folge ist, daß es »keinerlei Merkmal (gibt), um einen beliebigen Ausschnitt der profanen Zeit von dem durch die Erleuchtung errungenen außerzeitlichen Augenblick zu unterscheiden«.[7] Es gibt keine Möglichkeit im voraus zu sagen, welcher Augenblick was ist. Alle Augenblicke sind angesichts des einzigen Augenblicks, der wirklich von Bedeutung ist und den Tod überdauert, *gleich*.

In einem aus gleichen Augenblicken zusammengesetzten Leben ist es sinnlos, von Richtungen, Projekten und Erfüllungen zu reden. Jede Gegenwart zählt ebensoviel oder ebensowenig wie jede andere. Jeder Zustand ist ebenso vorübergehend und unbeständig wie alle anderen, und jeder ist – der Möglichkeit nach – das Tor zur Ewigkeit. So ist der Unterschied zwischen dem Weltlichen und dem Ewigen, dem Vergänglichen und dem Dauerhaften, dem Sterblichen und Unsterblichen, nahezu ausgelöscht. Das tägliche Leben ist eine beständige Einübung in Sterblichkeit und Unsterblichkeit – und in die Sinnlosigkeit, das eine dem anderen gegenüberzustellen. Galt in der vormodernen Epoche der *Tod* als »gezähmt«, so ist nun im Gefolge der Zerstörungsarbeit der Moderne die *Unsterblichkeit* »gezähmt« worden – sie hat aufgehört, ein ferner und verlockender Gegenstand des Verlangens zu sein; sie ist nicht mehr der ferne und willkürliche Gott, der Askese, Selbstopferung und Selbstaufopferung befiehlt.

Aus der Markoff-*Kette*, die es in der projektorientierten Welt zu sein pflegte, verwandelt sich das Leben in das Abbild eines Markoff-*Prozesses*, in dem die Wahrscheinlichkeiten eines zukünftigen Zustandes allein vom gegenwärtigen Zustand abhängen und nicht von der Geschichte, die ihn heraufführte. Die Moderne hat ihren Weg zurückgelegt, und die Vergangenheit bindet die Gegenwart nicht mehr. Als sich der Krieg, der im Geist und der Praxis der Moderne geführt wurde, seinem siegreichen Ende näherte, konnte Claude Lévi-Strauss ganz selbstverständlich die Geschichte zu unserer eigenen Spielart des Stammesmythos erklären, und in dem synchronen Beziehungsgeflecht, einem ganz und gar in der Gegenwart aufgehenden, die Vergangenheit geringschätzenden Geflecht, den einzigen Rahmen sehen, innerhalb dessen die Bedeutung von etwas erforscht und gefunden werden konnte (und nicht in der diachronen, von geschichtsbewußten Etymologen bevorzugten Abfolge). *Gleichzeitigkeit* ersetzte Geschichte als Lokalisierung von Bedeutung. Was zählt – was die Macht hat, zu bestimmen und zu formen –, ist dasjenige, was hier und jetzt ist. »Ältere« und »jüngere« Gegenstände befinden sich alle auf der gleichen Ebene, derjenigen der Gegenwart. Die Gegenwart ist ein großes Sammelbecken für solche Gegenstände, die sich in vielerlei Hinsichten unterscheiden, zu denen aber nicht »Ursprung« oder »Geschichte« gehören.

In der postmodernen Welt, deren Philosophie Lévi-Strauss' Diktum vorweggenommen hat, bindet die Gegenwart Zukunft so wenig, wie sie ihrerseits von der eigenen Vergangenheit gebunden wird: was wird die Zukunft sein, wenn nicht ein weiterer »gegenwärtiger Zustand« ungebunden durch *unsere* Gegenwart, die zu *seiner* Vergangenheit geworden sein wird? Das Leben ist eine Abfolge sich selbst aufhebender Determinierungen. Da unsere Gegenwart, jene *Vergangenheit unserer Zukunft*, früher oder später für null und nichtig erklärt und ihr Einfluß auf die Beschaffenheit der Dinge (falls es ihn jemals gab) aufgehoben werden wird, ist es reine Zeitverschwendung, die entfernten, nicht-unmittelbar erfahrenen Folgen unserer gegenwärtigen Handlungen zu erwägen. Was immer die Gegenwart bieten mag, bietet sie jetzt – »solange der Vorrat reicht«. Das Angebot wird widerrufen (oder vielmehr vergessen?) werden, sobald die gegenwärtige Gegenwart von der morgigen Gegenwart abgelöst (beiseite geschoben, verdrängt, obsolet gemacht, dem Vergessen ausgeliefert) wird.

Und so muß nichts für die Dauer getan werden. Nichts *kann* für die Dauer getan werden. Das Wissen, das ich mir heute so eifrig aneigne, wird morgen völlig unbrauchbar sein, wenn nicht gar als glatte Unwissenheit gelten. Die Fertigkeiten, die ich mir heute im Schweiße meines Angesichts erwerbe, werden mir in der kühnen neuen Welt der Technologie und des Könnens von morgen kaum helfen. Die Arbeitsstelle, die ich gestern in hartem Wettbewerb erhalten habe, wird morgen verschwinden. Die Karriere, deren Stufen ich mühsam erklimme, wird sich auflösen – mit Stufen, Treppe, Gebäude und allem. Meine Trophäen, mein Stolz von heute, werden morgen zum Geschmack von gestern geworden und mir peinlich sein. Die Bindung, die zu ehren und zu wahren ich geschworen habe, wird morgen beim ersten Anzeichen von Unzufriedenheit, sei es der meinigen oder der meines Partners, zerbrechen und aufgelöst werden. Vielleicht wird es eine kleine Schar »lebenslanger Gefährten« geben. Keiner ist, keiner wird mein Partner sein, »bis daß der Tod uns scheide«: oder wenigsten wird nichts, was ich tue, garantieren, daß sie oder er es sein werden.

Wird Ewigkeit in eine Brownsche Bewegung[8] flüchtiger Augenblicke aufgelöst, dann scheint nichts mehr unsterblich zu sein. Allerdings auch nichts mehr sterblich. Jedenfalls nicht in dem alten – übermenschlichen, unheilvollen, furchteinflößenden – Sinn des »ein für allemal«, der Unwiderrufbarkeit, der Unumkehrbarkeit.

Der Versuch, Geschichte in einer geschichtslosen Welt zu machen

»Geschichte zu machen«, heißt unsterblich zu werden, durch das Eingehen in die Annalen, unsterblich *gemacht* zu werden, von nun an in jenen Aufzeichnungen zu stehen, die für die Ewigkeit bestimmt und unzerstörbar sind, dazu auserwählt, stets von neuem abgestaubt, wiederentdeckt und für die gegenwärtige Lebensführung aktualisiert zu werden; das heißt, für diese Lebensweise, sofern deren Form, deren Charakter, dadurch geändert oder gewahrt wird, »von Bedeutung« zu sein. In einer Welt, in der Ereignisse eine Kette bilden, kann jedes Geschehen, jeder Handelnde »Geschichte« machen.

In der vormodernen Welt waren es die Könige, die Kriegsherren und die Päpste, die »Geschichte machten«. Sie hatten als einzige das Recht, in die Chroniken einzugehen –, und über die Ausschließlichkeit dieses Rechts wurde eifersüchtig gewacht. Die Geschichte war in praktischer Hinsicht eine Chronik der Herrscherhäuser. Wie wir in Kapitel II sahen, wurde diese Auffassung von Geschichte weniger angefochten, als vielmehr durch das Vorgehen der Chronisten – der Schreiber – unterhöhlt und zersetzt. Erst mit dem Anbruch der Moderne wurde das Monopol, »Geschichte zu machen«, auf entscheidende Weise durchbrochen. Von nun an stritten Ereignisse und Akteure heftig um das Recht, als solche anerkannt zu werden, die »Geschichte machten«, sie kämpften, wie wir heute sagen, um *Historizität.* Die Moderne zeichnete sich dadurch aus, daß sie die Inhalte der Geschichte schonungslos erweiterte. Wer künftig in die Geschichte eingehen sollte, das waren nicht nur gekrönte Häupter, sondern auch gewählte Führer, nicht nur Führer, sondern gesetzgebende Versammlungen, nicht nur

Amtsinhaber, sondern auch ihre populären Herausforderer, nicht nur die Redner und Programmacher, sondern auch ihre vielen Anhänger – die Klassen und Massenbewegungen als metaphorisch kollektive *Akteure der Geschichte*.

Zudem beschränkte sich »das Geschichte-machen« nicht mehr auf den Bereich der Politik – auf die wirklichen oder Möchtegernherrscher wirklicher oder Möchtegernstaaten. Die Moderne erzeugte eine üppige Vermehrung von Historien. Was immer sie darüber hinaus bedeuten mochten, jedenfalls stand die moderne Trennung von Diskursen, die Spezialisierung der Aufgabenbereiche und die institutionelle Arbeitsteilung, auch für die neue Pluralität eigenständiger Historien und damit für die radikale Erweiterung der Gelegenheiten, »Geschichte zu machen«, wobei sie ebenfalls dafür sorgte, daß das Arsenal der dafür nötigen Werkzeuge besser bestückt wurde.

Die Demokratisierung der Möglichkeit, Geschichte zu machen, (Zugang zur *Historizität* zu erlangen), lief zunächst und vor allem auf eine Lockerung jener Einschränkungen hinaus, die vordem die Aussichten auf individuelle Unsterblichkeit schmälerten. Wie in vielen anderen Bereichen des menschlichen Lebens wurde die moderne Welt auch für die Unsterblichkeitssucher zum »Land der unbegrenzten Möglichkeiten«. Und wie in so vielen anderen Bereichen führte die immer freigebigere Verteilung der Chancen zwangsläufig zur Zerstörung jenes Gewinns, um dessen Willen der Zugang zu den Chancen gesucht worden war. Je mehr es für alle möglich war, »Geschichte zu machen«, desto mehr ging die Aussicht verloren, sich dadurch vor anderen auszuzeichnen, und damit schwand auch die Grundlage der Anziehungskraft und der Verlockung, »Geschichte zu machen«. Die Bedeutung von Geschichte (im Unterschied zur »Ungeschichtlichkeit«: den anonymen Massen, den ungeschichtlichen Nationen usw.) lag in ihrer Selektivität: »Geschichte zu machen«, war ein Vorrecht, das erblich war oder durch übermenschliche, heroische Anstrengung verdient werden mußte. Werden aber alle Eintrittskarten abgeschafft und die Tore so weit geöffnet, daß jeder eintreten und

Geschichte machen kann, dann ist alles und folglich nichts mehr »historisch«. Im Prinzip läßt sich durch jeden Akt unverzüglich Unsterblichkeit erwerben. Alle Akteure sind im Prinzip mit allem, was sie tun, unsterblich geworden. Ob man Teil der Geschichtsannalen wird, ist nun ein reines Glücksspiel –, obgleich Maßnahmen ergriffen worden sind, die dafür sorgen, daß einige Wahrscheinlichkeiten höher sind und im vorhinein erkennbar ist, auf welchem Gebiet und unter welchen Umständen sie wahrscheinlich besonders hoch sein werden.

»Offizielle Chroniken« werden nun von zahllosen Agenturen in zahllosen Tätigkeitsbereichen geführt. Alles, was aufgezeichnet ist, läßt sich wiederentdecken und als Bestandteil irgendeiner zukünftigen Gegenwart erneut einsetzen. Es verschwindet nur zeitweilig aus dem Blick – es »stirbt« nicht, sondern wird nur in ein Kellerregal gestellt, so daß es stets greifbar und in Reichweite bleibt. Man läßt nicht zu, daß es durch einen zu dichten Nebel und allzu lange den Blicken entzogen wird. Seine anhaltende, wenn auch unsichtbare Anwesenheit wird periodisch neu in Szene gesetzt und dadurch konsolidiert, offiziell bestätigt, »objektiviert« und verwurzelt. Das postmodernste aller Unterhaltungsspiele, die große Institution des 20. Jahrhunderts, das Quiz, ist ein öffentliches Schauspiel der allgemeinen und augenblicklichen »Wiederentdeckbarkeit« vergangener Ereignisse. Es inszeniert jenes öffentliche Ritual, mittels dessen das Sein selbst in den Zustand ständiger Wiederauferstehung versetzt wird. Die Demokratisierung der Unsterblichkeit äußert sich in der retrospektiven Auf- (oder Ab-)Wertung von Ereignissen und ihren Urhebern. Jeder Wiederentdeckung irgendeines vergangenen Ereignisse wird dieselbe Punktzahl verliehen – der Anbruch einer neuen politischen Welt zählt ebensoviel wie die erste Aufführung eines Schlagers oder ein Wettlauf bei den Olympischen Spielen –, und so werden im nachhinein die unterschiedlichsten Formen von Unsterblichkeit in denselben Rang erhoben. Das »Superhirn« ist derjenige oder diejenige, der oder die im Spiel der Wiederentdeckung glänzen, und das Wiedererweckungspotential der Wettkämpfer gerinnt zum Maßstab intellektueller Fähigkeiten. Daher wird jeder – verführt durch das Prestige eines erfolgreichen Auftritts – öffentlich dazu ermuntert, sich an den hausgemachten Auferstehungsriten zu beteiligen, und dergestalt verlockt, die daraus folgende »Verweltlichung« der Unsterblichkeit zu unterstützen und ihr Vorschub zu leisten.

Wie wir es in allen anderen Dimensionen der Gleichheit beobachten, so ist auch diese neue »Gleichheit der Unsterblichkeit« bestenfalls eine Gleichheit der *Chancen* und keine Gleichheit hinsichtlich der Verteilung des Gutes selbst. Nicht anders als in anderen Dimensionen der Gleichheit wird die Zuteilung gelenkt. Ein neuer Berufsstand (oder Berufsstände) von Unsterblichkeitsmaklern ist aufgetaucht, um die Verteilung zu überwachen, und er verfügt über alle Fähigkeiten, deren die neue, weltliche Form von Unsterblichkeit bedarf. Nun, da Unsterblichkeit in Ruhm dekonstruiert worden ist, und die Tugend, die sich einst Unsterblichkeit erwerben konnte, in die Fähigkeit, große Teile der öffentlichen Aufmerksamkeit zu fesseln, hat die Madison Avenue den Päpstlichen Stuhl abgelöst. Werbefachleute, Publizität fördernde und Imagepflege betreibende Agenturen, Kritiker, Galeriebesitzer, Programmdirektoren der Fernsehsender und Zeitungsherausgeber sind die bekanntesten Vertreter dieser neuen Zunft, deren Funktion (Bedeutung und Wertschätzung) darin besteht, Unsterblichkeit feilzubieten. Ihre Kundschaft mag verschiedene Namen tragen und verschiedene Funktionen ausüben; es kann sich um Politiker oder Terroristen, Schriftsteller oder Popsänger, Großindustrielle oder Verbrecher handeln – doch sie alle benötigen ihre Unsterblichkeitsmakler, und letzten Endes ist es deren Geschicklichkeit zu verdanken, ob sie anonym bleiben oder prominent werden. Anonymität oder Prominenz, so lautet der Gegensatz, den der postmoderne Jahrmarkt der Eitelkeit an die Stelle des Gegensatzes zwischen Sterblichkeit und Unsterblichkeit gesetzt hat. Was unsterblich gemacht wird, sind nicht die großen Taten, denn sie werden erst in dem Augenblick groß, wo sie »unsterblich gemacht werden«, indem sie – für eine kurze, flüchtige, aber nie ganz auszuradierende Zeit – in den Mittelpunkt der öffentlich Aufmerksamkeit gedrängt worden sind.

Der Tod wird weggezaubert

Es gibt keinen besseren Ort, um sich zu verstecken, als die Menge. Und je größer und dichter sie ist, um so besser.

Das »Verstecken-Suchen-und-Wiederfinden« genannte Spiel wird nun in der öffentlichen Arena, unter Ausschöpfung aller Kapazitäten, rund um die Uhr gespielt. Die Bühne ist in blendend helles Licht getaucht, so daß die Kulissen kaum sichtbar sind und die Schauspieler aus dem Nichts aufzutauchen scheinen, nur um wieder mit dem dunklen, verschwommenen Hintergrund zu verschmelzen (in einem obskuren und drittklassigen Nachtklub wird eine Sängerin entdeckt, ein Junge vom Lande Dorf spielt gut Gitarre und weiß einige gefällige Verse zu schmieden, ein schulischer Versager schießt genug Tore, um den Tageskursrekord zu brechen). Es scheint tatsächlich *kindisch* einfach zu sein, ins Rampenlicht zu kommen. Andererseits scheint es verdammt schwierig, ja unmöglich zu sein, sich lange dort aufzuhalten. Viele Schauspieler müssen hinter den Kulissen warten, mehr als die Bühne aufzunehmen vermag, und so darf jeder nur ein paar Zeilen sprechen. Sie sind, wie Warhol bemerkte, Berühmtheiten für fünfzehn Minuten. Weil die auf der Bühne zugebrachte Zeit so kurz ist, mögen viele Zuschauer erwarten, auch sie dürften, wenn die Reihe an ihnen ist, die leichte Zugänglichkeit und Flüchtigkeit der Unsterblichkeit erproben.

Die Furcht vor dem Tod läßt sich auf mehr als eine Weise austreiben. Doch so vielfältig und zahlreich sie auch sein mögen, letztlich lassen sich alle klugen Austreibungsmethoden grob in zwei grundlegende Klassen einordnen. Die erste richtet sich nach dem Grundsatz: »Über diese Brücke werden wir gehen, wenn wir dorthin gelangen«, damit räumt sie zwar ein, daß die Brücke irgendwann überschritten werden muß, betont aber, daß der Zeitpunkt hinausschiebbar ist – vielleicht auf unbestimmte Dauer (die gegenwärtig fixe Idee, sich *einfrieren* zu lassen, steht für den radikal *privatisierten* Extremfall dieser Hoffnung, während die Unsterblichkeit der Nation oder anderer »Sachen« lange Zeit die extreme *kollektivierte* Version verkörperte). Die zweite Klasse – jene, die zunehmend von der Welt, in der wir leben, einer wachsend *postmodernen* Welt favorisiert wird – macht aus dem ganzen Leben ein spielerisches Brückenüberschreiten; alle Brücken scheinen im großen und ganzen gleich zu sein; alle sind – tröstlicherweise – Teil des täglichen Weges, so daß keine Brücke unheilvoll als »letzte« vor uns aufragt (als wichtigste, als Brücke »ohne Wiederkehr«). Die Brücke zu überqueren, wird zu einer gewohnheitsmäßigen, mitunter sogar vergnüglichen Tätigkeit – um so mehr, da sich bislang alle Überquerungen als umkehrbar erwiesen haben. Keine Brücke hat sich als Einbahnstraße entpuppt. Nichts scheint auf ewig, »ein für allemal« zu verschwinden, – so daß es nicht wieder auftauchen kann. Auch wenn die Gegenstände eine Zeitlang unsichtbar bleiben, scheinen sie doch weiterhin zu verweilen. Nichts, was einmal verpatzt wurde, läßt sich nicht beim nächsten Mal besser machen. Kein Verlust ist unwiederbringlich.

Guy Debord hat diese neue Erfahrung sehr gut auf den Punkt gebracht:

> *Gerüchte, die von den Medien oder der Polizei in Umlauf gesetzt wurden, erwerben sofort – oder schlimmstenfalls nach drei oder vier Wiederholungen – den unbezweifelten Status Jahrhunderte alter historischer Zeugnisse. Durch die legendäre Macht der Tagessensation können seltsame, in aller Stille beseitigte Gestalten als fiktive Überlebende wiederauftauchen, deren Wiederkehr stets durch die bloße Versicherung von Spezialisten heraufbeschworen oder errechnet und erwiesen werden kann. Diese Toten, die die Sensation nicht richtig begraben hat, existieren irgendwo zwischen Acheron und Lethe und warten nun vermutlich vor sich hin dösend auf den Ruf, der sie alle wecken wird.*

Die Unsterblichkeit selbst ist es, die nun sterblich wird – allerdings hört der Tod auf, ein einmaliger Akt zu sein, ein besonderes, einzigartiges Ereignis mit unaufhebbaren Folgen. Der

Sterblichkeit ist der Stachel der Endgültigkeit gezogen worden, jeder Sterblichkeit, einschließlich der Sterblichkeit der Unsterblichkeit: die Dinge verschwinden nur eine Zeitlang aus dem Blick, diese Zeit mag lange dauern, aber die Chancen stehen gut, daß es nicht für immer sein wird. Der Tod ist nur ein Aufschub, ein Übergangsstadium ... Nur der Aufschub scheint wahrhaft »unsterblich« zu sein – dauerhaft und seiner Ewigkeit gewiß (alles ist ohnehin sicher auf Computerdisketten gespeichert) – und wird sich nie heimlich in den »wirklichen« Tod auflösen. »Wenn die Sensationsmache länger als drei Tage nicht mehr von etwas spricht, ist es, als habe es nie existiert. Denn sie ist dazu übergegangen, von etwas anderem zu reden, und dieses wird von nun an, kurz, existieren.« Doch kein Grund zur Beunruhigung:

> *Die Konstruktion einer Gegenwart, in der die Mode selbst, von der Kleidung bis zur Musik, zum Stillstand gekommen ist, einer Gegenwart, die die Vergangenheit vergessen will und nicht mehr den Eindruck erweckt, als glaube sie an die Zukunft, wird durch den endlosen, stets wieder auf dieselbe gedrängte Liste von Nichtigkeiten zurückgreifenden Informationskreislauf erreicht.*[9]

Gegenstände kommen und gehen und kehren wieder zurück, wobei sie niemals länger bleiben, als der Konzentrationsfähigkeit der Aufmerksamkeit zumutbar ist. Sie sind dazu verurteilt, das Nomadenleben eines Handlungsreisenden zu führen. Der Abfall vom letzten Jahr wird zur geschätzten Antiquität, die abgetretenen Stars der vorigen Generation zu den Idolen nostalgischer Träume, die verhaßten Schlachtfelder von damals werden nun von ehrfurchtsvollen Touristen überschwemmt, die nach »unserem ruhmreichen Erbe« industrieller oder militärischer Siege suchen. Was gestern veraltet war, wird heute der letzte Schrei, aber es ist dazu verurteilt, wieder in Vergessenheit zu fallen, noch bevor es sich mit Pauken und Trompeten einen Weg ins Zentrum der heutigen Aufmerksamkeit gebahnt hat. Täglich geprobte Sterblichkeit wird zur Unsterblichkeit, alles wird, und nichts ist, unsterblich. Ja, nur die Vergänglichkeit selbst ist dauerhaft.

»Was verschwunden ist«, sagt Baudrillard, »hat alle Aussichten wiederzukehren. Denn was stirbt, wird in der linearen Zeit ausgelöscht, was verschwindet, geht jedoch in Konstellationen ein. Es wird Ereignis eines Zyklus, der es vielfach wiederkehren lassen kann.«[10] »Nun verschwindet nichts mehr [...] durch Ende oder Tod, sondern durch Wucherung, Ansteckung, Sättigung oder Transparenz [...] Kein *fatales* Verschwinden mehr, sondern *fraktale* Zersplitterung.«[11]

Tod und Verschwinden sind zwei ganz und gar verschiedene Weisen, »aufzuhören zu sein«. Und ebenso schroff sind die beiden Welten, in denen die eine oder die andere Weise Oberhand gewinnt, von einander unterschieden.

Die eine Welt (eine Welt, in der der Tod am letzten Horizont des Seins aufragt, in der die Zeit nicht nur einen Anfang, sondern auch ein genaues, klar definiertes Ende hat) ist eine *Abfolge* von Geschöpfen. Es ist eine Welt der *Endlichkeit* – der Raumknappheit. Raum ist hoch im Kurs. Die Geschöpfe müssen den von ihnen eingenommenen Platz räumen, wenn andere Geschöpfe auftreten sollen. *Alle* Geschöpfe tauchen an einem bestimmten Punkt auf, sie werden geboren (d.h. *zuvor* waren sie nicht auf der Welt, aber sie sind es *jetzt*, und sie haben ein *Ende* – sie sterben (d.h. sie sind jetzt auf der Welt, aber später werden sie nicht mehr da sein). Von diesen beiden Ereignissen in der Lebensgeschichte der Geschöpfe ist das erste reversibel: ein Geschöpf, das heute hier ist, mag morgen nicht mehr da sein. Das zweite ist hingegen irreversibel: ein Geschöpf, daß aufgehört hat zu sein, wird nicht wieder sein. Nur vom zweiten Ereignis wird man sagen können, es sei »endgültig«. Keine Geburt enthält ein Versprechen der Dauerhaftigkeit, Permanenz, *Unsterblichkeit.* Nur auf den Tod trifft dies zu – und seinem Versprechen der Unsterblichkeit haftet Gewißheit an.

Die andere Welt (jene, in der der Tod auf den Rang eines bloßen »Aufschubs«, eines zeitweiligen Verschwindens reduziert ist) ist eine *Koexistenz* von Geschöpfen. Es ist eine Welt, in der der Raum den Eindruck erweckt, als sei er nicht knapp. Oder besser gesagt: der Raum hat viele Ebenen, bewohnte Etagen und

Keller, offene Bühnen und versteckte Rumpelkammern. Um auf einer Ebene Raum zu schaffen, haben sich die Geschöpfe, was sie auch tun, bloß auf eine andere Ebene zu begeben. Gewiß, Geschöpfe werden geboren (obwohl sie versuchen, es zu verbergen, indem sie sich als Zitate ausgeben, als erinnerte Vergangenheit, wiederhergestellte Traditionen). Doch einmal geboren, überdauern sie – und nun ist es das gewußte oder vergessene, zugegebene oder verleugnete, entfernte oder jüngst erfolgte Ereignis der Geburt, das unwiderruflich und irreversibel ist.

Zweifellos unterliegen die Geschöpfe immer noch Veränderungen, die oberflächlich dem Tod ähnlich sind. Sie geraten tatsächlich aus dem Blick und hören auf zu kommunizieren. Dennoch ist die Ähnlichkeit mit dem Tod nur oberflächlich, da ihr Abgang anders als der Tod reversibel und widerruflich ist; die verschwundenen Wesen lassen sich stets aus der Rumpelkammer, in der sie sich aufhalten, »wiedererwecken«. (Umkehrbarkeit, sagt Baudrillard – »zyklische Umkehrung, Annulierung« »macht Schluß mit der linearen Zeit«.[12] Die lineare Zeit ist natürlich eine Metapher, eine bildliche Vorstellung des Gedankens, es gebe »keine Wiederkehr«.) Im Gegensatz zum Tod ist das Verschwinden nicht endgültig, nicht »für immer«, seine Dauer ist nicht gewiß.

In dieser anderen Welt ist Unsterblichkeit sozusagen ein Geburtsrecht. Aus dem gleichen Grund hat sie auch nichts von der Anziehungskraft, die sie in der ersten Welt zu haben pflegte, deren Stelle die zweite Welt eingenommen hat (oder im Begriff ist einzunehmen). Unsterblichkeit ist keine anzunehmende Herausforderung mehr, keine zu erfüllende Aufgabe, keine zu verdienende Belohnung. Auch ist sie kein Projekt, die dem In-der-Welt-Sein einen Sinn verleiht. In der Welt, in der es kein Sterben mehr, sondern nur noch ein *Verschwinden* gibt, löst sich Unsterblichkeit in die Melancholie der Präsenz auf, in die Monotonie endloser *Wiederholung*.

Über die Wiederholung, die vorrangige Produktionsweise in unserer Gesellschaftsform (Waren werden nicht entsprechend ihrer schwer zu definierenden Güte oder ihres Gebrauchswert bezahlt, sondern nach Anzahl und Häufigkeit der Wiederholungen, die eifrig in den Bestseller- oder Hitlisten verzeichnet werden) und den Unterschieden zwischen Wiederholung und der von ihr ersetzten Repräsentation – sagt Jacques Attali folgendes:

> *[Repräsentation] ist dasjenige, was einem einzelnen Akt entspringt, Wiederholung das, was massenhaft produziert wird. So ist ein Konzert eine Repräsentation, aber auch ein selbst zusammengestelltes Essen in einem Restaurant; während eine Schallplatte oder eine Konservendose eine Wiederholung ist. Weitere Beispiele für Repräsentation und Wiederholung sind ein handgefertigtes Möbelstück oder ein Schneiderkostüm beziehungsweise Konfektionskleidung oder Fabrikmöbel. Das eine liefert einen Gebrauchswert, der mit der handwerklichen Qualität der Produktion verbunden ist, das andere ermöglicht eine Produktion auf Vorrat, leichte Zugänglichkeit und Wiederholung. Bei der Repräsentation wird ein Werk im allgemeinen nur einmal gehört – es ist ein einmaliger Augenblick; bei der Wiederholung werden potentielle Hörerlebnisse vorrätig gehalten.*[13]

Die Repräsentation, so können wir sagen, gehört zur Welt der Individualität und daher auch zur Welt der individuellen Unsterblichkeit. In unserer Welt ist sie auf den Bereich des Reichtums, des Luxus und des gesellschaftlichen Ranges beschränkt. Außerhalb dieses Bereichs gibt es Unsterblichkeit nur als Massenware, als eine Unsterblichkeit für die Massen: als eine für viele erwerbbare Massenkopie, als Abklatsch des »wirklichen Dinges«, mit Rauschgold überzogen, damit es ein wenig dem kostbaren Metall des Originals gleicht. Wiederholung ist sozusagen die Repräsentation der kleinen Leute, so wie das die Wiederholung ermöglichende Verschwinden die Unsterblichkeit der Armen ist. Doch nun, nachdem die Massenversion dieser Unsterblichkeit in die unendliche Möglichkeit der Wiederholung übersetzt worden ist, darf jeder Arme zumindest davon träumen, an der Unsterblichkeit (oder an deren vom Markt angebotenen Version) teilzuhaben. Der quälend ungreifbare Wert der *Qualität*, einst das undurchdringliche Schutzschild des Privilegs, bietet gegen die *Quantität* keine sichere Verteidigung mehr.

Die allmähliche Auflösung der Repräsentation in Wiederholung wurde zuerst in der Kunst ausprobiert, durchgespielt, an die Oberfläche gebracht und für die philosophische Meditation aufbereitet. In Rodins *Höllentor* und den *Drei Tanzenden* entdeckte Rosalind Kraus, die scharfsichtige Theoretikerin der modernen und postmodernen Kunst, daß »das Original« verschwand und die Einzigartigkeit des Werkes sich in eine Reihe von neuen Zusammenstellungen der Einzelfiguren auflöste.[14] Was sich in Rodins *Œuvre* noch als ein Erforschen der versteckten Möglichkeiten künstlerischen Schaffens deuten ließ und erst später als Vorahnung künftiger Entwicklungen erschien, ist seitdem in den Prozeß der künstlerischen Produktion selbst eingebaut worden. So faßt beispielsweise Stephen Struther den Ausschluß von »Repräsentation« aus der Praxis zeitgenössischer Musik so zusammen:

> *Der Begriff einer kopierbaren Kunst, einer für die Reproduktion gemachten Kunst, trifft besonders auf Tonaufzeichnungen zu ... Die Vorstellung einer zeitgenössischen musikalischen Aufzeichnung als Reproduktion eines wirklichen musikalischen Ereignisses ist nicht haltbar, da aufgrund der Verwendung mehrspuriger Magnetbänder die endgültige Aufzeichnung aus einer Anzahl von Fragmenten zusammengestellt und »rekonstruiert« wird, so daß es kein »Original« gibt, dessen Reproduktion die erschienene Aufzeichnung sein könnte. Tatsächlich hat ein beträchtlicher Teil der Unterhaltungsmusik nie vor der Aufzeichnung existiert, weil sie erst während der Aufzeichnung geschaffen wurde oder eine einzigartige Zusammenstellung zuvor erstellter Aufzeichnungen war, die zum ersten Mal beim Zusammenschneiden erklang. Viele Aufzeichnungen werden heutzutage vor allem im Hinblick auf die Reproduktionsumstände, entweder im Rundfunk oder bei privaten Hörerlebnissen, gemacht.*[15]

Man könnte sagen, in solchen und ähnlichen Fällen wird das Werk bereits in einer kopierbaren Form geschaffen, als potentiell »unbegrenzte Auflage« voneinander nicht zu unterscheidenden Kopien. Keinen Augenblick lang ist ein derartiges Kunstwerk an einen einzelnen, zerstörbaren materiellen Gegenstand gebunden. Doch wie zu erwarten ist, läßt sich die Einzigartigkeit nicht widerstandslos im Meer der Kopien versenken. Eine entgegengesetzte Tendenz – ein verzweifelter Versuch, den traditionellen, modernen Begriff von der künstlerischen Einzigartigkeit zu retten – ist zu beobachten. Sie mag in Form einer Kunst auftreten, die Ereignis oder Happening ist, weder für eine Wiederholung gemacht und noch dazu geeignet: Installationen, die abgebaut werden, bevor die Galerie ihre nächste Ausstellung eröffnet und niemals wieder aufgebaut werden, oder das Verpacken der Brooklyn Bridge in Plastikplanen für einen Tag, bevor der Verkehr wieder fließt. Solche Versuche sind jedoch im großen und ganzen nicht gegen die »Krankheit« der Reproduktion gefeit: einmalige Kompositionen mögen (und, wollen sie eine Wirkung haben, müssen) aufgezeichnet werden, um auf zahllosen Kopien bei zahllosen Gelegenheiten wieder gezeigt zu werden, und die in Plastik verpackte Brücke mag auf Tausenden von Postkarten »erhalten« bleiben. Und schlimmer noch: wenn Kunstwerke dem Angriff auf die Originalität widerstehen wollen, müssen sie eine Form annehmen, die zwangsläufig die Vergänglichkeit, Unbeständigkeit und Flüchtigkeit einer »Einzigartigkeit« unterstreicht, deren erklärtes Ziel es ist, »einzigartig« zu bleiben. Der Sieg weist eine unheimliche Ähnlichkeit zum Selbstmord auf.

Wie in vielen anderen Bereichen der Wirtschaft scheint auch in der Ökonomie des Todes und der Unsterblichkeit das Greshamsche Gesetz zu gelten. Auf dem Markt der Unsterblichkeit scheinen minderwertige (gefälschte?) Münzen die höherwertigen (prototypischen) Münzen zu verdrängen und zu ersetzen. Die Einmaligkeit des Talents, der Meisterschaft, der intellektuellen Kenntnis wird zu einem Ärgernis – und einer Herausforderung. Die einzigartige Leistung muß sich selbst bestätigen – einen Wert erlangen – indem sie ihre störende, verwirrende Einmaligkeit abstreift und einer Wiederholung zugänglich wird. Ereignisse erwerben nur dann wahrhafte Bedeutsamkeit und die Chance, ein wenig länger zu überdauern, wenn sie auf Videobändern aufgezeichnet worden sind und sich auf diese Weise immer wieder – in der normalen oder umgekehrten Anordnung, in langsamer oder schneller Bewegung – betrachten lassen. Es gibt keine Fähigkeit, keine Leistung und kein Ereignis, das von diesem Test ausgenommen wäre.

Anläßlich der neuen Computer »Experten-Systeme«, die in Computer Software (und mithin in etwas, was jedermann unzählige Male verwenden kann, ohne es durch den Gebrauch abzunützen) einbauen wollen, was bislang als einmaliges Wissen in den Gehirnen der Fachleute steckte, kommentierte Anthony Stevens: »[Ich bin] sehr neugierig zu erfahren, was noch als wertvoll betrachtet wird, wenn die Romanze zwischen der Gesellschaft und der menschlichen Intelligenz zu Ende geht, weil Intelligenz so billig geworden ist. Bewundert irgend jemand heutzutage eine Person, die im Handumdrehen ein Loch graben oder ein Auto lackieren kann? Schon bald werden wir dieselbe Langeweile angesichts geistiger Leistungen empfinden«.[16]

Anders als der verbreitete Hang der Dämonisierung von Computern suggeriert, sind diese schwerlich für die Neigung verantwortlich zu machen, »Einmaligkeit« aufzulösen, sie durch Wiederholung zu ersetzen und an die Stelle der Einzigartigkeit Wiederholbarkeit treten zu lassen. Schließlich wurden Computer deshalb so überschwenglich begrüßt, weil sie in Einklang mit einem bereits bestens etablierten Trend stehen, der sich tatkräftig nach besseren Werkzeugen umschaute. Computer reagierten sozusagen auf eine bestehende, wenn auch vielleicht nicht völlig artikulierte Nachfrage – sie lieferten lediglich die technischen Mittel für die Vollendung eines Prozesses, der sich seit langem abzeichnete. Allerdings läßt sich nicht bestreiten, daß der Prozeß ohne Unterstützung durch Computer seine inneren Tendenzen nicht vollständig hätte verwirklichen können.

Wie Anthony Smith feststellte, hörten Wissen, Kreativität und Information als solche auf, ein Attribut der Individualität zu sein. Sie wurden letzten Endes »entprivatisiert«, von jeder »physischen Substanz« losgelöst und verloren so jeden »festen Aufenthaltsort«. »Es wäre närrisch, den Wert einer Information ganz uneingeschränkt auf die individuelle Persönlichkeit ihres Schöpfers zu gründen, denn der Wert entsteht erst dadurch, daß er wahrgenommen wird, und daß Fachleute noch Monate,

Jahre, Jahrzehnte, Jahrhunderte nach dem Akt der ›Urheberschaft‹, dem sich die Information in erster Linie verdankte, mit ihr arbeiteten.«[17] Nichts kann Dauer erwerben, solange es keine allgemeine Verwendung findet. Ist diese Bedingung aber erst einmal erfüllt und der massenhafte Gebrauch zu einer Tatsache geworden, dann haftet die Dauerhaftigkeit nicht mehr dem persönlichen Namen oder der persönlichen Tat an. Weil Andy Warhol davon besessen war, eine Welt zu porträtieren, in der es keinen Platz mehr für das Original gibt, und in der alles nur als unendlich vervielfältigbare Kopie ein Daseinsrecht hat, erklärte Rosenblum Warhol zum »Hofmaler der siebziger Jahre«: »Warhols kühl voyeuristischer Blick auf das heutige Leben, in dem das Ernste und das Triviale, das Modische und Erschreckende als vorübergehende Erscheinungen friedlich nebeneinander bestehen, ist ein tödlich genaues Spiegelbild einer alltäglichen Erfahrung in der modernen Kunst und im Leben.«[18]

Spiele und Schauspiele

Nur endliche Gegenstände – die irreversiblen Ereignisse – besitzen jene unbezwingbare, unerschütterliche Festigkeit, der wir den Namen »Realität« geben. Sie sind ernsthaft und respektheischend. Vielleicht ist es möglich, ihre Ankunft zu verhindern oder zumindest hinauszögern, doch sobald sie geschehen sind, lassen sie sich nicht mehr rückgängig machen. Und solange die Ereignisse irreversibel bleiben, sind »unvorhergesehene Folgen« der Stoff für die düstersten Alpträume. Das »Unvorhergesagte« gilt als Beweis für ein ganz und gar unwürdiges Versagen, und »das Unkontrollierte« scheint die zermürbendste Herausforderung überhaupt zu sein. Descartes' *malin génie*, der Schirmherr jeglicher Täuschung und aller Fehlurteile, der Vernebler des klaren Verstandes, der Magier falscher Erscheinungen und der Erzpriester der Irreführung, ist der denkbar tödlichste Feind. Unumkehrbarkeit begünstigt sozusagen, die Vorausschau, die sorgfältig genaue Untersuchung, das nüchterne Urteilen, Berechnen und Planen. Sie setzt das Vermögen der *Vernunft*, die im Besitz all dieser Fähigkeiten geglaubt wird, auf den Direktorensessel.

Vernunft ist zunächst und vor allem die Kunst, das Wirkliche vom Scheinbaren zu trennen – das »wahrhaft Wirkliche« vom »scheinbar Wirklichen«, das Wirkliche, das in der Tat ist, was es zu sein behauptet, von dem betrügerischen und arglistigen Schein der Wirklichkeit. Vernunft ist sowohl der Schiedsrichter als auch das Markenzeichen des Realen: Vernunft unternimmt es, Wirklichkeit auf dieselbe Weise zu bestimmen und zu garantieren wie die übrigen Produzenten es auch mit ihren Erzeugnissen tun. Das »Irreale« steht demgegenüber für alles, was Vernunft nicht kontrolliert. Vernunft bezieht ihre *raison d'être* daraus, daß sie die Grenze zwischen dem Realen – dem echten Erzeugnis – und dem Irrealen – der Fälschung – undurchlässig macht.

Solange die strikte begrifflich-praktische Unterscheidung zwischen Realität und ihrer Repräsentation aufrechterhalten wird (sei es nun als befriedigende Errungenschaft oder als Aufgabe für die Zukunft), darf nichts Seiendes nach dem bloßen Augenschein beurteilt werden, dies wäre buchstäblich eine Frage von Leben und Tod. Es ist *lebenswichtig*, jede noch so kleine Täuschung aufzuspüren, »die Tatsachen klipp und klar darzulegen«, genau zu wissen, wie die Dinge sind, denn wenn sie anders sind, als sie zu sein scheinen, dann mögen sie sich in *ihren Folgen als tödlich* erweisen. Klugheit fordert, daß wir alles Seiende verdächtigen, ebenso viel, wenn nicht gar mehr, zu verbergen, wie wir in ihm zu entdecken meinen. Daher das Gebot der Lügendetektoren, der Wahrheitsüberprüfungen, der besessenen Suche nach Beweisen und Zeugnissen der Aufrichtigkeit. Seiende sind nur Signifikanten – Erscheinungen, die auf der Oberfläche der soliden Realität schwimmen. Sie mögen nicht immer trügerisch sein, doch sind sie stets undurchsichtig. Es bedarf einer Anstrengung, um ihre Undurchsichtigkeit zu durchdringen, um »durch sie zu hindurchzuschauen« in jene verläßliche Wirklichkeit, die sich anders als ihre Repräsentationen, Signifikanten und Erscheinungen nicht verändert. In einer Welt, in der Ereignisse und Realitäten irreversibel und von ihren Repräsentationen unterschieden sind, muß *Interpretation* zwangsläufig zur Hauptbeschäftigung werden. Die Dinge müssen daraufhin untersucht werden, wie sehr sie sich verstellen. Und die Überprüfung nimmt kein Ende. Es ist notwendig, »zu dem wirklichen Ding vorzustoßen«, das immer in einer gewissen Entfernung von seinem Zeichen liegt. Der Weg zu dem »wirklichen Ding« scheint kein Ende zu nehmen – wie tief man auch vordringen mag, stets gilt es, eine neue Tiefe auszuloten. Worauf der Signifikant deutet, entpuppt sich bei näherem Hinsehen als ein weiterer Signifikant. Eine verzweifelte Situation. Die Vernunft, entschlossen, alles im voraus zu beantworten, alles zu vollenden und zu vervollständigen, sieht sich der tödlichen Gefahr einer *unbeschränkten Semiose*[19] gegenüber, genauer gesagt, sie kann nicht anders als in der unbeschränkten Semiose, in der semiotischen Strömung, die niemals in einen sicheren Hafen führt, eine tödliche Gefahr zu sehen.

Auf der anderen Seite der modernen Epoche scheint es freilich keine klare Unterscheidung zwischen einer festen oder nachgiebigen, dauerhaften oder ungreifbaren, mehr oder weniger vertrauenswürdigen Existenz zu geben. Alles Seiende fällt unter die Modalität der Vergänglichkeit, die sich in jedem Augenblick, aus Gründen, die sich unmöglich voraussagen lassen, mit dem Putz der Dauerhaftigkeit schmücken kann. Es gibt keinen Anlaß, aus diesem Grund dem Gesehenen und Gehörten zu mißtrauen (oder kann ihm realistischerweise nicht mißtraut werden?). Die Modalität des Sprechens ist nicht minderwertiger als die Modalität dessen, über das gesprochen wird. Aber eine Vorstellung, die keine abgeleitete, untergeordnetete Version des Vorgestellten ist, ist keine Vorstellung mehr und hat sich von ihrer früheren Schmach befreit, etwas Abgeleitetes, Minderwertiges, Vertrauensunwürdiges (eine »bloße« Vorstellung) zu sein. Sie muß nicht überwacht und als möglicherweise »bloße« Erscheinung unterm Mikroskop betrachtet werden. Alle Seienden grüßen einander und werden zurückgegrüßt. Sie sind durch Schleifen und nicht durch gerade Linien verbunden, daher führt das Auskundschaften jeder Route letztlich wieder zum Ausgangspunkt zurück. Nach einer Reihe von Umwegen finden die Signifikanten zu sich selbst zurück.

Man mag zu Recht in jedem Akt von *Verstellung* eine *Verheimlichung*[20] vermuten. Doch auf der anderen Seite der Moderne verstellen sich die Seienden *nicht* mehr. Verstellung hat, wie Verheimlichung (dis-simulation), die Bedeutung von Vorspiegelung und Täuschung, wobei Täuschung seinerseits die Gegebenheit des »wirklichen Dinges« impliziert, da die Dinge zunächst »wirklich« sein müssen, bevor sie sich vorspiegeln oder falsch darstellen lassen. (Ein Betrugsverdacht ist zu allen Zeiten eine indirekte Verbeugung vor der Festigkeit und Unbesiegbarkeit der Wahrheit, die – wie man stets hofft – am Ende »herauskommen wird«.) Verstellung wird mit anderen Worten nur dann zum Problem, wenn man beharrlich an der Unterscheidung zwischen den Signifikanten und dem, was sie bezeichnen, festhält. Eine solche Unterscheidung ist jedoch hinfällig, wenn die Bezeichnung nicht diskriminiert und folglich auch nicht herabsetzt, wenn Seiende nur einander in einem geschlossenen Kreis bezeichnen, wenn Bezeichnung zweizinkig und wechselseitig ist, wenn alle Gegenstände dieselbe Solidität besitzen oder es ihnen im gleichen Maße daran mangelt, wenn sie alle an derselben, nie endenden Quadrille des Verschwindens und Wiederauftauchens teilnehmen.

Das oben Gesagte läßt sich auch so ausdrücken: die moderne Welt ist bekannt für ihre Beschäftigung mit der *Suche* nach Bedeutung. Bedeutung ist nicht das, was man sieht, nicht das, was unmittelbar, »sofort« gesehen wird. Bedeutung läßt sich nur erfassen, indem die Beziehung zwischen der flüchtigen Erscheinung und der soliden, aber verborgenen Wirklichkeit aufgespürt wird. Bedeutung ist der harte, aber unsichtbare Kern, fest verpackt in das, was sich den Sinnen darbietet, was hörbar und sehbar ist: in den Signifikanten. Der Kern läßt sich bloßlegen und wieder in Besitz nehmen, wenn die Schale des Signifikanten aufgeknackt wird. Die moderne Welt braucht Detektive.

Sherlock Holmes, der niemals dem bloßen Anschein der Dinge traute, ist der archetypische Held jener Welt. Mit all seinem bekannten Mißtrauen gegenüber den Erscheinungen ist der Detektiv, getreu seinem Namen, kein postmoderner Skeptiker. Er nimmt die Dinge nie auf die leichte Schulter – auch wenn er sie für wenig vertrauenswürdig hält. Sie mögen ein falsches Zeugnis ablegen, aber dennoch sind sie ein *Zeugnis*. Erscheinungen lügen, aber zu sagen, sie lügten, heißt zu bekräftigen, daß es die Wahrheit gibt. Das Mißtrauen gegenüber den Erscheinungen unterstützt (und wird unterstützt durch) das unerschütterliche Vertrauen in die »wirklichen Dinge«. Wie irreführend sie auch sein mögen, die Erscheinungen sind mit *Bedeutungen* behaftet.

Die postmoderne Welt scheint demgegenüber keine Zeit für einen Sherlock Holmes zu haben. Nicht daß die postmoderne Welt bereit wäre, ihren Frieden mit der Lüge zu machen (wann immer sie durch eine Lüge alarmiert werden, würden sich die Bewohner aus ihrem Gleis geworfen fühlen und wütend oder neurotisch darauf reagieren). Da Unsterblichkeit jedoch bereits bei der Geburt verliehen wurde, steht alles nur für sich selbst – es gibt keine Trennung zwischen dem, was meint, und dem, was gemeint ist. Genauer gesagt, jede solche Trennung ist nur vorübergehend, wandelbar und letztlich reversibel. »Il n'y a pas de hors-texte« (Derrida), es gibt kein »draußen« im Spiel der Zeichen. Wir haben es allein einer Art sprachlicher Trägheit zuschreiben, daß wir Signifikanten ohne Signifikat immer noch Signifikanten nennen und Zeichen, die für sich selbst und andere solcher Zeichen stehen, »Erscheinungen«.

Bereits 1916, schon ein halbes Jahrhundert früher, sprach Man Ray im Namen der Avantgarde, die immer noch auf der stürmischen Jagd nach der absoluten und endgültigen Wahrheit war, in aller Nüchternheit aus, was zur allgemeinen Erkenntnis der postmodernen Philosophie und der Kunstkritik werden sollte:

Die schöpferische Kraft und Expressivität des Malens wohnt materiell gesehen der Farbe und Textur der Pigmente inne, den Möglichkeiten der Form, der Erfindung und der Komposition sowie der Fläche, auf der diese Elemente zusammenspielen.
Der Künstler ist einzig und allein damit beschäftigt, diese absoluten Qualitäten unmittelbar mit seinem Urteilsvermögen, seiner Einbildungskraft und seiner Erfahrung zu verbinden. [...] Er deckt die reine Ebene der Expression auf, die so lange hinter der oberflächlichen Brillanz der Naturnachahmung, der erzählerischen Bildinhalte und anderer beliebter Sujets verborgen war.[21]

Man Ray verdankte seine Einsicht der Errungenschaft der Avantgarde. Diese Bewegung, die die Moderne auf ihr Banner schrieb und sie zu ihrer Aufgabe und ihrem Programm machte, entdeckte natürlich als erste die Sinnlosigkeit ihres Versprechens. Die klarsichtigsten unter den Avantgarde-Künstlern vermochten den Fehlschlag gerade deshalb zu erkennen, weil sie so spektakulär erfolgreich waren: es gelang ihnen, Schritt für Schritt die Unangemessenheit jeglicher Repräsentation zu demaskieren – bis es keine Signifikanten mehr gab, deren angenommene Unschuld man noch zu überprüfen und zu bestätigen hoffen konnte. Am Ende des langes Weges zum Höchsten und Absoluten entdeckte die Avantgarde die zerrissene Leinwand, die leere Kunstgalerie, die weiße Seite und das stumme Tonband. Der Vorrat der Pseudorepräsentationen der »Wahrheit da draußen« ist aufgebraucht worden. Was nun noch als vernünftiges (oder einzig »realistisches«) Programm übrigblieb, war das Spiel der Bedeutungen; ein Spiel, das sich bewußt ist, Spiel zu sein, und sich davon nicht (oder nur im Stillen) beunruhigen läßt.

Wir leben heute, sagt Jean-François Lyotard, in einer offenen Raum-Zeit, in der es keine *Identitäten* mehr gibt, sondern nur noch *Transformationen.* Diese Raum-Zeit ist auf eine ihrer selbstbewußte Weise das Weiße, die Leere, das Nichts, »in dem das Universum, dargestellt durch eine Phrase, enthüllt wird und im Augenblick ihres Auftretens explodiert und mit ihr verschwindet«. Was unter solchen Bedingungen verschwindet, ist das Sein selbst: es hat keine festen Wurzeln in der Zeit. Das

Sein »entzieht sich stets der Bestimmung und kommt sowohl zu früh als auch zu spät«.[22] Das Kennzeichen dieser Raum-Zeit ist die immerwährende Gegenwart und das allgegenwärtige »hier«. Hand in Hand mit der Auflösung der Geschichte in einen Strom von Episoden und gemeinsam mit der Aufhebung der widerständigen »objektiven Distanz«, die nun dank der Emanzipation der wechselnden Aufmerksamkeit von geographischen Beschränkungen flexibel, veränderlich, biegsam gemacht wurde, verschwindet auch die harte Realität.

In der offenen Raum-Zeit läßt sich das Leben nur in *Form eines Schauspiels* führen. Dem Schauspiel mag ein straffes Textbuch zugrunde liegen, an das sich die Schauspieler genau halten, aber auch das straffeste Textbuch bleibt ein Textbuch, ein erfundener Text, der eher auf diese statt auf jene Weise verfaßt wurde, obwohl es sich genau umgekehrt hätte verhalten können, und selbst die diszipliniertesten Schauspieler bleiben Schauspieler, die ihre Rolle spielen, diese und nicht jene Rolle, die sie statt dessen mit demselben Schwung und derselben Hingabe hätten spielen können.

Das Schauspiel muß nicht völlig kontingent sein, dennoch ist es in den Augen der Schauspieler und Zuschauer unvergleichlich kontingenter als es die von Rortys »naiven Realisten und ihren Schülern« gesuchte Realität je war. Das Schauspiel mag tragisch sein, es mag das Herz schneller schlagen und die Tränen fließen lassen, aber das alles – die Ereignisse, Gefühle und das übrige – geschieht hier, innerhalb des Theaters, während der Vorstellung. Vielleicht wartet, nachdem der letzte Vorhang gefallen ist, schon ein Abendessen im Kerzenschein, und zweifellos wird der Vorhang über dieser Geschichte hier und jetzt fallen, nur damit ein anderer Vorhang aufgehen, eine andere Geschichte anfangen (oder diese wiederholt werden) kann. Das Schauspiel mag eine ernste Angelegenheit sein (schließlich versuchen wir ein Drama, das wir uns ansehen, ernstzunehmen, um uns nicht das Vergnügen beim Zuschauen zu stehlen), dennoch ist die Ernsthaftigkeit nicht weniger konventionell als das Drama selbst – wie das Drama selbst ist sie »nur ein Spiel«.

Wir wissen die ganze Zeit über, daß die Ungläubigkeit nur für eine Weile beiseitegelegt wurde und das investierte Vertrauen jeden Augenblick aufgekündigt werden kann. An dem Drama ist nichts, was unwiderruflich und irreversibel wäre. Die scheinbare Unwiderruflichkeit des dramastischsten Schauspiels ist selbst noch ein Spiel, eine Vorspiegelung und somit ein widerrufbares Ereignis. Das Drama ist eine ständige, nie endende, fortwährend wiederholte *Probe* der Sterblichkeit von Dingen und Menschen, ihres Besitzes und ihrer Errungenschaften, und es wird ewig eine Probe bleiben, niemals das »wirkliche Ding« sein. Wie sollte jemand in einer fortdauernd als Schauspiel aufgeführten Welt »das Wirkliche« erkennen, wenn es ihm begegnet? Unsere Lebensform ist nach Meinung von Michel Maffesoli die des Theaters, und im Theater zählt jede – ernste, nicht sehr ernste und gar nicht ernste – Szene: »Im Theatralischen ist nichts bedeutsam, weil alles bedeutsam ist.«[23]

Die Welt der Moderne, würde Baudrillard sagen, wird vom *Gesetz* beherrscht, während die unsrige demgegenüber *Regeln* folgt. Gesetze schreiben etwas vor, untersagen und verbieten. Aus diesem Grund schaffen sie auch die Möglichkeit, sie zu überschreiten oder gar abzuschaffen. Gesetze markieren die Meßlatte für *Befreiung* wie auch für Komplotte, Geheimbündlerei, verborgene Abschriften und versteckte Diskurse. Nichts dergleichen tun Regeln. Regeln stellen nicht eine Reihe von Beschränkungen dar, die der Welt auferlegt werden: Sie sind die Säulen, auf denen die Welt ruht. Man nehme die Regeln weg, und die Welt wird in sich zusammenstürzen und untergehen. »Es macht hingegen keinen Sinn, eine Spielregel zu ›überschreiten‹; in einem rekurrenten Zyklus gibt es keine zu übertretende Linie (oder aber man verläßt das Spiel: punktum).« Gehen alle Spieler weg, ist das Spiel zu Ende. (Die Regel »existiert nur geteilt, während das Gesetz über vereinzelten Individuen flottiert«). Doch in unserer Welt werden zur gleichen Zeit viele Spiele gespielt, und jeder Spieler hat eine große Auswahl von Regeln vor sich. Wenn jedes Bündel von Regeln sein eigenes Spiel, seine eigene kleine Welt ersinnt und aufrechterhält, dann ist es möglich, nach Belieben Welten zu betreten und zu verlassen, wobei jeder Aufenthalt »widerruflich« bleibt. (Tatsächlich klingt die Annahme, es gebe nur eine unwandelbaren und logisch unbestreitbaren Gesetzen unterworfene Welt, in unseren Ohren nicht mehr wahr; wir haben den Eindruck, es müsse mehrere Welten geben, vielleicht sogar eine unendliche Anzahl von Universen. Die heutigen Astronomen mit ihren Vermutungen über die furchteinflößende Fähigkeit »schwarzer Löcher«, Universen zu verschlingen und zu verbergen, und die postmodernen Philosophen mit ihrer Frage »Welche Arten von Welten gibt es, wie sind sie beschaffen, und wie unterscheiden sie sich?« (Brian McHale) und ihrer hinreißenden Beschreibungen anderer möglicher, wie auch unmöglicher Welten würden diesen Eindruck lebhaft bestätigen.)

Was der Spieler allerdings unter keinen Umständen tun kann, ist, sich ganz aus den Spielen herauszuhalten. Es gibt keine andere Welt als die der vielen regelgeleiteten Spiele: keine harte, widerständige, eigensinnige Welt, die von der Hand des Gesetzes zusammengehalten wird. Jedes Spiel hat ein anderes Spiel (oder andere Spiele) zu Nachbarn – aber in ihrer Gesamtheit schöpfen die Spiele alles aus. Sie haben kein »Draußen«, das darauf wartet, betreten, erobert und kolonisiert zu werden. Kein Spiel strebt Allgemeingültigkeit an, und »am Horizont des in unendlicher Folge umkehrbaren Spielzyklus zeichnet sich überhaupt keine Metaphysik ab.« Spiele sind zyklisch und wiederkehrend; sie wiederholen »eine bestimmte arbiträre Konstellation in den gleichen Begriffen unendliche Male«. Spiele verheißen die *ewige Wiederkehr*. Und indem sie dies tun, entlassen sie die Spieler »aus der Linearität von Leben und Tod«. Wieder einmal ist alles, und mithin nichts, potentiell unsterblich (unsterblichkeitsähnlich). Gar nichts ist aufgrund seiner Dauerhaftigkeit in einer Welt *privilegiert*, die die Dauerhaftigkeit des Spiels in die Vergänglichkeit jedes Zuges auflöste.

Spiele (und damit die aus Spielen bestehende Welt) bilden kein Reich des Zufalls im Gegensatz zu den geordneten und determinierten Abläufen einer von Gesetzen beherrschten Welt. Der bloße Begriff des Zufalls macht nur Sinn in einer von Gesetzen geleiteten, determinierten Welt. Der Zufall ist das hassenswerte andere einer Welt der Gesetze. Man lasse die Regel an die Stelle des Gesetzes treten, und der Zufall verschwindet gemeinsam mit der Norm, in der er als noch-nicht-ganz-ausgetriebenener »innerer Dämon« hauste. Spiele leugnen eine objektive Determiniertheit nicht weniger als eine objektive *Kontingenz*: Das Spiel »wird von der tiefen Überzeugung genährt, daß *der Zufall nicht existiert*«, »daß die Welt in einem Netz symbolischer Beziehungen gefangen ist – nicht in einem Netz aleatorischer Verknüpfungen, sondern in Verpflichtungsnetzen, in Verführungsnetzen. Man braucht bloß die Mechanismen zum Spielen zu bringen.«[24]

Ohne Determiniertheit kein Zufall; was bleibt, ist das biegsame, geschmeidige Spiel ohne festgelegten oder voraussagbaren Ausgang, ein Spiel, das völlig in der Versammlung der Spieler und ihrer Züge aufgeht. Die Spieler können das Ergebnis nicht bestimmen. Was allerdings nicht heißt, daß ihre Züge ganz folgenlos sind. Da es kein Gesetz gibt, das eine Handlung eindeutig mit ihrem Ergebnis verknüpft, gibt es keine klare Vorschrift, was man zu tun habe, um das gewünschte Resultat zu erzielen. Die Welt verheißt keine Sicherheit, aber auch keine Ohnmacht, sie bietet weder Gewißheit noch Verzweiflung, sondern allein die Freude über einen richtigen und die Trauer über einen mißlungenen Zug.

Der täglich geprobte Tod

Keine der traditionellen (selbst zeitlosen) Weisen, sich mit Zeitlosigkeit zu befassen, ist unter den Bedingungen der Postmoderne aufgegeben worden. Und doch sind sie (einschließlich jener, in denen die Moderne glänzte) gewissermaßen in die zweite Reihe der öffentlichen Beachtung verwiesen und von einer neuen, spezifisch postmodernen Lebensstrategie verdrängt worden. Letztere unterscheidet sich von anderen Strategien dadurch, daß sie sich verlockend als eine Strategie präsentiert, die vielfältig, ja nahezu universal verwendbar ist. Ein weiteres Unterscheidungsmerkmal ist der von ihr unternommene Versuch, das quälende Problem des Überlebens zu lösen (in Wirklichkeit über Bord zu werfen), indem sie ihm die Spitze abbricht oder es ganz seines Stachels beraubt... Statt (vergeblich) danach zu streben, die Zukunft zu besetzen, löst die postmoderne Strategie Zukunft in Gegenwart auf. Sie läßt nicht zu, daß die Endlichkeit der Zeit die Lebenden beunruhigt, und geht diese Aufgabe hauptsächlich so an, daß sie die Zeit (die ganze Zeit, restlos jedes Bißchen) in kurzlebige, flüchtige Episoden zerlegt. Indem sie die Sterblichkeit aus dem Verborgenen hervorholt und in den Bereich des Vertrauten und Gewöhnlichen hineinstößt, nimmt sie ihr ihren scheußlichen Schrecken. Dort soll sie fortan, tagein tagaus praktiziert werden. So wird das tägliche Leben zu einer fortwährenden Generalprobe des Todes. Was in erster Linie geprobt wird, ist die *Vergänglichkeit* und *Flüchtigkeit* der Dinge, die Menschen erwerben, oder der Bande, die sie knüpfen. Die Auswirkung einer solchen täglichen Probe scheint den Folgen einer präventiven Impfung zu gleichen. Täglich in zum Teil unschädlich gemachten und daher nicht tödlichen Dosen eingenommen, scheint das furchteinflössende Gift seine Giftigkeit zu verlieren. Statt dessen bewirkt es eine Immunität und Gleichgültigkeit des geimpften Organismus gegenüber der toxischen Substanz.

Die angebotenen Erscheinungsbilder reflektieren und bestärken die neuartige Lebensstrategie: »Ihrem Antrieb nach ist die ästhetische Innovation [...] wesentlich ästhetische Veraltung, das Neue als solches interessiert sie nicht«, kommentiert Wolfgang Fritz Haug.[25] Kaum erworben, geraten die begehrten und erträumten Besitztümer auch schon durch ihre neuen und verbesserten und somit prestigereicheren Versionen in Verruf und werden abgewertet. Noch bevor ihre stolzen Besitzer Zeit haben, ihre Erwerbungen ganz zu genießen (sie solange zu gebrauchen, bis sie verschlissen sind), werden sie beschwatzt, bedrängt, verspottet und beschämt, damit sie sie wegwerfen, ausrangieren, sich von ihnen trennen und den Wunsch haben, sie zu ersetzen. Eine perfekt funktionierende Kamera vermag nicht mehr zufriedenzustellen, weil sie nicht all die phantastischen Sachen »machen kann« wie neuere Modelle und weil es ihnen an den schicken Schikanen fehlt, die neuere Kameras so eindrucksvoll zur Schau stellen. Eine heißgeliebte, oftmals mit Vergnügen gehörte Schallplatte wird unbefriedigend, sobald es Compactdiscs mit angeblich unerreichter Klangtreue gibt, auf die der *Kenner* unmöglich verzichten kann (und wer vorher kein Kenner war, wird durch diese Versicherung beredet, einer zu *werden*). Die Dinge vergehen nicht, weil sie alt werden, das Material ermüdet oder sie nicht mehr zu reparieren sind – also nicht aus »natürlichen Ursachen«; nicht weil der Tod unvermeidlich ist. Sie verschwinden, lange bevor ihr »natürlicher Tod« eintritt, ja, noch bevor sie die ersten Anzeichen von »Altersschwäche« aufweisen. Daß sie schon in einem so beschwerdefreien Alter aus der Lebenswelt entfernt werden, untergräbt nicht ihre »prinzipielle« Zeitlosigkeit. Wenn wir es wünschten, könnten sie von unendlicher Dauer, ja sogar unsterblich sein. Aber wir *wünschen* sie uns *nicht* unsterblich.

Der Drang zur Mobilität, ein unerläßlicher Bestandteil des heutigen Lebens, verhindert das Entstehen starker emotionaler Bindungen an bestimmte Orte. Die von uns bewohnten Orte sind nur vorübergehende Stationen. Ob wir im Leben fortschreiten, bemißt sich daran, wie häufig wir die Wohnorte und Büros wechseln. Adressen können nicht lange dasselbe Prestige behaupten, sie steigen und fallen auf der Skala der Achtbarkeit, Begehrlichkeit und Zugkraft. Nichts scheint »für das ganze Leben« zu sein, und an nichts im Leben gehen wir so heran, nichts verfechten und schätzen wir so, als hätte es diese Eigenschaft. Fähigkeiten, Arbeitsplätze, Beschäftigungen, Wohnorte und Ehepartner – sie alle kommen und gehen, und sollten sie zu lange bleiben, dann neigen sie dazu, uns zu ärgern, zu langweilen oder zu belästigen. Nichts ist wirklich unersetzlich, und deshalb ist es keine schwer zu ertragende und erschütternde Tragödie, wenn wir Dinge oder Partner aus dem Blick verlieren. Auch hier wieder verschwinden die Dinge und die Menschen allzu häufig vor ihrem »natürlichen Tod«. Die moderne Gesellschaft mit ihrer Betonung der Unauflöslichkeit der ehelichen Bande, mit ihrem »bis daß der Tod uns scheide«, »ging den Witwen aus dem Weg«[26]. Witwen strömten den Geruch der Endlichkeit aus, den alle anderen nach besten Kräften zu vertreiben suchten. Ariès' Beobachtung trifft freilich nicht auf unsere Gesellschaft zu. Bevor wir die Aussicht haben, Witwen oder Witwer zu werden, haben zu viele von uns, mehr als einmal den »Weggang« des angeblich »lebenslangen« Partners durch Scheidung oder Trennung geprobt. Wir haben dieses Drama der Sterblichkeit so viele Male gespielt und eingeübt, daß wir nicht mehr klar erkennen können, wie sich die Proben, falls überhaupt, von der »wirklichen« Vorstellung unterscheiden.

Die Schauspiele, die wir uns ansehen, überdauern nicht das Ausschalten des Fernsehapparates, die Bücher, die wir kaufen und lesen, reichen von einer Bahnstation zur nächsten. Die Hauptfunktion der Nachrichten besteht darin, die Nachrichten von gestern zu vertreiben, sie aus der Aufmerksamkeit und dem Gedächtnis zu verdrängen und sich von vorneherein einverstanden zu erklären, auf dieselbe Weise von den morgigen Nachrichten ausgetrieben zu werden. Der Mittelpunkt der öffentlichen Wahrnehmung ist ständig überfüllt, und die »Neuigkeiten« müssen mit Händen und Füßen um ihren Anteil an der Aufmerksamkeit streiten. Jene auserwählten »öffentlichen Ereignisse« und Berühmtheiten, die sich in den Mittelpunkt zu drängen vermochten, scheinen aus dem Nirgendwo aufzutauchen. Bald werden sie dorthin zurückkehren, von wo sie kamen – sie werden zur Nicht-Existenz verblassen. Solange es ihnen gelingt, sich auf der Bühne zu behaupten –, zelebriert ihr kurzlebiger, aber intensiver öffentlicher Kult, noch dadurch verstärkt und vergrößert, daß er in millionenfach synchronisierten und ähnlichen Mustern folgenden Reaktionen widerhallt, die

Geburt *ab nihilo*, die Schmerzlosigkeit des Verschwindens, das Wunder der Vergänglichkeit, die Schönheit des flüchtigen Augenblicks, den Glanz des Vorübergehenden. Auf eine indirekte, aber bezeichnende Weise verkünden die Kulte, daß Dauerhaftigkeit langweilig sei und das Alter Veralten. Permanenz wird zu einem Wort, das nur in spöttischer Absicht verwendet wird. Die Kulte löschen sich aus, während sie sich reproduzieren: die Kulte von heute regen den Appetit auf die Kulte von morgen an und machen sie notwendig.

Wie Thielicke meinte, sei »die zentrifugale Tendenz einer immer mehr gesteigerten Zerstreuung« am Werk. Oberflächliche Faszinationen und Bindungen, die nie genug Zeit haben oder genug Beachtung erfahren, um »hängen zu bleiben«, hinterlassen ein Vakuum. Dieses Vakuum muß mit »immer neuen Außenimporten« gefüllt werden«.[27] Das Spiel geht weiter. Und es kommt der Punkt, an dem das Spiel nicht mehr von außen gespeist werden muß, weil es sich selbst perpetuiert. Es wäre naiv, wollte man die Verkaufsberater der Konsumprodukte und vor allem ihre besoldeten Sänger – die Werbefachleute – für die merkwürdige »Gier nach dem schwindelerregenden Rausch« verantwortlich machen, von der die Bewohner des postmodernen Universums heimgesucht sind. Vielmehr machen sie sich nur die Gelegenheit (das Bedürfnis, die Nachfrage) zunutze, die eine zur Dekonstruktion der Sterblichkeit entschlossene Gesellschaft erzeugt. In einer solchen Gesellschaft vermag nichts die Aufmerksamkeit lange in Bann zu schlagen. Die Fähigkeit, Verstand und Mühe längere Zeit auf eine Sache zu konzentrieren, ist eine nahezu ausgestorbene Kunst. Was die Werbefachleute (für kommerzielle Produkte, aber auch für Politiker und »Anliegen«) angestrengt versuchen, ist die sprunghafte Aufmerksamkeit so lange auf einen Punkt zu richten, bis das gewünschte Verhalten mit Sicherheit folgt. So lesen wir beispielsweise in einem der einflußreichsten, in hohen Auflagen verkauften Handbücher für Werbefachleute und andere, die »das Konsumverhalten lenken wollen«: »Angesichts der ungeheuren Zahl von Anzeigen, die sich die Aufmerksamkeit des

Verbrauchers streitig machen, ist die Fähigkeit einer Anzeige, die Aufmerksamkeit in Beschlag zu nehmen, eine entscheidende Erfolgsgröße [...]. [E]ine Anzeige muß den Verbraucher von seinen gegenwärtigen Gedanken ablenken, damit die Botschaft verarbeitet werden kann«.[28]

Eine weitere eingeübte Eigenschaft von Dingen und Ereignissen, die in einem engen Verhältnis zu ihrer Vergänglichkeit steht, ist ihre *Folgenlosigkeit.* »Ohne Anhang« – so lautet das angestrebte Ideal und der Maßstab des Wertes. Ereignisse werden strikt voneinander isoliert, und über ihre Eigenständigkeit wird streng gewacht. Die Ereignisse von morgen und die hinter der nächsten Tür begangenen Taten dürfen sich nicht berühren, und sie tun es auch nicht. Episoden können mitten im Geschehen angehalten, noch einmal begonnen und in Zeitlupe beobachtet werden. Sie sind, was sie sind: Episoden, Geschehnisse ohne Geschichte und ohne Fortsetzung, einmalige Vorkommnisse. Heute erworbene Fähigkeiten sind heute nützlich und stehen in keiner Beziehung zu den Fähigkeiten, die von den morgigen Herausforderungen verlangt werden. Das Vergnügen entzieht sich einer moralischen Überprüfung und belastet nicht das moralische Gewissen. Die Sexualität hat keine soziale Pflicht zur Folge und bevorzugt auch keine Gefühlsbindung. Das Leben ist kein Roman mit einer begrenzten Anzahl von Charakteren, einer Handlung und einem Ausgang. Vielmehr ist es ein Bahnhofsbuchstand, zum Bersten vollgestopft mit den neuesten Bestsellern. Und die Haltbarkeit eines Bestsellers liegt, wie einer ihrer Autoren bemerkte, irgendwo zwischen Milch und Joghurt.

Nachdem die verherrlichte und rituell zelebrierte Vergänglichkeit und Flüchtigkeit in die tägliche Praxis umgeformt worden waren, kehrte die Überlebensstrategie zu ihrem Ausgangspunkt zurück. Jetzt wird nicht mehr die Sterblichkeit, sondern die Unsterblichkeit dekonstruiert, aber derart, daß die Dauer als eine Abfolge von Flüchtigkeiten, die Zeit als eine Kette folgenloser Episoden und die Unsterblichkeit als eine ununterbrochene Abfolge sterblicher Geschöpfe vorgeführt wird. Als dekonstruierte offenbart Unsterblichkeit, daß Sterblichkeit ihr einziges Geheimnis ist. Die Sterblichkeit braucht nicht dekonstruiert zu werden: sie muß gelebt werden. Das Glück des Konsumenten ist das letzte, lang erstrebte und ersehnte, doch nur langsam heraufdämmernde Stadium der Säkularisierung, das Markenzeichen und der sich selbst besingende Triumph der Moderne. Endlich liegt *alles* wahrhaft in den Händen der Menschen. Nur daß die erhoffte Bedeutung von »alles« eine andere war.

Nutznießer und Opfer

Die postmoderne Strategie verfügt wie viele andere Überlebensmaßnahmen auch über ein Schichtungspotential. Die Fülle, der Umfang und das schnelle Tempo der Eindrücke, in die sie die Sterblichkeit aufzulösen beabsichtigt, fallen nicht allen Menschen mit derselben Leichtigkeit und im selben Maße zu. Ihre unterschiedlichen Erwerbskonditionen trennen jene, die begründet auf einen freien Zugang hoffen dürfen, von denjenigen, deren Chancen, das Eingangstor zu passieren, verschwindend gering sind. Zugang und Nicht-Zugang sind keine getrennten Bedingungen, sondern hängen voneinander ab und begrenzen sich wechselseitig auf eine Weise, die sich am besten als Nullsummen-Spiel der Freiheit charakterisieren läßt.

Zu allen Zeiten haben Überlebensstrategien soziale Ungleichheit gespiegelt und hervorgebracht. Im vorangegangenen Kapitel haben wir betrachtet, welche differenzierende Wirkung die moderne Strategie der Dekonstruktion von Sterblichkeit aufweist. Die Versuche, die moderne Überlebensstrategie (d.h. der Dekonstruktion des Todes) zu verfolgen, werden in unseren Tagen unvermindert fortgesetzt, was die differenzierenden Folgen jener Strategie unweigerlich vertieft. Die jüngsten Fortschritte in der herkömmlichen Bemühung der Moderne, *Sterblichkeit* zu dekonstruieren (also die Frage der Lebenserhaltung in das Problem der Verhinderung und Überwindung identifizierter Todesursachen zu übersetzen), scheinen keine allgemeine Erweiterung der Lebensspanne zu verheißen und gewiß keine Verbesserung der allgemeinen Qualität des verlängerten Lebens. »Es ist eine grausame Ironie der Geschichte«, schreibt Kenneth L. Vaux, »daß in dem Maße, wie der Mensch lernt, sein Wohlergehen mit Hilfe der Wissenschaft zu steigern, die Zahl derjenigen, die davon profitieren, kleiner und kleiner wird.« Er gewährt uns auch einen Einblick in die mögliche Ursache dieser Ironie: »Durch die Verringerung plötzlicher Todesursachen wie Unfälle und Infektionskrankheiten werden die Sterbefälle zwangsläufig kostenintensiver. Während ein unerwarteter Tod infolge eines Herz- und Hirnschlags im Hinblick auf die Kosten ein Segen sein mag, sind Krebs und andere Verfallskrankheiten für unsere persönliche finanzielle Lage verheerend.«[29] Nicholas Garnham schreibt: »Es gibt die Tendenz zu einem zweigeteilten Markt, wo die oberen Einkommensgruppen eine zunehmend kostspieligere Wahl haben, während allen übrigen zunehmend schlechtere und einförmigere Dienstleistungen angeboten werden.«[30] Zwar erstreckt sich das Angebot scheinbar auf einen recht großen Bevölkerungsanteil, doch in jedem einzelnen Fall bleibt es ein Angebot, »sich von den übrigen« *loszukaufen*.[31]

Die Anstrengung, das Ende des »natürlichen Lebens« hinauszuschieben, unterliegt immer offensichtlicher dem Gesetz des Ertragsrückgangs. Die Abwehr und Überwindung jeder neuen »Krankheit«, jeder neuen »identifizierten Todesursache« erfordert immer ungeheuerlichere Geldmittel. Wie in Aldous Huxleys Gegenutopie des Konsumentenglücks unterscheidet sich jede neue medizinische Apparatur (die wie alle Apparaturen dazu gedacht ist, die hoffnungsgeschwängerte Phantasie zu erregen und die Begierde der Verbraucher anzustacheln) von ihren Vorgängern vor allem durch ihre höheren Kosten. Die von der fortschreitenden Medizin eröffneten verlockenden Aussichten auf ein durch den »Stand der ärztlichen Kunst« definiertes Überleben werden immer selektiver – gesellschaftlich selektiver. Implizit oder explizit sind die von der Medizin angebotenen Überlebensbedingungen eine Zurückweisung der Solidarität. Werden sie zur Lebenspolitk erhoben, zerstören sie jede Gemeinschaftlichkeit.

Die Ungleichheiten, die durch den Fortschritt der modernen Medizin an Schärfe gewinnen, sind ein hervorragender Stoff für die Wahlprogramme der Oppositionsparteien. An den aufsehenerregenden, ja an Wunder grenzenden Leistungen der tapferen Besieger von Krankheiten entzündet sich die Phantasie des Volkes und – wenn sie ihm vorenthalten werden – sein Zorn. Doch das Versprechen, die Errungenschaften der Medizin für alle erschwinglich zu machen – allen zukommen zu lassen, was die ärztlichen Spezialisten nur wenigen Auserwählten angedeihen lassen können –, ist in praktischer Hinsicht recht wertlos, ungeachtet seiner politischen Kraft und seiner propagandistischen Wirkung. (Tatsächlich bewirkte das Versprechen vor allem, daß das Prestige und die soziale Stellung der ärztlichen »Pioniere« noch erhöht wurden.) Wenn der gegenwärtige Trend der ärztlichen Kunst überhaupt etwas beweist, dann daß das lebensverlängernde Potential, einst Folge der Strategie, »Sterblichkeit zu dekonstruieren«, nahe daran ist, ausgeschöpft zu sein. Die alte Hoffnung, die Grenzen des Todes hinauszuschieben, sieht heute nur noch wenig Meilen zu erobernden Bodens vor sich. Für die meisten Menschen ist der Vorschlag, die gegenwärtigen Grenzen zu überschreiten, nicht praktikabel, für nüchterne Geister ist er schlichtweg unvorstellbar.

Um so mehr Raum bleibt der neuen Strategie, Unsterblichkeit zu dekonstruieren, entsprechend einem sehr verbreiteten Kunstgriff angesichts einer erkenntnismäßigen Unstimmigkeit: Wenn die Trauben zu hoch hängen, sind sie sicher sauer... Die von alten Sorgen unangezapfte (und nicht anzuzapfende) Lebensenergie wird für andere Belange nutzbar gemacht. Diese neuen Belange äußern sich auf Umwegen in dem bislang nicht gekannten Wert, der der »Lebensqualität« zugesprochen wird. Da Unsterblichkeit (stellvertetend für alle transzendenten Ziele) nicht mehr auf dem Programm steht, läßt sich kein unbefriedigender Augenblick, und sei er noch so kurz, damit rechtfertigen, daß er irgendwelchen zukünftigen Errungenschaften dient. Die Aufforderung, um zukünftiger Generationen willen Opfer zu bringen, wäre bei den Pilgern noch auf fruchtbaren Boden gefallen, an die Nomaden der *Jetztzeit* (Dt. im Orig.) ist sie verschwendet. Das »Jetzt« ist der Schauplatz des Glücks – sein einziger Schauplatz. Die Lebenszeit wird in eine Abfolge solcher »Jetzt« aufgesplittert, die alle gleich bedeutsam sind. Kein »Jetzt« verdient weniger als ein anderes ausgelebt, vollständig genossen und bis zum letzten lustspendenden Tropfen ausgepreßt zu werden. Man könnte meinen, die nicht mehr direkt bekämpfte und unmittelbar angefochtene Ungleichheit der Lebensaussichten sucht sich einen Ausgleich in dem neuen Geist, für den alle Augenblicke des Lebens gleich sind.

Die Aufsplitterung der Dauer in eine endlose Reihe vorübergehender Augenblicke, dieser Zusammenbruch der linearen (projektorientierten) Zeit, der in die Eigenständigkeit-nebst-Folgenlosigkeit jeder Gegenwart mündete, beeinflußt – wie wir schon früher sahen – in nicht unerheblichem Maße die Frage der eigenen Identität.

Entweder wird Identität durch eine soziale Stellung verliehen, die wenig oder gar keinen Raum für Wahlfreiheit läßt –, und dann wird sie wie ein Käfig empfunden, dem man zu entrinnen träumt, scheint eher Gefängnis als Heimstatt zu sein. Oder Identität ist etwas, das es zu suchen, gutzuheißen, frei zu wählen und sich anzueignen gilt. Doch dann wird sie in unserem Unsterblichkeit dekonstruierenden Universum brüchig und vermag kein Zutrauen mehr einzuflößen. Die Verwundbarkeit jeder von ihren Trägern begehrten oder (stets nur zeitweilig) erworbenen Identität gönnt ihnen keine Ruhe und treibt sie statt dessen dazu, neurotisch zwanghaft, von aggressiven in depressive Haltungen zu verfallen und umgekehrt. Da Identität sich nicht »auf immer« festigen läßt und da keine erfolgreiche Selbstbejahung, wie spektakulär und gefeiert sie im Moment auch sein mag, die Dauer der von ihr bestätigten oder verheißenen Identität verbürgen kann – füllt die Sorge um die Identität alle »Gegenwarten« aus, in die der Lebensprozeß zerlegt wurde. Leben wird zu einer endlosen und wahrscheinlich niebefriedigenden Jagd nach einer persönlichen oder (falls dies mangels nötiger Ressourcen unmöglich ist) nach einer gemeinsamen, kollektiven Identität. Wie Richard Sennett so scharfsinnig feststellte, neigen Menschen heutzutage dazu, sämtliche Konflikte zwischen Menschen oder Gruppen als »Kampf um persönliche Legitimation« zu erfahren:

> *So wie Individuen, die einen Konflikt unter dem Gesichtspunkt der Legitimität betrachten, darüber streiten, wer sie sind, und nicht darüber, was sie im einzelnen wollen, ersetzen heutige Kollektive allmählich Fragen der Macht, des Rechtsanspruchs und flexibler Aktionen durch abwegige, amorphe und unsoziale Bekräftigungen der moralischen Legitimität ihrer Gruppe. Die Gruppe hat eine Identität, ein kollektives Selbst, und verdient es daher, gefördert zu werden und ihre Forderungen erfüllt zu bekommen [...] Verschärft sich eine Krise soweit, daß die Legitimität des Selbst zur Debatte steht, wird eine zerstörerische Gemeinschaft geschaffen.«*[32]

Paradoxerweise gewährt das Universum des wandelbaren »Jetzt« der »Identität« nur einen Inhalt, nämlich das *Recht*, eine Identität *zu wählen*; das Recht, eine altmodische oder in anderer Hinsicht unansehnliche Identität aufzugeben, in eine gerade empfohlene zu schlüpfen, sich nicht notwendigerweise durch Autonomie auszuzeichnen, wohl aber dadurch, daß man, sollte man den Wunsch verspüren, das Recht hat, autonom zu sein (und dieses Recht ausübt und vor allem unter Beweis stellt). Was das Ringen um die eigene, solchermaßen gestaltete Identität so qualvoll hoffnungslos macht, ist die Tatsache, daß ein Sieg unmöglich ist, oder vielmehr, daß ein errungener Sieg die Qual nur zu erhöhen, statt zu lindern vermag. Was würde man mit der Freiheit, seine Identität beliebig zu wählen, tun, wäre der Wille von keiner Autorität geleitet? Wie sollte man wissen, daß die Freiheit wirklich errungen wurde, wenn die Wahl der Identität nicht autoritativ vorgegeben und festgelegt wäre?

Auch in diesem Fall wäre es albern, ein Komplott der Werbeagenturen für das Paradox der Freiheit verantwortlich zu machen, das in der hektischen Suche nach heteronomer Autorität zum Ausdruck kommt; für das offenbare, sich in einer neuen Abhängigkeit niederschlagende Paradox der Freiheit. Die Werbung kann guten Gewissens behaupten, sie leiste der Öffentlichkeit lediglich einen Dienst, den sie dringend benötige und nach dem sie verlange. Zweifellos haben viele Verkaufsmanager eine wenig schmeichelhafte (aber gleichwohl nüchterne) Ansicht über die angepeilten Objekte ihrer »Meinungsmacherei«. So lesen wir beispielsweise in einem anderen Handbuch für Werbefachleute, daß »sich Verbraucher wie Hühner verhalten. Sie fühlen sich sehr viel wohler innerhalb einer Hackordnung, die jeder kennt und billigt.«[33] Dennoch haben die Verkaufsstrategen nichts anderes getan, als die Leere auszufüllen, die von den zerstörten, vorfabrizierten Identitäten und den nun ebenfalls diskreditierten und als undurchführbar verworfenen »Lebensprojekten« hinterlassen wurde, von denen man einst glaubte, sie könnten jene früheren Identitäten vertreten. Die Werbung reagiert auf ein akutes, schmerzverursachendes Bedürfnis, und sie tut gut daran, diesen Schmerz so durchgreifend wie möglich zu lindern. Wie Michel Parenti in seinem lakonischen, aber den Nagel auf den Kopf treffenden Kommentar meinte: »Um gut und anständig zu leben, sind die Verbraucher auf die Vorgaben der Industriekonzerne angewiesen.«[34] Wer auch immer den Sündenfall zu verantworten hat, die Nachkommen können nicht mehr auf eine strenge, ihren Lebensstil bestimmende Vaterfigur verzichten. Weder als Personen, noch als autonome Entscheidungsträger haben sie Zutrauen zu sich. Sie brauchen die Bestätigung, daß das, was sie tun, sinnvoll und lohnenswert ist, keine Verschwendung der kostbaren Augenblicke, die im Fluß ihres persönlichen Lebens aufeinanderfolgen. Oder in der bissigen Formulierung E. Allemands: »Nicht der Große Bruder ist es, der uns beobachtet, sondern wir beobachten den Großen Bruder.«[35]

Woher soll die Rückversicherung kommen? Natürlich von den Spezialisten in diesem Fach, von den professionellen Verkäufern von Sinn. Aber welche Argumente können sie anführen, um ihrer Botschaft den nötigen rückversichernden Ton zu geben? Die unglückliche Lage, in der sich die freischwebenden Nomaden des Universums der post-linearen-Zeit, des post-Lebens-projektes vorfanden, ist hauptsächlich so angstbeladen, weil die als »natürlich«, »schlicht gegeben« und unproblematisch betrachteten Autoritätsstrukturen nahezu alle aufgelöst sind; oder anders ausgedrückt, weil diejenigen Autoritätsstrukturen, die noch verschiedene Ausschnitte des sozialen Lebens beherrschen, spürbar an Einfluß verloren haben, da die Individuen, nachdem sie sich mit Ausnahme einiger weniger basaler und rudimentärer, zumeist unpersönlicher Bande von allen Fesseln befreit haben, nun dem Zugriff einer Struktur dadurch entgehen können, daß sie die Domäne einer anderen »wählen«. Keine einzelne Struktur vermag ihre Autorität bedingungslos durchzusetzen – und was die Situation noch verwirrender macht, keine Autorität kann Gehorsam einklagen, indem sie sich ausdrücklich auf ihr vermeintliches Befehlsrecht beruft. Der Befehl an sich ist als Mittel der Unterdrückung in Verruf geraten und wird als unerträglich empfunden. Autorität vermag sich nur zu behaupten, wenn sie nicht in ihrem eigenen Namen Gehorsam verlangt, ja, wenn sie überhaupt keinen Gehorsam fordert, sondern den Befehl als Lockung verkleidet. Eine wirkungsvolle Autorität darf nicht als Autorität auftreten, sie muß sich als helfende Hand, als Wohltäter, als Freund präsentieren. Es muß so aussehen, als suche und wähle nicht die Autorität, sondern als werde sie gesucht und gewählt. Ihre zukünftigen Untertanen müssen dazu verführt werden, sich um das Recht zu reißen, bei ihr Schutz zu suchen.

Unter der Bedingung der Postmoderne ist Autorität nicht mehr faktisch gegeben. Sie hat *hergestellt* zu werden – und wird tagtäglich, von einer *Jetztzeit* (Dt. im Orig.) zur nächsten hergestellt – und zwar von jenen, die nach Rückversicherung suchen. Für ihre Aufgabe steht den Autoritätssuchern nur ein Baustoff zur Verfügung: *Vertrauen.* Anthony Giddens definierte es als »Vertrauen in die Zuverlässigkeit einer Person oder eines Systems in Anbetracht eines gegebenen Bündels von Ergebnissen oder Ereignissen, wobei dieses Vertrauen den Glauben an die Aufrichtigkeit oder Liebe einer anderen Person ausdrückt oder an die Richtigkeit abstrakter Grundsätze (technischen Wissens).«[36] Die Objekte des Vertrauens müssen davon überzeugen können, daß sie für jene, die nach einer Rückversicherung suchen, eine sichere Investition darstellen. Je mehr Vertrauen in sie investiert wird, um so größer der Beweis dafür, daß das Überzeugungsgeschäft hervorragend erledigt wurde. Man darf wohl sagen, Vertrauen entsteht aus dem Bedürfnis nach Rückversicherung. Es sucht tatkräftig nach einem Halt, und die Sucher nach einer Rückversicherung greifen begierig jedes Angebot auf: Sie warten darauf, verführt und überredet zu werden. Unter den gegenwärtigen Bedingungen mag man das Herstellen von Autorität mit der Arbeitsweise einer Aktienbörse vergleichen: eine gewisse Kapitalmenge sucht ungestüm nach einer sicheren und profitablen Investitionsmöglichkeit, schreckt panisch vor allen unsicheren Anlagen zurück (wodurch diese noch unsicherer werden) und flüchtet sich zuhauf zu jenen, die noch einen guten Ruf genießen und vielversprechend sind.

Der Glaube in die Fähigkeit der Nutznießer des Vertrauens, ihr Versprechen zu erfüllen, ist wankelmütig – und muß es angesichts der Natur der erwarteten Dienste bleiben. Sobald das Vertrauen investiert worden ist, riecht die freie Entscheidung von gestern – mit jedem Tag stechender – nach Abhängigkeit. Die aus den Angeln gehobene, an die Stelle des projektorientierten Lebens getretene Gegenwart steht gewissermaßen vor einer kaum zu erfüllenden Aufgabe: zu ihrer Rechtfertigung kann sie nur auf eigene Ressourcen zurückgreifen – d.h., sie muß ihre zufriedenstellende Interpretation komplett mit dem Zeichensystem liefern, das sie glaubwürdig macht. Aber eine echte *Selbst*interpretation ist eine nahezu ebenso widersinnige Vorstellung wie die Idee einer Privatsprache. Eine interpretativ begründete Identität vermag nur in einem Interaktionsgeflecht zu entstehen und zu überdauern; es kann sich bloß um eine kollektive Leistung und ein gemeinsames Unternehmen handeln. Gleichwohl würde die Identität gegen ihre eigenen Bedingungen verstoßen, wenn sie ihre Autorität offen aus der Macht des Kollektivs bezöge. So erklärt sich das unaufhörliche Spiel von Autonomie und Heteronomie, wobei jene stolz zur Schau gestellt und diese verschämt durch die Hintertür eingelassen wird; daher das alarmierende *virement* von Freiheit und Abhängigkeit, heroischer Wahl und Kapitulation vor gesellschaftlich hervorgebrachten »Notwendigkeiten«; daher der hysterische Protest gegen jeden von außen gelenkten Schritt, in dem die gefürchtete Unterdrückung unweigerlich gewittert wird – verbunden mit dem Schrecken vor der Einsamkeit, der Verlassenheit und der Unwilligkeit anderer, zuzuhören und die Wahrheit des Gehörten zu bestätigen.

Nach der Dekonstruktion der Unsterblichkeit ist das Leben unaufhörlich damit beschäftigt, Kollektive als letzte Zuflucht der Rückversicherung zu gründen. Die Postmoderne ist das Zeitalter der *Gemeinschaften*. Selbstverständlich nicht der von Tönnies beschriebenen Gemeinschaften, nicht jener menschlichen Kneifzangen, die aus beaufsichtigten Ritualen und nachbarlicher Überwachung geschmiedet waren und mit denen die »eiserne Hand der Geschichte« einst ihr Nachleben umklammert zu halten schien. Postmoderne Gemeinschaften müssen ohne Polizei und freundliche Spione auskommen. Sie sind das Werk der Einbildungskraft und beziehen ihre vertraueneinflößende Macht ausschließlich aus der Vitalität und Hingabe jener, die sie imaginieren. Wir werden keinen Ältestenrat, keine Priester, keine Armee in postmodernen Gemeinschaften finden. Und dennoch sind sie machtvoll – falls sie als solche imaginiert werden.

Die rückversichernde Fähigkeit der Gemeinschaften entfließt ein und derselben Quelle: dem Glauben, sie seien solider, dauerhafter, beständiger als die fliehenden Augenblicke, denen sie eine mehr-als-vergängliche, mehr-als-endliche Bedeutung aufdrücken sollen – und die so tatsächlich mit jener »aufdrückenden Macht« durchtränkt sind. Die Gemeinschaften saugen die

Transzendenz auf und verkörpern sie, die nahezu vollständig aus der *Jetztzeit* vertrieben wurde, oder vielmehr sie entschädigen in einer spezifisch postmodernen, *Unsterblichkeit* dekonstruierenden Weise für den Verlust an zeitlicher Transzendenz. (In wachsendem Umfang übernehmen sie diese ersatzschaffende Funktion von der Wissenschaft, die in der Moderne damit beauftragt war, ein Surrogat für die Rückversicherung zu schaffen. Die Wissenschaft kam dieser Aufgabe auf ein spezifisch moderne, *Sterblichkeit* dekonstruierende Weise nach und gründete ihre Autorität auf die lineare Ansammlung von Einsicht, auf den Zuwachs an einem Wissen und praktischem Können, das immer besser gegen bestimmte Ausgänge gerüstet war. Ein solches Argument steht postmodernen, in einem Raum ohne Unsterblichkeit schwebenden Gemeinschaften nicht zur Verfügung.) Ihrer existentiellen Form nach sind postmoderne Gemeinschaften Nachhall und Abbild der allesverschlingenden Gegenwart, der sie dienen sollen. Ihre Autorität beziehen sie weder aus der Vergangenheit noch aus einer garantierten Zukunft, sondern aus ihrer gegenwärtigen Bekanntheit. In der Mode zu sein, im Mittelpunkt der öffentlichen Beachtung zu stehen, mehr Anhänger als ihre Konkurrenten zu zählen, das ist die einzige Macht, die sie haben und die sie brauchen.

Daher würden postmoderne Gemeinschaften schwerlich überleben, wenn sich die öffentliche Meinung von ihnen abkehrte. Die öffentliche Unterstützung (oder auch nur die Tatsache, daß die Öffentlichkeit von ihnen »Notiz nimmt«) ist ihr Lebenselexier – eine andere Quelle der Kraft benötigen sie nicht. Wie Michel Certeau meinte, beanspruchen sie Autorität nicht im Namen von »untragbar gewordenen Doktrinen«, sondern »im Namen der Anderen«,[37] der vielen unbekannten, von mir entfernten, gesichtslosen Anderen, die aber wie ich Bewohner der Gegenwart sind und sich bemühen, das Beste aus ihr zu machen und dafür den besten Weg zu finden. Die meisten von ihnen wissen nichts und werden wahrscheinlich nie etwas von meiner Existenz wissen – außer in jener Form, in der ich von der ihrigen Kenntnis habe: als eine Zahl in den Statistiken.

Die postmoderne Gemeinschaft unterscheidet sich radikal von jener, mit der die Hippies, die Vorläufer und ersten Erforscher der postmodernen Lage, experimentierten. Die Hippies versuchten aus ihrer Gemeinschaft etwas Wirkliches, Greifbares zu machen, etwas aus Fleisch und Blut; sie sollte der Gegenseitigkeit entspringen und durch den täglichen Umgang und eine emotionale Zustimmung zusammengehalten werden, von der sie hofften, sie würde durch das Gefühl der gemeinsamen Zugehörigkeit erwidert und gefestigt werden. »Der Gemeinschaftssinn der Hippies war«, wie Paul E. Willis so klarsichtig feststellte, »die Folge einer kollektiven Verschwörung, ihre Welt für »wirklich« zu halten.«[38] Aber jedenfalls versuchten die Hippies im Gegensatz zu vielen gemeinschaftsbewußten Bürgern der postmodernen Welt ihrem Glaubensbekenntnis gemäß zu handeln. Eine gemeinsame Verschwörung hält auch die postmodernen Gemeinschaften der Gruppenangehörigen und der Modejünger aufrecht – aber heute hat jedes »Mitglied« der Gruppe oder des Fanklubs nur die Möglichkeit, sie für ein Kollektiv *zu halten*; er oder sie verfügen über keine Mittel, das Kollektiv zu etwas anderem als zum Phantom des sedimentierten Verlangens zu machen. Die *Gemeinschaftlichkeit* der postmodernen Gemeinschaft fordert keine *Geselligkeit*. Ihr Zusammengehörigkeitsgefühl bedarf keiner Interaktion und ihre Einheit keiner Integration. Das Leben der postmodernen Gemeinschaft ist selbst ein tägliches Einüben der Sterblichkeit oder der Bedeutungslosigkeit, die Unsterblichkeit für das Geschäft des Lebens besitzt, – was gewissermaßen auf dasselbe hinausläuft.

Nun, da ihr Erzfeind, die Unsterblichkeit sicher aus dem Weg geräumt ist – abgeschoben in die geriatrische Abteilung, wenn sie noch nicht im Sarg liegt –, taucht Sterblichkeit uneingeladen wieder auf. Ihr Antlitz erscheint in jedem vergänglichen Augenblick, der mehr verspricht, als er halten kann, und schon verschwunden ist, bevor man ihn noch vor Gericht zerren könnte. Dieses Antlitz läßt sich nicht auslöschen, allenfalls mit einer dicken Schicht schmutzigroter Farbe überdecken. Kein Augenblick ist ewig! Doch sollte es nicht möglich sein, mit Hilfe der hochentwickelten Moderne das zu tun, wonach die Romantiker *vergebens* verlangten (denken Sie an Faust, jenen archetypischen Helden der Moderne, der sich für die Bitte, der bezaubernde Augenblick solle ewig dauern, der Hölle verschrieb): nämlich den Augenblick »zu öffnen«, damit er die Ewigkeit in sich aufnehme; ihn als ewig *erscheinen* zu lassen; ihn zu zwingen, sich auszudehnen, indem er zum Äußersten – vielleicht sogar über sein Fassungsvermögen hinaus – aufgeblasen wird mit Erregung, mit rauschhaften Empfindungen, mit schwindelerregenden Gefühlen? Baudrillards post-orgiastisches Zeitalter ist immer noch eine Zeit der Orgie. Nach der modernen Befreiungsorgie kam die postmoderne Orgie der Jagd nach Gemeinschaft: der Gruppenzugehörigkeit, der Rockfestivals und Fußballanhänger. Gruppen, Moden, Kulte sollten den Schaden wiedergutmachen, den die Sicherheit im siegreichen Kampf gegen alle Zwänge genommen hat. Die Dekonstruktion der Sterblichkeit machte die Gegenwart des Todes mehr als je zuvor allerorten spürbar: Sie erhob das Überleben zum Sinn des Lebens und die magische Beschwörung des Todes zu Lebensmodellen. Demgegenüber schien die Dekonstruktion der Unsterblichkeit den Sinn zu vernichten und die Notwendigkeit eines Modells zu leugnen. Paradoxerweise gipfelte das Projekt der Moderne in der Vernichtung ihres Werkes. Der Tod ist wieder zurück – un-dekonstruiert, un-rekonstruiert. Selbst die Unsterblichkeit ist nun in den Bann und unter die Herrschaft des Todes geraten. Es zeigte sich, daß für die Austreibung des Gespenstes der Sterblichkeit mit einer kollektiven Unfähigkeit bezahlt werden mußte, Leben als Wirklichkeit zu konstruieren, Leben ernstzunehmen.

Anmerkungen

1 Jean Baudrillard, *La Transparence du Mal: essai sur les phénomènes extrêmes* (Paris 1990), S. 4. [Dt. *Transparenz des Bösen: Ein Essay über extreme Phänomene* (Berlin 1992), S. 9.

2 »[D]er Mensch ist etwas, was noch gefunden werden muß«. (Ernst Bloch, *Spuren* [Frankfurt am Main 1969], S. 32.) »Das Eigentliche ist im Menschen wie in der Welt ausstehend, wartend, steht in der Furcht, vereitelt zu werden, steht in der Hoffnung zu gelingen.« (Bloch, *Das Prinzip Hoffnung*, Bd. 1, S. 285.) In seiner sehr poetischen und doch präzisen Zusammenfassung der modernen Haltung beschreibt Bloch die Menschen und ihre Welt als etwas, das im Zustand der »sprengenden Möglichkeit« existiert.

3 Jean-François Lyotard, *Le Postmoderne expliqué aux enfants*, S. 36. Lyotard stellt der Art und Weise, in der das neuzeitliche Projekt (oder besser, der neuzeitliche Habitus des »Projekt-machens« als solcher) »liquidiert« wurde, der »Zerstörung« gegenüber, für die Auschwitz das Paradigma liefert (als Symbol für das »tragische Nicht-Erreichen der Moderne«). »Liquidieren« bedeutet hier, daß die Zwecke allmählich in scheinbare Mittel aufgelöst wurden, daß die technisierte Wissenschaft des Kapitalismus das äußerst befriedigende Gefühl hervorgebracht hat, wir seien die Herren über die Realität, ohne sichtbare Zugewinne an Freiheit, öffentlicher Bildung, Gleichheit oder allgemeinem Wohlstand zu bieten.

4 Eine Markoff-Kette, benannt nach dem russischen Mathematiker A. A. Markoff, ist ein stochastischer Prozeß, bei dem die Übergangswahrscheinlichkeiten durch bestimmte Zustände eindeutig festgelegt sind. (Anm. d. Ü.)

5 Vgl. André Lervi-Gourhan, *Le Geste et la parole* (Paris 1964). Jean-Pierre Dupuy (»Myths of the Informational Society«, in: *The Myths of Information: Technology and Postindustrial Culture* hg. v. Kathleen Woodward (London 1980), S. 10ff.) meint im Rückgriff auf Lervi-Gourhans Begriff, der Kapitalismus habe bereits in seiner frühen Phase wohl oder übel die Regel der Verbundenheit untergraben, indem er den persönlichen Raum in getrennte Örtlichkeiten aufspaltete (Wohnort und Familie, Arbeitsplatz, verschiedene symbolische Mittelpunkte der Stadt, Einkaufszentren wie auch »das mythische Woanders der Freizeit und Vergnügungssucht«). Wir können dem jedoch hinzufügen, daß sich die ganze Auswirkung dieser Trennung erst viel später bemerkbar machte, als die spätere moderne Technologie und der Lebensstil die reale Möglichkeit boten, sich – körperlich und geistig – von den Räumen zwischen den ausgewählten und bedeutsamen Orten zu lösen, wodurch diese Zwischenräume zu einer genuin bedeutungslosen »Wildnis« wurden und der Reisende in die Position imaginärer Allmacht versetzt wurde: Fragmente der Welt lassen sich beliebig aufrufen oder auslöschen, so wie die Bilder auf dem Bildschirm eines ferngesteuerten Fernsehens.

6 Dies gilt vor allem für die in den folgenden Verallgemeinerungen festgehal-

tenen Eigenschaften: »Das Selbst gilt als ein rückbezügliches Projekt, für das die Individuen verantwortlich sind.« »Das Selbst stellt eine Entwicklungsbahn von der Vergangenheit zur vorweggenommenen Zukunft dar.« »Die Rückbezüglichkeit des Selbst ist sowohl kontinuierlich als auch allgegenwärtig.« (Vgl. Anthony Giddens, *Modernity and Self-Identity: Self and Society in the Late Modern Age* (Cambridge 1991), S. 75 ff.

7 Mircea Eliade, *Ewige Bilder und Sinnbilder: Über die magisch-religiöse Symbolik* (Frankfurt am Main 1986), S. 66, 77, 82, 91 f., 93 f., 97.

8 auch Brownsche Molekularbewegung genannt: Eine von dem englischen Botaniker Robert Brown beschriebene, im Mikroskop beobachtbare, völlig regellose Bewegung kleinster, in einer Flüssigkeit oder einem Gas suspendierter Teilchen. (Anm. d. Ü.)

9 Guy Debord, *Commentaires sur la société du spectacle* (Paris 1988), S. 64, 29, 23.

10 Jean Baudrillard, *Cool memories* (München 1989), S. 103.

11 Baudrillard, *Transparenz des Bösen*, a. a. O., S. 10. Nicht zufällig ist »Wiederaufbereitung« das heutige Ideal. Der Abfall soll wiederverwendet, der Kreislauf zwischen Leben und Tod in allen Bereichen aufrechterhalten werden – und die kulturellen Verhaltensweisen legen in der Tat nahe, daß dem so ist. Wie Iain Chambers meinte, »verschwindet das ›Neue‹ in einer permanenten Gegenwart und zwar aufgrund einer elektronischen Reproduktion, die uns in einer immerwährenden Kollage von Desintegration und Reintegration das Schauspiel von Gesten, Bildern, Stilen und Kulturen bietet. Und mit dem Ende des ›Neuen‹ – eines Begriffs, der mit Linearität verbunden ist, mit den sozialen Aussichten auf ›Fortschritt‹, mit Modernismus – geraten wir in eine fortwährende Wiederverwertung von Zitaten, Stilen und Moden, in eine ununterbrochene Montage des ›Jetzt‹...« (*Popular Culture: The Metropolitan Experience* [London 1986], S. 190.)

12 Jean Baudrillard, *Selected Writings*, hg. v. Mark Poster (Cambridge 1988), S. 120.

13 Jacques Attali, *Bruits: Essai sur l'économie politique de la musique* (Presses Universitaires de France 1977), S. 82.

Als Thomas Alva Edison, eine der verständigsten und vorausschauendsten Persönlichkeiten seiner Zeit, am 19. Dezember 1877 seinen Phonographen patentieren ließ, war er davon überzeugt, daß die Bedeutung seiner Erfindung darin liege, die Repräsentation zu festigen und zu bewahren, statt sie zu vervielfältigen. »Der Phonograph wurde mithin als privilegierter Träger der dominierenden Rede betrachtet, als ein Mittel zur Verstärkung der Repräsentationsmacht und ihrer ganzen Logik. Niemand sah die Massenproduktion der Musik voraus: das herrschende System wünschte nur, eine Aufzeichnung seiner Repräsentation der Macht aufzubewahren, sich selbst zu bewahren.« (S. 92) Wir können dem hinzufügen, daß es zur Zeit der Edisonschen Erfindung immer noch um »traditionelle« Unsterblichkeit ging – um die individuelle, dem Tod trotzende Leistung. Seit Edison einen reichlich rätselhaften Mangel an Voraussicht offenbarte, hat die technologische und – allgemeiner – die kulturelle Entwicklung weniger zu einer Ersetzung der

Repräsentation durch die Wiederholung geführt, als vielmehr zur Auslöschung des Unterschieds zwischen den beiden. Wie Iain Chambers so scharfsinnig schrieb, »ist heute die metaphyische Trennung zwischen Gedanken und Materie, zwischen dem Original und der Kopie, zwischen der Produktion und der Reproduktion, Geschmack und Kommerz, zwischen Kultur und Identität verschwunden«. (*Popular Culture*, S. 196)

14 Vgl. Rosalind Kraus, *The Originality of the Avant-Garde and other Modernist Myths* (Cambridge, Mass. 1985).

15 Stephen Struther, »Recording Music: Technology in the Art of Recording«, in: *Lost in Music: Culture, Style and the Musical Event*, hg. v. Avron Levine White (London 1987), S. 244 f.

Was die zeitgenössische Aufzeichnungstechnik im Fall der Unterhaltungsmusik augenfällig und bewußt gemacht hat, betrachten Kunsttheoretiker nun als eine jedem künstlerischen Schaffen innewohnende Eigenschaft. Denkwürdig ist Barthes Bemerkung zur Nicht-Originalität jeder beabsichtigten Repräsentation: etwas darzustellen, heißt nicht »einem Erzählten von einer Sprache berichten, sondern einem Code von einem anderen. So besteht der Realismus nicht darin, das Reale zu kopieren, sondern eine (gemalte) Kopie des Realen zu kopieren.« Der Realist »kopiert durch eine zweite Mimesis, was schon Kopie ist«. (Roland Barthes, *S/Z* [Frankfurt 1976], S. 59) Normalerweise handelt es sich dabei um einen unbewußten Prozeß, den Sharon Levine bewußt offenlegte, als sie von ihr hergestellte Abzüge der Negative anderer Photographen – zuvor endlos reproduzierte Bilder, die mittlerweile jeder kennt, der sich für Photographie interessiert – mit ihrem Namen zeichnete.

Umberto Eco nennt unsere historische Epoche »das Zeitalter des Seriellen« – »in dem die Serialität und Wiederholung die ganze Welt künstlerischer Schöpferkraft zu beherrschen scheint, und in der es schwierig ist, zwischen der Wiederholung der Medien und der Wiederholung der sogenannten hohen Künste zu unterscheiden«. Diese neue Situation stellt eine nicht geringe Herausforderung an die moderne Ästhetik dar, die »so hart mit den quasi industriell verfertigten Produkten der Massenmedien ins Gericht ging« und jegliche Serialität als ihrem Wesen nach minderwertig und unkünstlerisch betrachtete. (Vgl. *The Limits of Interpretation* [Bloomington 1990] S. 84). Tatsächlich besteht die »radikale« oder »postmoderne ästhetische Lösung« für Eco darin, daß die einst überragende Trennung zwischen Serialität und Innovation, zwischen Wiederholung und Originalität praktisch aufgehoben ist. Im postmodernen Theaterstück wie auch in der Musik und der bildenden Kunst sollte der Brennpunkt der theroretischen Untersuchung verschoben werden: »Ging es vorher für den noch modernen Massenmediologen darum, die Würde des Seriellen zu retten, indem er ihm die Möglichkeit einer traditionellen Dialektik von Schema und Innovation zuerkannte (wobei die Innovation den Wert konstituierte, – oder den rettenden Ausweg, um das Produkte der Degradierung zu entziehen und zum Wert zu befördern), so wird jetzt der Akzent auf das unentwirrbare Knäuel Schema-Variation gelegt, in dem Variation das Schema nicht mehr auf-, sondern höchstens noch abwerten kann.« (Vgl. Umberto Eco, *Über Spiegel und an-*

dere Phänomene [München 1988], S. 176.) Für den unbefangenen (»semantischen«) wie auch für den gebildeten (»semiotischen«) Leser oder Betrachter ist die vorausliegende intertextuelle Kenntnis der wiederholten Handlung oder des wiederholten Motivs eine Bedingung des Genusses, da so das Sinnreiche des unendlichen Spiels der Variationen erfaßt werden kann (wie Benjamin bemerkte, läßt sich die Botschaft der Massenmedien nur empfangen, wenn man unaufmerksam ist). Betrachtet man diese Entwicklung aus dem entgegensetzten Blickwinkel, dann sind Wandel und Neuheit zu Aspekten der »Selbigkeit« geworden, das Neue ist nichts anderes als das stets wiederholte Alte – Neuheit wohnt dem Akt der Wiederholung inne.

16 Zitiert nach *Expert Systems: Principles and Case Studies*, hg. v. Richard Forsyth (London 1984), S. 39.

17 Anthony Smith, »Telecommunication and the Fading of the Industrial Age: Information and the Post-Industrial Economy«, in: *Impact and Influences: Essays on Media Power in the Twentieth Century*, hg. v. James Curran, Anthony Smith und Pauline Wingate (London 1987) S. 336f. Da der Wert in der Hauptsache, vielleicht sogar ausschließlich, aus der Häufigkeit der Wiederholung erwächst, »schafft der Kritiker, der dazu beiträgt, den Ruf eines neuen Schriftstellers, Komponisten oder Filmemachers zu begründen, einen Wert...« Man könnte sagen, die Erzeugung von Konsumwünschen durch die Lenkung der öffentlichen Aufmerksamkeit ist zur wichtigsten Form der Wertschöpfung geworden.

18 Robert Rosenblum, »Andy Warhol, Court Painter to the 70s«, in: *Theories of Contemporary Art*, hg. v. Richard Hertz (Englewood Cliffs 1985), S. 58.

19 Dieser Ausdruck stammt von Umberto Eco (vgl. *Die Grenzen der Interpretation*). Die unbeschränkte Semiose vermittelt die Vorstellung von einem endlosen Interpretationssog, über den Charles Peirce, für viele der wichtigste Vorläufer der postmodernen Kritik am naiven Realismus der Neuzeit, folgendes sagte: »Die Bedeutung der Vorstellung (representation) kann nur eine Vorstellung sein. Tatsächlich ist sie nichts anderes als die Vorstellung selbst, wenn sie ihres überflüssigen Beiwerks entkleidet gedacht wird. Aber das Beiwerk läßt sich nie vollständig abstreifen: es wird nur gegen etwas Transparenteres ausgestauscht. Daher stoßen wir hier auf einen unendlichen Regreß. Am Ende ist das Interpretierende nichts als eine weitere Vorstellung, der die Fackel der Wahrheit überreicht wird, und als Vorstellung hat sie wiederum ihr Interpretierendes. Und schon wieder haben wir eine unendliche Reihe.« (*Collected Papers*, Bd. 1 [Cambridge, Mass. 1934], S. 339.) Über die Vertreter jener von Peirce analysierten Auffassung schrieb Richard Rorty in kritischer Absicht: »Der intuitive Realist meint, es gebe so etwas wie die Philosophische Wahrheit, weil er glaubt, dort unten, in der Tiefe, unterhalb der Texte, gebe es etwas, was nicht wieder ein Text ist, sondern dasjenige, dem verschiedene Texte ›adäquat‹ sein wollen.« (*Consequences of Pragmatism* [Minneapolis 1982], S. XXXVII.)

20 Im englichen Original »simulation« und »dissimulation«. Der Witz dieses Wortspiels geht im Deutschen leider verloren. Denn die beiden englischen Worte haben nicht nur eine ähnliche Bedeutung, sondern bezeichnen auch

Gegensätzliches, insofern nämlich als der »Simulant« vortäuscht, etwas zu sein, was er nicht ist, während der »Dissimulant« vortäuscht, etwas nicht zu sein, was er ist. (Anm. d. Ü.)

21 Man Ray, »Statement«, in: *Dadas on Art*, hg. v. Lucy R. Lippard (Englewoods Cliff 1971), S. 156.

22 Jean-François Lyotard, *Peregrinations* (New York 1988), S. 31 f.

23 Michel Maffesoli, *L'Ombre de Dionysos: contribution à une sociologie de l'orgie* (Paris 1985), S. 16–18.

24 Jean-Baudrillard, *Von der Verführung* (München 1992), S. 184, 190, 202, 205, 206. Baudrillards Analysen haben große Ähnlichkeit mit Giani Vattimos *il pensero debole* – dem »schwachen Denken«, das der vorherrschenden, zeitlosen, streitbar universalistischen und intoleranten »modernen Metaphysik« entgegengestellt wird –, aber auch mit Richard Rortys Begriff einer Hermeneutik, die im gegenwärtigen Denken die Art neuzeitlicher Erkenntnistheorie ablöst, die sich den überhistorischen Ansprüchen der Theorie verschrieben hatte; und mit einer Vorstellung, die von verschiedensten Autoren, am prominentesten jedoch von Agnes Heller vertreten wurde. Nach dieser Vorstellung liefert die *phronesis* – die duldsame, pragmatische, geschmeidige, anpassungsfähige und regulierbare Klugheit – und nicht die *theoria* mit ihren absolutistischen Neigungen das beste Modell für ein Wissen, das sich unserem kontingenten Universum einfügt.

Matei Calinescu hat die These formuliert, das moderne deterministische, den Zufall verwerfende und tabuisierende Modell des Universums habe zu dem berühmten Phänomen *der Entzauberung der Welt* beigetragen, während der gerade in Mode gekommene und von Ilya Prigogine und Isabelle Strangers befürwortete Wissenschaftstyp *die Wiederverzauberung der Welt* verspricht, indem er wie die gegenwärtige Kultur bemüht ist, den Zufall wieder in seine souveräne Herrschaft einzusetzen. (Vgl. *Five Faces of Modernity* (Durham 1987), S. 70 f.)

25 Wolfgang Fritz Haug, *Kritik der Warenästhetik* (Frankfurt am Main 1971), S. 52.

26 Philippe Ariès, *L'Homme devant la Mort*, S. 576 (Dt. S. 746).

27 Herbert Thielicke, *Leben mit dem Tod* (Tübingen 1980), S. 43 f.

28 James F. Engel, Roger D. Blackwell, Paul W. Miniard, *Consumer Behaviour*, 5. Auflage (Chicago 1986), S. 196, 202.

29 Kenneth L. Vaux, *Will to Live – Will to Die* (Minneapolis 1978), S. 48, 43.

30 Nicholas Garnham, »The Information Society is also a Class Structure«, in: *Information Technology*, S. 289.

A. E. Cawkell hat eine scharfsinnige Darstellung des gleichen Problems von Jo Grimond zitiert: »Die neue Technologie ist nicht dazu genutzt worden, Dienstleistungen für den Mann auf der Straße billiger und besser zu machen. Die großen Firmen, die bessergestellten Kanzleien und ähnliche Einrichtungen waren in der Lage, sich von den verschlechternden Dienstleistungen freizukaufen. Als ich mich einmal über den Postverkehr beklagte, sagte mir eine andere Leidtragende: ›Die Firma meines Mannes übermittelt dringende Sendungen über einen privaten Botendienst oder per Telex‹.

Nur wenige von uns können auf diese Möglichkeit zurückgreifen.« (Vgl. *Evolution of an Information Society*, hg. v. A. E. Cawkell [London 1987], S. 2f.).

31 Über Freiheit als soziale Beziehung und differenzierenden Faktor vgl. mein Buch *Freedom* (1987), insbesondere Kapitel 3.

32 Richard Sennett, »Destruktive Gemeinschaft«, in: *Beyond the Crisis*, hg. v. Norman Birnbaum (London 1977), S. 183ff. Ein Konflikt, dessen Ziel »Legitimation der Identität« ist, läßt sich in Sennetts Augen nicht lösen: »Ein kollektiver Wandel kann nicht eintreten, solange die Vorstellung herrscht, das kollektive Leben könne augenblicklich sein Wesen ändern« (S. 182). Aber »augenblicklich ihr Wesen zu ändern«, ist das einzige, was der Identität in einer Welt übrigbleiben mag, die ihr nachdrücklich und (erfolgreich) verweigert, ein Wesen zu haben.

33 Al Ries und Jack Trout, *Positioning: The Battle for Your Mind* (New York 1981), S. 53.

34 Michel Parenti, *Inventing Reality: the Politics of Mass Media* (New York 1986), S. 65.

35 E. Allemand, *Pouvoir et télévision* (Paris 1980), S. 44. In seinen Bemerkungen zu dieser Feststellung schlägt Michèle Mattelert (»Education, Television and Mass Culture« in: *Television in Transition*, hg. v. Philipp Drummond und Richard Paterson [London 1985], S. 168) den Ausdruck *Telepanoptikum* als Bezeichnung für die Form vor, die Benthams Überwachungsmaschine heutzutage angenommen hat. Faszination und Verlockung haben sozusagen den einst entschieden asymmetrischen Charakter des überwachenden Blicks untergraben, obgleich sich dadurch nichts an der Wirkung ändert: Der Große Bruder trifft die Entscheidung und hält alle Fäden fest in der Hand. Die verwaisten Kinder der linearen, bedeutungsverleihenden Zeit verspüren ausnahmslos den Drang nach Rückversicherung, und die Verkaufsstrategen des Sinns profitieren davon, daß sie dieses Verlangen befriedigen. Das Ergebnis sieht in Aldous Huxleys denkwürdiger Darlegung so aus: »Finden Sie einen allgemeinen Wunsch, eine verbreitete Furcht oder Sorge, entwickeln Sie einen Weg, diesen Wunsch oder diese Furcht mit dem Produkt zu verbinden, das Sie verkaufen wollen, schlagen Sie dann eine Brücke aus verbalen oder bildlichen Symbolen, über die Ihr Kunde von der Tatsache zum kompensierenden Traum schreiten kann, und vom Traum zu der Illusion, das gekaufte Produkt würde den Traum wahrmachen«. (Vgl. die interessante Erörterung von Huxleys Rezept bei Frank Whitehead, »Advertising«, in: *Discrimination and Popular Culture*, hg. v. Denys Thompson (London 1973), S. 53ff).

36 Anthony Giddens, *The Consequences of Modernity* (Cambridge 1990), S. 34. Giddens unterscheidet später zwischen Vertrauen in Menschen (»persönliche Bindungen«) und Vertrauen in symbolische Zeichen oder Expertenmeinungen (»unpersönliche Bindungen«) – wobei er hervorhebt, daß unpersönliche Bindungen »auf eine mehrdeutige Weise mit jenen verknüpft sind, die persönlichen Einsatz fordern« (S. 80).

37 Michel de Certeau, *The Practice of Everyday Life* (Berkeley 1984), S. 189. »Wir neigen alle dazu, uns in dem Wissen geborgen zu fühlen, daß wir nichts

anderes tun als die anderen Menschen auch«, stellte Frank Whitehead fest (*Discrimination and Popular Culture*, S. 56).

38 Paul E. Willis, *Profane Culture* (London 1978), S. 114. Die Kommunen der Hippies waren von Anfang an und hoffnungslos fiktiv. »Wie ließ sich die Vorstellung von etwas Jenseitigem lebendig erhalten, wenn es nie wirklich besessen werden konnte?« fragt sich Willis und antwortet: Die Hippies »lösten dieses Paradox dadurch, daß sie es als Austragung eines endlosen und symbolischen Spiels präsentierten [...] Im *Spiel war fortwährend die Möglichkeit einer Lösung enthalten*, so daß die Härte der Niederlage nie ins Auge gefaßt werden mußte: existentiell gesehen ist das Spiel eine Lösung.« (S. 86)

Nachschrift:
»Sterben für ...«, oder Tod und Moral

Dieses Grenzland zwischen Einsamkeit und Gemeinschaft habe ich nur äußerst selten überschritten, ich habe mich darin sogar mehr angesiedelt als in der Einsamkeit selbst. Was für ein lebendiges schönes Land war im Vergleich hierzu Robinsons Insel.
Franz Kafka

Menschen können sich kein größeres Geschenk machen, als das eigene Leben für den anderen zu opfern. »Für einander zu sterben« ist der höchste moralische Akt, ein Akt, an dem jegliche Moral zu messen ist, ein Akt, dessen Allegorie jede Moral ist. Er ist zugleich (als *Bereitschaft* zu sterben) der Beginn und (und als Akt des Sterbens) die äußerste Grenze der ethischen Einstellung.

»In letzter Instanz« (wie der berechnende, kalkulierende Geist unseres Zeitalters wohl sofort haarspalterisch parieren wird) mag sich dieses Geschenk als sinnlos erweisen. Tatsächlich wird der andere durch meinen Tod nicht unsterblich. Mein Opfer überwindet den Tod nicht. Es wird die endgültige und in den meisten Fällen nicht einmal die heutige Bilanz verbessern. Durch mein Opfer wird die Sterblichkeitsstatistik nicht günstiger ausfallen. Wo Überleben Ziel und Kriterium der Rationalität ist, muß das größte Geschenk der Menschen grauenhaft irrational erscheinen. Für den »Realisten« ist »das Humanum« ein Skandal, eine »Krankheit« des Seins.[1] Es erstaunt daher nicht, daß die rechtliche und politische Ordnung, die nur eine rechtlich anerkannte und politisch geförderte Zusammengehörigkeit der Menschen stiftet, weder Zeit noch Raum dafür hat. Belastet mit dem größten aller Geschenke steht »das Humanum« außerhalb von Recht und Politik, im rechtlichen und politischen Sinne steht das Menschliche, (das wahrhaft Menschliche, das *moralisch* Menschliche) außerhalb der *Gesellschaft*.

Für einen Anderen zu sterben, ist die persönlichste aller menschlichen Handlungen (vermutlich die einzig wirklich persönliche). Ja, die Bereitschaft für einen Anderen zu sterben ist der grundlegende Akt menschlicher Individualität und Einmaligkeit. Gleichzeitig ist er jedoch auch der grundlegende Akt einer zwischenmenschlichen Gemeinschaft. Nach Levinas, »unterscheidet sich das Ich in seiner ethischen Haltung sowohl vom Bürger, der aus dem politischen Gemeinwesen hervorgeht, als auch vom Individuum, das durch seinen natürlichen Egoismus jeder Ordnung vorausgeht, was die gesamte politische Philosophie seit Hobbes nicht davon abhielt, den – vielleicht auch erfolgreichen – Versuch zu unternehmen, die soziale und politische Ordnung des Gemeinwesens vom Individuum herzuleiten.«[2] Das Gemeinwesen verleiht den Status der Gleichheit: der Gleichheit als Bürger. Bürger ist jener, der wie alle anderen ist. Er hat dieselben Rechte und dieselben Pflichten, die alle anderen genießen oder denen sie unterliegen, und in dieser jede-Unterscheidung-aufhebenden Ähnlichkeit der Bürger ist er »ein Beliebiger«. Er mag zu Recht alles für sich beanspruchen, was die anderen erhalten, und aus dem gleichen Grund muß er keine Pflicht, keine Aufgabe, keine Mission und keine Verantwortung *ausschließlich* als die seine bezeichnen. Als Bürger ist er bei allem, was er tut, tun mag oder tun will, hochgradig austauschbar. Das »Bürgersein« im Bürger ist das Gemeinsame, das Vervielfältigte, das Nicht-einmalige. Die Einheit der Bürger ist eine Einheit der Ähnlichkeit, des Grau-in-Grau, der Gleichförmigkeit. Was immer sich vom Grau-in-Grau unterscheidet, unterscheidet sich vom Gemeinwesen und von jenem Teil des Menschlichen, den sich das Gemeinwesen angeeignet hat, den es zu seiner Domäne gemacht, zum Gegenstand seines Interesses wie seiner Verantwortung erklärt und seiner Leitung unterworfen hat. Was den imaginären vorgesellschaftlichen Egoisten betrifft (den Aristoteles wegen seiner ich-bezogenen Einsamkeit einen Narren schalt), so würde er nie seiner Einsamkeit entfliehen und folglich auch nicht um seine Individualität wissen können. Für diesen Egoisten gibt es keinen »bedeutsamen Anderen«, mit dessen Hilfe er seine eigene Einzigartigkeit auszuloten, in dem er ihre Bestätigung wie auch ihre schließliche Auflösung zu suchen vermöchte. Seine Einsamkeit ist aussichtslos, hoffnungslos, eine Einsamkeit, die sich nie als Individualität äußern kann, ganz davon abgesehen, daß sie nie zur Vereinigung mit dem Anderen führt – zu jener Vereinigung, in der sich Individualität sowohl transzendiert als auch erfüllt.

Nur in Gestalt des ethischen Selbst ist das Menschsein vollkommen. Nur in dieser Gestalt erlangt es die feine Mischung und ersehnte Versöhnung von Einzigartigkeit und Zusammengehörigkeit. Erst wenn sie auf das Niveau des ethischen Selbst gehoben worden ist, bedeutet Individualität nicht Einsamkeit und Zusammengehörigkeit, nicht Unterdrückung. »Die Sorge für den Anderen, bis hin zur Aufopferung, zur Möglichkeit, für ihn zu sterben; die Verantwortung für den Anderen« – das ist, wie Levinas betont, »anders als Sein«. Hier zeigt sich der einzige Ausweg aus einer ansonsten abgeschlossenen, eigensüchtigen, einsamen, leeren (und letztendlich sinnlosen) Existenz.

> *Der Riß in der Gleichgültigkeit [...], die Möglichkeit des-Einen-für-den-Anderen, ist das ethische Geschehen. In der menschlichen Existenz, die ihre Anstrengung zu sein – ihren spinozistischen conatus essendi – unterbricht und überschreitet – ist die Berufung für-den-Anderen-da-zu-sein, stärker als die Todesdrohung; es ist das existentielle Abenteuer des Nächsten, das mir mehr als mein eigenes bedeutet, was mich von Anfang an für das Sein des Anderen verantwortlich macht – verantwortlich sozusagen als ein einmaliges und erwähltes Individuum, als ein »Ich«, das nicht länger ein beliebiges Individuum der menschlichen Spezies ist.*[3]

Durch diesen Riß in der Gleichgültigkeit, durch diese Bereitschaft zur Selbstaufopferung, durch diese Entscheidung, das Überleben des Anderen über das meinige zu stellen (oder handelt es sich gar nicht um eine Entscheidung, sondern um einen jeder Überlegung vorausliegenden Drang, über den niemals entschieden, der niemals als Möglichkeit erwogen wurde?), wird die Befreiung von der Tyrannei der Selbsterhaltung erfochten und stolz die Souveränität des Einzelnen verkündet. Die Bereitschaft zur Selbstaufopferung, hervorgegangen aus einer Existenz, die als Für-einen-Anderen gelebt wird (und nicht aus dem Heideggerschen *Mitsein*, das – wie Levinas anmerkte, nichts anderes bedeutet, als am selben Ort zu sein, bestenfalls *zusammenzumarschieren* [Dt. im Orig.])[4], diese Bereitschaft, die sich sogar darauf erstreckt, lieber sterben zu wollen, als den anderen sterben zu sehen, ist es, die das Ich aus der Menge der gesichtslosen, austauschbaren Mitglieder der Gattung heraushebt und seine Einzigartigkeit und Unersetzbarkeit begründet. Kein anderer vermag jetzt die Berufung des Ich auf sich zu nehmen, jetzt ist sie mein und nur mein Schicksal, jetzt kann mich niemand vertreten und die Aufgabe erfüllen, zu der ich allein befähigt bin. Erst dadurch erhält mein In-der-Welt-Sein jenen Sinn, der ihm anderenfalls bitter fehlte, nun füllt es das aus, was ansonsten immer ein gähnendes Loch in-dem-was-ist bleiben würde. Meine Verantwortung für den Anderen ist meine Bedeutung – die ganze Bedeutung, die mir zukommt, mir zukommen und von mir erträumt werden kann.

Meine Verantwortung bedeutet, daß das Schicksal des Anderen nun von meinem Tun abhängt. Meine Existenz ist wichtig, ist folgenschwer, und nicht mehr bloß eine Episode in der eintönigen Selbstreproduktion der Gattung. In ihrer Fassung des kantischen kategorischen Imperativs fordert Agnes Heller, ich solle so handeln, als hinge es von meiner Handlung ab, ob die Leiden eines jeden Wesens gelindert werden.[5] Nur wenn ich so hingebungsvoll handle, zählt mein *Leben*; nur dann ist sein Ende, sein Nicht-mehr-sein, mein *Tod*, kein sinnloses, absurdes, nicht zu rechtfertigendes Ereignis: nicht jenes Versinken in die Leere der Nicht-Existenz, die er einst war – nicht jenes Verschwinden, das nichts in der Welt ändert. Indem ich mich zu einem Für-den-Anderen mache, werde ich zu einem Für-mich, verleihe ich meinem In-der-Welt-Sein einen Sinn und spreche der Welt die Berechtigung ab, meine Anwesenheit geringzuschätzen und für überflüssig zu halten. So zwinge ich die Welt, mein Hinscheiden zu bemerken, es im voraus zu fürchten und zu beklagen. Oder wie Michail Bachtin es ausdrückte:

> *daß ich den Anderen, von dem Ort aus sehe, den ich allein einnehme; daß ich Ihn sehe, an Ihn denke, Ihn nicht vergesse; daß Er auch für mich ist – dies alles, kann nur ich für Ihn in eben diesem Augenblick und meinem ganzen Dasein tun, dies ist ein Akt, der Sein Dasein vervollständigt, ein bereichernder, ein neuer Akt und von der Art, daß nur ich allein ihn ausführen kann.*

Dann und nur dann, wenn ich darum weiß, wenn ich dessen eingedenk bin, bin ich »wirklich, unersetzbar und so genötigt, meine Einzigartigkeit zu erfüllen«.[6] Die Absurdität meines In-der-Welt-Seins ist aufgehoben worden, und dies wird weder das »Für-sich« des Hobbesschen Egoisten noch das »Für-sich« des seiner Besonderheit beraubten, abstrakten Bürgers in seiner nackten Allgemeinheit je leisten können.

Das Für-sich des ethischen Selbst ist zugleich die Entdekkung meiner Einzigartigkeit und unserer Zusammengehörigkeit. Diese Art der Transzendenz begründet mit einem Schlag meine eigene Bedeutsamkeit und das Band, das die menschliche Gemeinschaft zusammenhält. Um es noch einmal mit Levinas zu wiederholen: Das In-sich des Seins wird »in dem Geschenk des Jenseits-meiner-selbst-für-den-Anderen, in der Aufopferung und der Möglichkeit einer Aufopferung, in der Perspektive der Heiligkeit« transzendiert.[7] Oder mit Georg Lukács, der siebzig Jahre vor Levinas schrieb:

> *Diese Hingabe macht der Isoliertheit ein Ende. Vielleicht ist der größte Lebenswert der Ethik eben der, daß sie ein Gebiet ist, wo es bestimmte Gemeinschaften gibt, ein Gebiet, wo die ewige Einsamkeit aufhört. Der ethische Mensch ist nicht mehr aller Dinge Anfang und Ende zugleich, seine Stimmungen sind nicht mehr das Maß für die Bedeutung alles Weltgeschehens. Die Ethik zwingt jedem Menschen das Gefühl der Gemeinsamkeit auf.*[8]

Dies sind die Vorzüge eines Lebens-für-den-Anderen, dies vermag die Bereitschaft, sein Leben zu opfern, für den anderen zu sterben, zu erreichen.

Und dennoch, warum sollte man für den anderen sterben wollen, oder was das betrifft, *an Stelle* des Anderen, bzw. – da dies zugegebenermaßen nicht gelingt – einfach *vor* dem Anderen? Die existentielle Bedeutung eines solchen Todes liefert mir nicht notwendigerweise ein Motiv für meine Bereitschaft zu sterben, ja ist selbst kaum ein Motiv. Die existentielle Bedeutung liegt und läßt sich abseits des Alltäglichen finden, auf jenem Gebiet, das nur Dichter und Philosophen erkunden. Es ist unwahrscheinlich, daß dieses Land von anderen aufgesucht wird. Gewiß ist es nicht leicht und wiederum wenig wahrscheinlich, daß es von jenem weiten und ebenen Raum aus erblickt wird, in dem das Leben sich abspielt. Wenige, außer einigen Science-fiction-Helden kopulieren und zeugen Kinder, um den Fortbestand der menschlichen Gattung zu sichern, aber wir haben nahezu alle die drängenden Triebe und gewöhnlichen, sehr persönlichen Bedürfnisse, die uns veranlassen, gerade die Art von Dingen zu tun, die direkt oder indirekt, der Forderung nach dem Überleben der Gattung genügen. Mit Ausnahme der Helden romantischer Gedichte und *Bildungsromane* (Dt. im Orig.) sind wenige von uns bereit, für den anderen zu sterben, damit sie sich aus der quälenden Verstrickung von Individualität und Einsamkeit oder Zusammensein und Unterdrückung lösen können. Aber viele würden hinreichend überzeugende Gründe finden, genau dies zu wollen, und so, auf eine unverhofft glückliche Weise, den Konflikt lösen, mit dem andere vergebens ringen.

Jemand könnte beispielsweise wünschen, für den Anderen zu sterben, um ihn, diesen besonderen Anderen freizugeben. Das tat anscheinend Sören Kierkegaard für Regine Olsen, die von ihm geliebte Frau. Lieben heißt, wie der junge Lukács bemerkte, »trachten, daß ich niemals recht behalte«. Doch gerade weil sich die flüchtige, aber heiß begehrte Auszeichnung, »im Recht zu sein«, in den zwischenmenschlichen Begegnungen wie ein Pendel mal der einen, mal der anderen Seite zuneigt, und nirgends lange verweilt, geschieht es, daß die meisten menschlichen Bindungen so erschreckend unbeständig und die meisten menschlichen Gefühle so flatterhaft sind. Die Liebe ist eine Geisel der trennenden Herrschaft: die Zusammengehörigkeit ein Spielball des Streits. Es gibt nur eine Möglichkeit, die Liebe und die liebeserfüllte Beziehung davor zu schützen: »Wen kann ich so lieben, daß meiner Liebe der Gegenstand der Liebe nicht im Weg stünde?«[9] Ich muß die Liebe vom Besitz trennen; den Gegenstand der Liebe nicht bitten, sich des liebenden Gefühls würdig zu erweisen, vom Gegenstand der Bewunderung nicht erwarten, daß er ein Zeugnis über seine bewundernswerten Eigenschaften vorlegt, und vor allem nicht fordern, daß er diese Demut erwidert. Meine Hingabe ist nur dann sicher und stark, wenn der Gegenstand meiner liebenden Verehrung frei ist.

Kierkegaard kam, ob nun zu Recht oder zu Unrecht, zu dem Schluß, eine dauerhafte Beziehung mit Regine würde beide Partner zerstören. Er liebte Regine zu sehr, um ihre Zerstörung mitanzusehen, zu sehr, um zuzulassen, daß sie seine, die Zerstörung des geliebten Mannes, mitansehen mußte. Daher bot sich solcher Liebe nur eine Lösung an: die Beziehung mußte aufgelöst werden, noch bevor sich die Verbindung als unglücklich erwies. Doch der Abbruch der Beziehung konnte für Regine nicht weniger fatale Folgen haben als deren Fortsetzung. Regine *brauchte* ihn, und so bestand die Aufgabe, *seine* Aufgabe, darin, sie dazu zu bewegen, seiner nicht mehr zu bedürfen, damit das Ende der Verbindung nur einen vorübergehenden, leicht zu heilenden Schmerz mit sich brächte – einzig jenen kurzen Schock des plötzlichen Verlustes, der gewöhnlich der Befreiung vorausgeht. Um diese Aufgabe zu erfüllen, hatte Kierkegaard sich selbst zu zerstören. Zunächst als Bild: indem er alles ablegte, was ihn in Regines Augen anziehend, teuer und begehrenswert machte. Schließlich als Person: indem er auf immer aus ihrem Blickfeld verschwand und ihr nur als eine von vielen ungenutzten, versäumten oder verworfenen Möglichkeiten, ein sinnvolles Leben zu führen, in Erinnerung blieb. Der Tod, dem Kierkegaard so begierig zustimmte, war der Ritterschlag und die Erfüllung seiner Liebe für Regine. Sie heiratete einen anderen Mann, und nun – da sie frei war – konnte er sich mit dieser Ehe aussöhnen. Freiheit – das ist das größte Geschenk, das die Liebe dem Geliebten zu machen vermag.

Oder man mag den Tod herbeisehnen, weil die Liebe – jede Liebe, Liebe überhaupt – in dieser Welt des Flüchtigen und Vorübergehenden unerfüllbar ist; weil die in der Liebe gesuchte Vereinigung dazu verurteilt ist, auf immer ein Ziel zu bleiben und nie Erfüllung zu finden. Dieser Art des Todes-für-einen-Anderen haftet mehr als eine Spur Egoismus an; vielleicht wäre es besser, hier vom Sterben um-eines-Anderen-willen statt *für*-einen-Anderen zu reden, denn dieser Todeswunsch sieht verdächtig einer Flucht ähnlich und nicht einem Opfer. Wie jede Hoffnung lebt die Liebesvereinigung nur in der Zukunft und bleibt solange lebendig, verführerisch und ergreifend, wie es noch eine Zukunft gibt. Der Tod – mein Tod – ist die vollständige Auslöschung der Zukunft. Aus demselben Grund ist der Tod die vollständige Befreiung von einer zum Alptraum gewordenen Hoffnung.

> *Jemand ist gestorben. Und als schmerzende, ewig unfruchtbare Frage starrt den Alleingebliebenen die ewige Entfernung, die unüberbrückbare Leere zwischen Mensch und Menschen an. Nichts bleibt, woran man sich klammern könnte, denn jede Illusion der Menschenkenntnis wird nur durch die neuen Wunder und erwarteten Überraschungen des steten Zusammenseins gespeist, nur die sind imstande, etwas wie Realität hineinzutragen in die luftförmige Richtungslosigkeit dieser Illusion. Zusammengehörigkeit wird nur durch Kontinuität lebendig erhalten, und wenn diese reißt, verschwindet selbst die Vergangenheit; denn alles, was man von einem anderen wissen kann, ist nur Erwartung, nur Möglichkeit, nur Wunsch oder Angst, nur ein Traum, der irgend eine Realität erst durch ein späteres Geschehen bekommen kann, und auch dies zerrinnt gleich wieder nur zu Möglichkeiten....*
> *Und seine [des Todes] Wahrheit und Endgültigkeit ist nur darum leuchtender klar als alles andere, weil er allein mit der blinden Kraft der Wahrheit die Einsamkeit aus den Armen der Nähemöglichkeiten, die immer zu neuen Umarmungen offen waren, herausreißt.*[10]

Der Tod zerstört die Möglichkeit – den einzigen Ort, wo sich die Nähe, jener Traum-Horizont der Liebe, beheimatet fühlt. In diesem Sinne ist der Tod der größte Bankrott der Liebe, eine nie wieder gutzumachende Zahlungsunfähigkeit. Zugleich ist er jedoch auch der ewige Aufschub und so ein verquerer Sieg über den Bankrott; er friert die Hoffnung kurz vor der endgültigen Enttäuschung und der Kapitulation ein. Der Tod erlaubt zu sterben, um nicht die Enttäuschung erleben zu müssen, aber so zu sterben, daß dem Geliebten eine Enttäuschung erspart bleibt. Illusion und Hoffnung werden so gewissermaßen »eingefroren«. Es ist besser zu sterben, als zuzulassen, daß die Hoffnung des anderen den schmachvollen Tod der Schande und der Zurückweisung stirbt. Man stirbt, damit die Hoffnung, die den anderen am Leben erhält, nicht untergeht, oder erst dann stirbt, wenn sie überflüssig, entgiftet, vergessen, unfähig zu verletzen geworden ist. Dank der Endgültigkeit des Todes werden alle gegenteiligen Beweise, gleichgültig wie sehr sie zu enttäuschen vermögen, mit Sicherheit stets unschlüssig bleiben. Die Hoffnung würde überdauern – in jener Illusion, die nie überprüft werden wird und so unzerstörbar ist.

Möglicherweise stirbt man auch, oder hegt den Wunsch, an der Fülle der Liebe, so wie Goethes Werther und Generationen romantischer Liebender nach ihm. Nach James D. Wilsons Interpretation »tötet Werther sich nicht, weil seine Liebe unerfüllt bleibt, sondern weil sie einen solchen Grad an Leidenschaftlichkeit erreicht hat, daß ihm ein Leben ohne sie unerträglich ist [...]. Jede irdische Liebe ist ihrer Natur nach unvollkommen, denn sie geht vorüber. Die Liebe läßt sich nur in jenem transzendenten Reich bewahren, dessen Vorahnung sie ist.«[11] Werthers Liebe für Lotte ist zu groß für die Kleinlichkeit der weltlichen Sorgen; die Mittelmäßigkeit und Gemeinheit des Alltags würde sie nur beflecken und erniedrigen. Werthers Liebe erhöhte Lotte so, daß weder die vergifteten Pfeile noch die demoralisierenden Versuchungen des Gewöhnlichen sie erreichen konnten. In dieser Entfernung verlor Lotte aber jede Verbindung zu den Beschäftigungen des Lebens. Falls überhaupt, so war sie nur in der »Schattenwelt« erreichbar, in der diese ein Ende haben. Die wahrhaft erfüllte und siegreiche Liebe ist, wenn sie das Äußerste, dessen sie fähig ist, erlangt hat, für das Ende bereit (und für nichts anderes): Es bleibt nichts, was sie auf Erden noch suchen, und erst recht nichts, was sie dort finden könnte. Der Tod wird dann zum Tor, das in die Gemeinschaft der Unsterblichen führt – und sei es nur in dem verzauberten Königreich romantischer Phantasie, über das der Realist spottet. Der Tod, die entschiedene Verneinung der Unsterblichkeit, ist die einzige Möglichkeit, Unsterblichkeit wahr klingen, erscheinen und aussehen zu lassen.

Und so mag jemand *wünschen*, für den Anderen zu *sterben*, um ihn in die Freiheit zu entlassen, um ihm die lebenszerstörende Enttäuschung zu ersparen oder um an eine so vollendete und vollkommene Vereinigung zu glauben, wie sie in der Welt, wo sich Leben abspielt, nicht mehr denkbar ist. In allen drei Varianten handelt es sich um einen fixierten, auf einen bestimmten Anderen gerichteten Wunsch, auf einen Anderen, der aus der dicht bevölkerten Welt der übrigen Anderen, die eine ähnliche Selbstaufopferung weder verdienen noch angeboten bekommen können, herausgegriffen und von ihnen abgesondert worden ist. Der Akt des Herausgreifens und Absonderns vereinigt Selbstaufopferung mit einem starken Verlangen nach Unterwerfung. Diese Arten des »Sterbens für den anderen« sind vielleicht die höchsten und extremsten Äußerungen des moralischen Triebs – zugleich sind sie aber auch verzweifelte Versuche, den Anderen zu besitzen, ihn, wenn schon nicht *in personam*, dann hinsichtlich seines Schicksals vollständig, radikal und unwiderruflich zu besitzen. Diesen Anderen hier, den ich erwählt, dessen ich mich bemächtigt, den ich zum Gegenstand meiner Entscheidungen, meiner Vorlieben und meiner Wertehierarchie gemacht habe. Die altruistischste Liebe ist auch die selbstsüchtigste.

Doch jemand kann auch *bereit* sein, für den Anderen nicht »um willen von etwas« zu *sterben*, nicht als Mittel zum Zweck, nicht um ein geringeres Gut gegen ein wertvolleres einzutauschen, sondern ganz einfach so, ohne Kalkül und ohne den Wunsch, damit etwas erreichen zu wollen. Ohne Überlegung, ohne Rechtfertigung, ohne Rationalisierung. Ohne zu argumentieren – weder mit anderen noch mit sich. Ohne den wohltuenden Glauben an die »Wirksamkeit« des eigenen Todes. Ohne die Hoffnung, damit etwas zu »leisten«, und sei es nur, seine Lebensvita zu schmücken oder dem eigenen Tod in der Erinnerung anderer Glanz zu verleihen. Ja sogar, ohne den *Wunsch* zu haben, sterben zu wollen. Man kann bereit sein, für den Anderen zu sterben, weil man bereit ist, seine Verantwortung für den Anderen mit letzter Konsequenz zu erfüllen, gleichgültig wie diese aussehen mag, und fordert diese Verantwortung den höchsten Preis, so sei es denn. Die vernichtende Ironie (aber eine, die einen solchen Tod durch die Nichtachtung der eigenen Person wahrhaft interesselos macht) liegt darin, daß der Tod den Anderen, um dessen willen das Opfer gebracht wurde, nicht verschont, wenn seine Zeit gekommen ist. Das Opfer mag weder das Überleben des Anderen garantieren, noch dessen Leben verlängern. Möglicherweise wird das Leben des Anderen dadurch nicht einmal leichter oder besser, als es sonst auch gewesen wäre. Doch das spielt keine Rolle. Wenn die Verantwortung für den Anderen spricht, schweigt die berechnende Vernunft respektvoll. Sie hat nichts zu sagen, und als Vernunft weiß sie auch, daß sie nicht gehört würde.

Eine solche Bereitschaft-für-den-Anderen-zu-sterben markiert den Augenblick des moralischen Erwachens aus jenem selbstsüchtigen Dämmerzustand, in dem die meisten Menschen ihr Leben überwiegend zubringen. Der Egoismus und die Ichbezogenheit des Alltags trüben das moralische Bewußtsein und verdunkeln den anderen als Gegenstand meiner Verantwortung. Erst ein Schock, den allein der Andere als das Angesicht, als der Befehl, zu helfen und zu sorgen, auslösen kann, führt zur Ernüchterung des egologischen Rausches, zum Erwachen aus dem proto-moralischen, ichbezogenen Schlaf.[12] Ein solcher Schock und die darauffolgende Ernüchterung übersteigen über das Bewußtsein seiner selbst die Klarheit des Für-sich-seins, diese »inauthentische Authentizität« oder »Identität der Nicht-Identität«. Er gründet das Selbst von Anfang an als eines, das über sich hinausgeht, von seiner Einsamkeit erlöst ist und als der-Eine-für-den-Anderen Erfüllung findet.

Diese den Ausgangspunkt jeder Moral bildende Verantwortung für den Anderen ist keine bedingte, vertraglich zustandegekommene Verantwortung, keine Verantwortung, die von »hier bis dort«, von diesem »Augenblick bis zu jenem« reicht. Diese Verantwortung ist umfassend und kennt weder Ausflüchte noch Grenzen. Sie kann an keinem Punkt im Raum oder in der Zeit die Hände in den Schoß legen und sich selbst als abgegolten und erfüllt feiern. Die Sorge für den Anderen dauert an, solange der Andere lebt (und, wie Benjamin betonte, sind auch die Toten nicht in Sicherheit: auch sie bedürfen des Schutzes). Nie stirbt die Sorge zuerst und überlebt ihren Gegenstand. Durch sie und nur durch sie wird das Leben lebenswert. Aber es ist möglich, daß sie fordert, das eigene Leben zu opfern. Der Tod mag der Preis für ein Leben in der Sorge um den Anderen sein, doch das fürsorgende Leben kann sich, eben weil es fürsorgendes Leben ist, nicht weigern, den Preis zu zahlen. Ein solcher Tod ist nicht Folge einer Entscheidung – weder einer heldenhaften oder romantischen, noch einer sorgfältig berechneten oder spontan gefällten und auch nicht einer rationalen oder törichten Entscheidung. Er kommt unaufgefordert und unwillkommen. Er kommt, weil es sich nicht vermeiden läßt. Er kommt, weil man nicht weiter die Sorge für einen Anderen tragen kann, während man ihr zu entrinnen trachtet.

Eine Welt, in der die Verantwortung des Einen-für-den-Anderen die Bereitschaft zu sterben einschließt, ist eine moralische Welt. Eine Welt, in der diese Bereitschaft tatsächlich eingeklagt wird und die Forderung ergeht, ihr gemäß zu handeln, ist eine grausame, unmenschliche und unmoralische Welt. Es ist die Welt des Krieges. Und so war sie, mehr als jede andere, die Welt des Holocaust, des Gulags, des Völkermords. Jene, die in diesen Welten moralisch handelten, waren keineswegs Helden. Oder besser gesagt, sie handelten heldenhaft, weil sie moralisch waren – denn nicht die heldenhafte Tat war es, die ihr Moralisch-Sein begründete. Sie waren schlicht und einfach die

»moralisch aufgewachten«, die fürsorgenden Menschen. Menschen, denen es nicht gelang, auf Kosten ihrer Verantwortung für Andere zu leben, und daher bereit waren, ihr Leben – sogar ihr Leben – als Preis für die Verantwortung einzusetzen. Sie selbst hielten sich nicht für Helden. Und sie würden keine Helden sein, wenn die Umstände nicht ein Gleichheitszeichen zwischen menschlichem und heldenhaftem Handeln gesetzt hätten. Ein Mensch zu sein und zu bleiben heißt, in einer unmenschlichen Welt wie der des Holocaust oder des Gulag ein Held zu sein. Diese Art Heldentum ist nicht frei gewählt. Menschlich sein zu wollen und ein Held sein zu wollen, ist zweierlei. Und so sollte es auch sein. In den allermeisten Fällen gibt es keine Berührungspunkte zwischen den beiden Wünschen. Ja, in einer bedeutsamen Hinsicht schließen sie einander aus: der eine rechtfertigt Taten, welche der andere verurteilt.

Helden und moralische Menschen sind gleichermaßen aufgefordert, ihr Leben zu opfern, für etwas zu sterben, für eine Sache, die edler, erhabener, würdiger als die eigene Selbsterhaltung ist. Für einen moralischen Menschen kann diese Sache keine andere als das Leben, das Wohlergehen oder die Würde eines anderen Menschen sein. Doch anders beim Helden, seine Sache ist die Fortdauer, die Verbreitung oder der Sieg einer Idee: sei es die Idee der Nation, der Rasse, der Klasse, des Fortschritts, einer bestimmten »Lebensform« oder die Idee Gottes und manchmal auch die Idee des »Menschen an sich«. Zwischen diesen ganz verschiedenen Sachen klafft ein moralischer Abgrund. Die erste kann nur den eigenen Tod rechtfertigen (oder in der Formulierung Jean Guehennos: es gibt unbestritten Gründe, um deretwillen wir bereit sein sollten zu sterben, aber keine Gründe, die die Forderung, die Anderen sollten sterben, rechtmäßig machen würden).[13] Im Namen der zweiten Sache kann und sollte man aufgefordert und ermutigt werden zu töten, und dies geschieht auch. (»Es ist möglich, unzählbare Menschenleben im Namen der Verteidigung des Menschen zu opfern«, bemerkt Tsvetan Todorov.)[14] Der ersten Sache geht es um die Rettung von Menschen, der zweiten um die Rettung von Werten. Werte profitieren oftmals davon, daß Menschen sterben. Vampiren gleich benötigen Werte Blut, um ihre Lebenskräfte zu stärken. Und je mehr Tote, desto glänzender und göttlicher werden die Werte, auf deren Altar die Leichen verbrannt wurden. Am Ende wird der Tod und nicht – wie behauptet – die Erhaltung des Lebens zum höchsten Wert. Für den Helden einer Sache wird der Tod die Sache.

Eine »Verantwortungsethik« von der Art, wie Weber sie als Tugend der Politiker empfahl, entstammt demselben Stall, in dem die Helden einer Sache abgerichtet und gepflegt wurden. Wie die Mythologie des Heldentums macht diese Ethik die Erhaltung des Lebens zu einer Entschuldigung für den Tod anderer. (»Es ist durchaus möglich, die Normen der Verantwortungsethik zu befolgen, ohne daß ein Held sich dadurch gehindert fühlte, aus *moralischen* Gründen zum Mörder zu werden, falls er die Folgen des Mordes für *vorteilhaft* hält«, kommentiert Agnes Heller.[15]) Aus diesem Grund besteht Webers Verantwortungethik ebenso wenig wie das Heldentum »für eine Sache« den moralischen Test, denn sie übersieht oder vernachlässigt das grundlegende Moralgebot. Kein Grundsatz, keine Norm kann als moralisch gelten, solange sie den Tod eines Anderen rechtfertigt – von der Ermordung eines Anderen ganz zu schweigen –, wie auch kein Grundsatz und keine Norm als moralisch zu betrachten ist, wenn sie vorgeben, daß meine Verantwortung für den Anderen nicht einschließt, daß ich ihm mein Leben schenke.

Anmerkungen

1 Emmanuel Levinas, »Philosophie, justice et amour«, in: *Entre-Nous: Essais sur le penser-à-l'Autre* (Paris 1991), S. 133.

2 Levinas, »La souffrance inutile«, in: ebd., S. 119.

3 Levinas, »Avant-propos«, in: ebd., S. 10.
4 Levinas, »Philosophie, justice et amour«, in: ebd., S. 135.
5 Agnes Heller, »Das Erbe der Marxistischen Ethik«, in: Agnes Heller / Ferenc Feher, *The Grandeur and Twilight of Radical Universalism* (New Brunswick 1987), S. 140.
6 Michail Bachtin, *K filosofii postupka* (Moskau 1986), S. 112.
7 Levinas, »Avant-propos«, a. a. O., S. 11.
8 Georg Lukács, »Bürgerlichkeit und l'art pour l'art«, in: *Die Seele und die Formen* (Neuwied 1971), S. 85.
9 Lukács, »Das Zerschellen der Form am Leben«, in: ebd., S 52 f.

Lev Shestov (vgl. *Athens and Jerusalem*, hier zitiert nach *A Shestov Anthology*, hg. v. Bernard Martin [Athens, Ohio 1970]) bestreitet die von Lukács wie von nahezu allen Autoren akzeptierte Version der Affäre Kierkegaard-Olsen. Nach Shestov »tat Kierkegaard alles, was in seiner Macht lag, um die Leute glauben zu lassen, er habe die Verlobung mit Regine Olsen freiwillig gelöst, es sei ein aus freien Stücken vollzogenes Opfer gewesen. [...] Ja mehr noch, es gelang ihm, dies nicht nur andere glauben zu machen, sondern beinahe sich selbst davon zu überzeugen.«(S. 295) Tatsächlich verlor Kierkegaard seine Liebe durch »äußere Ereignisse«, die durch und durch gewöhnlich, unheroisch und moralisch gesehen witzlos waren: Regine verlobte sich mit einem anderen Mann. Sollte Shestovs Hypothese richtig sein, so ändert sich dadurch nicht notwendigerweise die Bedeutung des Falles. Indem Kierkegaard auf der Freiwilligkeit des tragischen Endes seiner Liebe bestand, ehrte er indirekt die grenzenlose Forderung, die jede wahre Liebe erhebt. Wird eine derartige Forderung nicht erhoben und der Liebende nicht zu ihrer Erfüllung gedrängt, so verletzt dies vielleicht die *amour propre* des Liebenden, zugleich aber wird dadurch auch die Frische der Liebe selbst in Frage gestellt. Shestov räumt schließlich so viel ein: »Was kann beschämender, was empörender sein als die Nötigung, etwas nicht zu denken und zu sagen, was wir sagen wollen...?« Der Akt der Aufopferung ist die höchste Bestätigung, daß die Forderung der Liebe – eine, die nach der Freiwilligkeit des Opfers verlangt – vernommen und erfüllt worden ist. Anderenfalls hätten Kierkegaards Qualen keinen Sinn gehabt.
10 Georg Lukács, »Der Augenblick und die Formen«, in: *Die Seele und die Formen*, S. 155 f., 156.
11 James D. Wilson, *The Romantic Heroic Ideal* (Baton Rouge 1982), S. 46.
12 Vgl. Levinas, »Philosophie et l'éveil«, in: *Entre-Nous*, S. 102 ff.
13 Vgl. Jean Guehenno, *La Mort des autres* (Paris 1968), S. 169 f.

Guehennos pointierte Unterscheidung ist gewissermaßen altehrwürdig. Obgleich sie für ihre Lobgesänge auf das heldenhafte Leben bekannt ist, greift die philosophische Tradition Frankreichs heftig ein Heldentum an, das sich in den Dienst der Herrschaft stellt oder von Despoten bzw. despotischen Ideen gefordert wird. Nach einer gründlichen Untersuchung des Erbes der Aufklärung stellte Robert Favre fest, daß »die *philosophes* weder eine besondere Wertschätzung für den »Helden« noch für den »Märtyrer« hegten. Doch das, was sie eigentlich beklagen, waren der Krieg und der Fanatismus, keineswegs die heroischen Werte«. (*La Mort dans la littérature et la pensée françaises au siècle des Lumières* [Lyon 1978], S. 482).

14 Tsvetan Todorov, *Face à l'extrême* (Paris 1991), S. 14.

15 Heller, »The Legacy of Marxian Ethics«, a.a.O., S. 37.